全国职业院校教育规划教材

全国高等职业教育新形态规划教材

供康复治疗技术、中医康复技术、针灸推拿、中医学、临床医学等专业用

社区康复治疗技术

主编　崔俊武

全国百佳图书出版单位

中国中医药出版社

·北 京·

图书在版编目（CIP）数据

社区康复治疗技术 / 崔俊武主编 . -- 北京 : 中国
中医药出版社 , 2025. 7. -- (全国职业院校教育规划教
材) (全国高等职业教育新形态规划教材).
ISBN 978-7-5132-9568-0

Ⅰ . R492

中国国家版本馆 CIP 数据核字第 2025M69A12 号

中国中医药出版社出版

北京经济技术开发区科创十三街 31 号院二区 8 号楼
邮政编码　100176
传真　010-64405721
山东华立印务有限公司印刷
各地新华书店经销

开本 850×1168　1/16　印张 14　字数 444 千字
2025 年 7 月第 1 版　2025 年 7 月第 1 次印刷
书号　ISBN 978 – 7 – 5132 – 9568 – 0

定价　45.00 元
网址　www.cptcm.com

服 务 热 线　010-64405510
购 书 热 线　010-89535836
维 权 打 假　010-64405753

微信服务号　zgzyycbs
微商城网址　https://kdt.im/LIdUGr
官 方 微 博　http://e.weibo.com/cptcm
天猫旗舰店网址　https://zgzyycbs.tmall.com

如有印装质量问题请与本社出版部联系（010-64405510）

《社区康复治疗技术》
编委会

主　编　崔俊武

副主编　周煜达　李阳阳

编　委　（以姓氏笔画为序）

李玉婷（抚州医药学院）

李阳阳（榆林职业技术学院医学院）

吴凤飞（临沧职业学院）

张　萌（曲靖医学高等专科学校）

周煜达（浙江特殊教育职业学院）

黄露漫（广西体育高等专科学校）

崔俊武（广西中医药大学）

曾　双（广西中医药大学）

前　言

　　"全国高等职业教育新形态规划教材"是为贯彻党的二十大精神和党的教育精神，落实《关于深化现代职业教育体系建设改革的意见》《国家职业教育改革实施方案》《关于推动现代职业教育高质量发展的意见》等文件精神，由中国中医药出版社联合全国多所高职高专院校及行业专家统一规划建设的，旨在提升医药职业教育对全民健康和地方经济的贡献度，提高职业技术院校学生的实践操作能力，实现职业教育与产业需求、岗位胜任能力的紧密对接，突出新时代中医药职业教育的特色。

　　中国中医药出版社直属于国家中医药管理局，中央一级文化企业。中国中医药出版社是全国中医药行业规划教材出版基地，国家中医、中西医结合执业（助理）医师资格考试大纲和细则及实践技能指导用书授权出版单位，全国中医药专业技术资格考试大纲和细则授权出版单位，与国家中医药管理局中医师资格认证中心建立了良好的战略合作伙伴关系。目前，全国中医药行业高等职业教育规划教材已延续至第6版，覆盖了中医学、中药学、针灸推拿、中医骨伤、康复治疗技术、中医养生保健、中医骨伤等多个专业，已构建起从基础理论到实践应用的较为完整的教学体系。

　　本套教材由50余所开展康复治疗技术专业高等职业教育的院校及相关医院、医药企业等单位，按照教育部公布的《高等职业学校专业教学标准》内容，并结合目前康复治疗技术的临床实际联合组织编写。本套教材可供康复治疗技术、中医康复技术、中医养生保健、中医骨伤等专业使用，具有以下特点：

　　1.坚持立德树人，融入课程思政内容和党的二十大精神。把立德树人贯穿教材建设全过程、各方面，体现课程思政建设新要求，推进课程思政与医药人文的融合，大力培育和践行社会主义核心价值观，健全德技并修、工学结合的育人机制，努力培养德智体美劳全面发展的社会主义建设者和接班人。

　　2.加强教材编写顶层设计，科学构建教材的主体框架，打造职业行动能力导向明确的金教材。教材编写落实"三个面向"，始终围绕医药职业教育技术技能型、应用型人才培养目标，以学生为中心，以岗位胜任力、产业需求为导向，内容设计符合职业院校学生认知特点和职业教育教学实际，体现了先进的职业教育理念。

　　3.与岗位需求对接，加强产教融合。教材突出理论与实践相结合，强调动手能力、实践能力的培养。鼓励专业课程教材融入产业发展的新技术、新工艺、新规范、新标准，满足学生适应项目学习、案例学习、模块化学习等不同学习方式的要求，注重以典型案例为载体组织教学单元、有效激发学生的学习兴趣和创新潜能。

4.强调质量意识，打造精品示范教材。将质量意识、精品意识贯穿教材编写全过程。围绕现行教材出现的问题，以问题为导向，有针对性地对教材内容进行修订完善，力求打造适应职业教育人才培养需求的精品示范教材。

5.加强教材数字化建设。适应新形态教材建设需求，打造精品融合教材，探索新型数字教材。将新技术融入教材建设，丰富数字化教学资源，满足职业教育教学需求。

6.与考试接轨。编写内容科学、规范，突出职业教育技术技能人才培养目标，与康复医学治疗技术（士）职业资格考试大纲一致，与考试接轨，提高学生的考试通过率。

本套教材的建设，凝聚了全国康复行业职业教育工作者的集体智慧，体现了全国康复行业齐心协力、求真务实的工作作风，代表了全国康复行业为"十五五"期间康复事业发展和人才培养所做的共同努力，谨此向有关单位和个人致以衷心的感谢。希望本套教材的出版，能够对全国康复行业职业教育教学发展和人才培养产生积极的推动作用。需要说明的是，尽管所有组织者与编写者竭尽心智，精益求精，本套教材仍有一定的提升空间，敬请各教学单位、教学人员及广大学生多提宝贵意见和建议，以便修订时进一步提高。

中国中医药出版社

2025 年 6 月

编写说明

《社区康复治疗技术》是"全国高等职业教育新形态规划教材"之一。本教材是依据习近平总书记将中医药财富继承好、传承好、发展好的重要指示和《教育强国建设规划纲要（2024—2035 年）》《"十四五"卫生健康人才发展规划》的精神，根据全国中医药职业教育教学指导委员会对新形态规划教材的要求，围绕教育部"卓越人才培养计划"，为充分发挥中医药高等职业教育的引领作用、着力推动中医药高等职业教育发展、大力培养中医药类高素质技术技能型人才，以满足中医药健康产业发展和建设"健康中国"的需要，在正确认识中医药事业发展新局面、科学把握中医药教育发展新格局的前提下，由全国中医药职业教育教学指导委员会、国家中医药管理局教材建设工作委员会统一规划、宏观指导，由中国中医药出版社具体组织实施，全国中医药高等职业教育院校联合编写的高等职业教育新形态规划教材。

《社区康复治疗技术》是康复治疗技术等专业的必修课，是培养高素质社区康复人才的必备教材。课程总目标是围绕世界卫生组织对社区康复发展的指导思想，结合我国社区康复发展现状及教材"三基""五性"的基本要求，服务于高职高专的人才培养目标，培养学生具备社区康复的基本理论知识、基本技能和技术运用能力，使学生成为面向社区康复机构的高素质、技能型社区康复专门人才。

首先，本教材明确岗位，注重实用，突出技能实践，体现职业教育的特点。社区康复相关岗位包括康复技师、社区管理人员、社区康复指导员、社区康复协调员、基层康复员、管理人员等，编写中以岗位需要为前提，以浅显易懂、操作简便为原则，注重针对性，突出实用性。其次，调整结构，融合学科，突出特色。依据社区康复项目、技术的需求，对课程结构、教学内容、知识点、技能点进行合理调整，并将康复评定、康复治疗技术、康复心理、康复管理等多学科有机结合，充分体现社区康复便捷有效、适用面广、通专结合的课程特色。最后，吸纳新知，学以致用。补充吸纳近年来社区康复新知识、新技术、新进展、新成果，既强调必需的社区康复理论知识，又通俗易懂，使学生能学以致用。

本教材适用于医学院校康复治疗技术专业的学生及教师，内容涵盖卫生专业技术资格考试（康复医学治疗技术）的相关内容，也可以作为基层康复治疗师、管理人员、伤病患者及其家庭成员的指导用书。

　　本教材共分十章：第一章由崔俊武编写；第二章和第十章由吴凤飞编写；第三章由黄露漫编写；第四章由曾双、李玉婷、吴凤飞编写；第五章和第八章由周煜达编写；第六章由李阳阳编写；第七章由李玉婷编写；第九章由张萌编写。

　　本教材在编写过程中，得到了全国多家中医药院校学界同行的高度重视和积极参与，在此谨向所引用的著述作者、给予支持的同道专家表示诚挚的谢意。各位编委辛勤工作，历经数月，沟通切磋，反复修改，数易其稿，确保了本教材得以如期完稿。书中若有疏漏之处，恳请使用本教材的广大师生提出宝贵意见。

目 录

第一章　概　　论

第一节　社区康复的由来与概念

一、社区康复的由来

社区康复最初由世界卫生组织（World Health Organization，WHO）于1976年作为一种新的残疾人康复服务方式提出。针对专业医疗机构康复服务的局限性，该模式提出通过社区指导帮助残疾人在家庭或社区进行各种功能训练，使其能够独立完成日常生活活动并实现就学、就业。1979年，WHO初步规划了社区康复模式。1985年，英国伦敦大学开设了"社区康复计划与管理"课程，开始了社区康复的培训工作。1994年和2004年，WHO、联合国教科文组织（United Nations Educational, Scientific and Cultural Organization，UNESCO）、国际劳工组织（International Labour Organization，ILO）先后两次联合发布了《关于残疾人社区康复的联合意见书》，对社区康复进行了全面阐述。40余年来，在WHO的努力下，社区康复发展成为一个多部门协作的战略体系，社区康复所涵盖的内容也得到广泛拓展。目前，全球已有90多个国家开展了社区康复工作。

我国于1986年启动社区康复工作，在原卫生部等多部门的协同努力下，社区康复工作逐步推进，并在实践中不断探索，逐步建立起一系列与之配套的法律法规体系。1991年5月，正式颁布了《中华人民共和国残疾人保障法》。截至1994年底，全国已经建立了6000余个社区康复站。近年来，随着社会对全科医学的重视，康复技术人才培养工作全面展开，各级社区康复机构的指导和培训力量得到大力加强，社区康复工作进入快速发展阶段。

二、社区康复的概念

（一）世界三大组织对社区康复的定义

社区康复的定义和内涵是随着全球社区康复的持续发展而逐步更新、完善的。各国的实际情况不同，对社区康复的定义及内涵也有着不同的理解。1994年，世界三大组织（WHO，UNESCO，ILO）联合发布了《关于残疾人社区康复的联合意见书》，对社区康复作出如下定义："社区康复是社区发展计划中的一项康复策略，其目的是使所有残疾人享有康复服务、实现机会均等、充分参与。社区康复的实施要依靠残疾人、残疾人亲友、残疾人所在的社区以及卫生、教育、劳动就业、社会保障等相关部门的共同努力。"该文件明确了社区康复的基本要素，并提出了社区康复的目标与实施办法。

（二）我国社区康复的定义

我国自1986年启动社区康复工作以来，约30%的残疾人得到了一定程度的康复，但仍有70%的伤病残障人员尚未获得全面系统的康复服务。为了实现残疾人"人人享有康复服务""康复进农村，服务到家庭"的目标，社区康复事业受到相关部门的高度重视。在政府主导、多部门协作的框架下，教育部门发挥引领作用，各高校结合社会需求，将社区康复人才培养纳入专业目录，并逐步推进教材体系建设。

随着社会经济和康复事业的发展，社区康复的内涵发生了变化。目前，我国对社区康复的定义为：社区康复是社区建设和新农村建设的重要组成部分，是在政府领导下，相关部门密切配合，社会力量广泛支持，残疾人及其亲友积极参与，采取社会化方式，使广大残疾人得到全面康复服务，以实现机会均等、充分参与社会生活的目标。

（三）社区康复的定义

根据国际社区康复的定义，结合我国国情和社区康复实践，并参考专家学者的观点，可将社区康复的定义总结如下。

社区康复是以社区为基础，为伤病残障人员提供功能障碍康复、精神心理调适、生活及职业能力修复等综合干预，帮助其重返社会而开展的康复技术服务及康复管理的综合性工作。社区康复是医院康复治疗的延续和补充，旨在让残疾者在社区和家庭继续得到康复服务的目标、任务和内容等。

（四）社区康复与康复医学的关系

康复医学是医学的重要分支，包括康复基础理论、功能评定方法及康复治疗技术的研究与应用，是促进病、伤、残者康复的独特医学学科。康复医学的目标是缓解患者伤病残后出现的各种功能障碍，消除或减轻残疾的影响，改善患者的生活质量，恢复其较高的健康水平，并帮助其回归家庭和社会。该目标是依托医务人员、患者家属、相关机构和社区，通过医学、教育、职业和社会等方面的综合干预来实现的。

社区康复是康复医学的重要组成部分，既是康复医学实施康复的策略与措施的构成要素，也是在社区层面为实现康复医学目标而开展的康复服务与康复管理等综合性工作，二者相辅相成。

第二节　社区康复服务的内涵和工作特点

一、社区康复服务的内涵

从最早社区康复概念提出的 1976 年到 20 世纪末，社区康复服务的服务对象局限于以残疾人为主要群体。随着社会经济的不断发展，人口老龄化现象日趋明显，医疗资源严重不足，不能满足社会日益增长的养老康复需求，这使得社区康复服务的内涵不断扩充。

（一）残疾人

残疾是指程度不同的肢体残缺、感知觉障碍、活动障碍、内脏器官功能不全、精神情绪和行为异常、智能缺陷等，分为视力残疾、听力残疾、言语残疾、肢体残疾、智力残疾、精神残疾、多重残疾七类。

残疾人是指生理功能、解剖结构、心理和精神损伤、异常或丧失，部分或全部失去以正常方式从事正常范围内活动的能力，在社会生活的某些领域中处于不利地位的人。

绝大多数残疾人具有康复潜力，社区康复可以向残疾人提供就地就便、经济实用的康复训练与服务，使残疾人的功能得到恢复或补偿，提高生活自理和社会适应能力，促进残疾人参加社会生活，提高生活质量。

（二）慢性病患者

慢性病即慢性非传染性疾病。社区中常见的慢性病主要包括：①心脑血管疾病，如高血压、冠心病、脑卒中；②恶性肿瘤；③代谢异常，如糖尿病；④精神异常和精神病；⑤遗传性疾病；⑥慢性职业病，如硅沉着病、化学中毒等；⑦慢性支气管炎和肺气肿；⑧其他，如肥胖症等。这些慢性病为患者造成了长期困扰，成为危害人们健康生活和致残、致贫的主要原因。有资料表明，我国慢性病患者已超过2亿人，且逐年增多，这已成为不容忽视的社会问题。社区康复可以在社区或家庭帮助慢性病患者进一步康复，促进生命质量的提高。

（三）老年人和老年残疾人

不同国家对老年人年龄的界定有不同的标准，许多发达国家以65岁作为标准。根据《中华人民共和国老年人权益保障法》，我国老年人指的是60周岁（传统称为"花甲之年"）以上的公民。我国是世界上老年人口最多的国家，老年人口约占全球总量的1/5。

老年人慢性病多，残疾率高，往往失去生活自理能力。康复的意义在于减缓躯体和脏器衰老的进程，控制慢性病的发展，减少医疗费用开支，减轻家庭负担和社会压力，减少残疾发生，改善老年人日常生活活动能力，提高生活自理程度，充实精神生活，提高生活质量。

老年残疾人多以视力、听力、语言和肢体残疾为主。随着人口老龄化进程的加快，此类群体占比也呈增加趋势。老年残疾人残疾类别不同，康复需求各有不同，社区康复应有所侧重，改善残疾状态，提高生活能力。

当前，中国人口老龄化进程备受世界关注。中国人口老龄化发展趋势可以划分为三个阶段。第一阶段，2001年到2020年是快速老龄化阶段。这一阶段，中国将平均每年增加596万老年人口，年均增长速度达到3.28%，大大超过世界总人口年均0.66%的增长速度，人口老龄化进程明显加快。第二阶段，2023年到2050年是加速老龄化阶段。到2023年，老年人口数量将增加到2.7亿。到2050年，老年人口总量将超过4亿，老年人口占比将达30%。第三阶段，2051年到2100年是稳定的重度老龄化阶段。2051年，中国老年人口规模预计达到峰值4.37亿。这一阶段，老年人口规模将稳定在3亿～4亿，老年人口占比基本稳定在31%左右，80岁及以上高龄老人占老年总人口的比重将保持在25%～30%，进入一个高度老龄化的平台期。与其他国家相比，中国的人口老龄化具有以下主要特征：①老年人口规模巨大；②老龄化发展迅速；③地区发展不平衡，具有明显的由东向西的区域梯次的特征，东部沿海经济发达地区的老龄化进程明显快于西部经济欠发达地区；④城乡倒置显著，发达国家人口老龄化的历程表明，城市人口老龄化水平一般高于农村，而中国的情况则不同；⑤女性老年人口数量多于男性；⑥老龄化超前于现代化。

未来，老年人和老年残疾人将成为社区康复的主要服务对象。

二、社区康复工作的特点

社区康复与综合医院康复、专科康复及康复中心等相比，具有以下特点。

（一）社区为本，政府主导

社区康复立足社区，是社区发展计划中的一项康复策略。由社区政府发挥主导作用，社区卫生、民政、社会服务等部门共同参与，组织安排人员、提供适量资金及低价或无偿场地等条件保障。受益者是社区内有康复需求的人群。体现以社区为基地，社区管理、社区支持、社区受益、全面参与。

（二）利用资源，全面康复

充分利用和发挥当地康复中心、康复医院、康复学校、残疾人康复机构等医学资源的支持作用，辅导和培训基层康复员及社区康复医生，在社区所及范围内，为社区伤病残障人员提供医疗、教育、职业、社会等方面的全面康复服务，帮助其上学和就业，促进其回归生活、融入社会。

（三）广泛动员，就近康复

社区康复关乎社区和家庭，除了康复医护人员提供专业的康复技术服务，更需要患者及其家属、护工和社区志愿者积极配合，广泛参与，所以要广泛调动参与者的积极性，以达到预期的康复效果。社区康复最突出的特点就是康复训练就近就便，技术方法简易实用，因人因地，经常持久。

（四）技术保障，低耗康复

一方面，社区康复技术治疗人员以全科医生为组长，带领物理治疗师、作业治疗师、心理治疗师、言语治疗师、职业咨询顾问、社会工作者、特教教师等组成治疗组，或全科医生兼任治疗师，且在必要情况下，实施会诊或转诊，能保证功能障碍者得到全方位、高效率、效果良好的康复技术服务。另一方面，相比专科医院或综合医院的康复，社区康复投资少、耗费低。

（五）医教结合，主动康复

医学康复治疗与宣教康复治疗相结合，激发伤病残障者主动康复的愿望和信心，是社区康复的重要一环。宣教康复能促使患者及其家属积极参加康复行动，主动与治疗师共同完成康复任务。其目的是使康复对象树立自我康复意识，积极配合康复训练，有参与社区康复服务工作的积极性，掌握劳动技能，建立自食其力、回归社会的坚强信心。社区康复对象是康复训练的主体，只有康复对象主动参与康复训练，才能取得良好的康复效果。

第三节　社区康复的基本原则

社区康复的最终目标是使所有康复对象享受康复服务，使残疾人与健全人机会均等，充分参与社会生活。开展社区康复服务工作应遵循基本原则。在《社区康复指南（2010年）》里，基于《残疾人权利公约》，提出了社区康复应遵循的一系列原则，具体如下：尊重残疾人的尊严与个人自主权利；杜绝歧视现象，尊重个体差异；保障平等权与获得权；贯彻男女平等理念；秉持自我主张的赋权原则；坚持可持续性原则等。目前，社区康复服务的内涵有所扩充，社区康复工作除遵循上述原则，还需要遵循以下原则。

一、社会化原则

在政府的统一领导下，相关职能部门各司其职，密切合作，挖掘和利用社会资源，发动和组织社会力量，共同推进工作。

二、社区为本原则

社区康复服务立足于社区内部的力量，根据社区内康复对象的具体需求制订切实可行的社区康复服务计划。根据本社区病、伤、残的发生及康复问题，有针对性地开展诊断、治疗、预防、保健、康复等一系列健康教育，普及相关知识，使社区人群防病、防残、康复的意识不断增强，健康素质不断提高。

三、广覆盖、低投入原则

在社区康复服务中，以较少投入，有效利用康复资源，提高康复服务质量，保障康复对象的基本康复需求，使大多数康复对象享有康复服务。实现低成本、广覆盖、低投入、高效益。

四、因地制宜、技术实用原则

不同国家在经济发展水平、文化习俗、康复技术及资源、康复对象的康复需求等方面有很大的差异，同一国家的不同地区也有很大不同。根据实际情况，因地制宜地采取适合本地区的社区康复服务模式，才能解决当地的康复问题。

要实现全面康复，社区康复必须遵循技术实用原则。康复人员、康复对象及其亲友掌握易懂、易学、易会的实用、好用的康复技术，才能帮助康复对象达到康复效果。

❓ 思 考 题

1. 我国社区康复的定义是什么？
2. 社区康复有哪些特点？

本章数字资源

第二章 社区治未病及社区常见疾病预防

第一节 社区治未病

📋 **案例**

患者，男性，45岁，是一名企业高管，长期工作压力大，饮食不规律。在一次偶然的机会下，他开始接触中医养生知识，了解到"治未病"的理念。从此，他调整了自己的生活习惯，坚持每天早起打太极，晚餐清淡，并定期进行中医体质辨识与调理。几年后，患者不仅体重控制得当，而且精神状态显著提升，原本轻度脂肪肝也得到了有效改善。

问题： 1.患者的养生之道中，有哪些是可以借鉴并应用到自己生活中的？

2.除了案例中提到的措施，还有哪些中医养生方法可以帮助预防疾病？

"治未病"作为中医学的核心理念，其深远的历史根源与丰富的哲学内涵，早在古代典籍中便有所体现。《黄帝内经》，作为中医理论的奠基之作，明确提出了"上工治未病，不治已病"的经典论述，这一思想不仅彰显了中医预防为主的健康观念，更预示了现代医学从治疗向预防转型的趋势。《素问·四气调神大论》有云："是故圣人不治已病治未病，不治已乱治未乱，此之谓也。夫病已成而后药之，乱已成而后治之，譬犹渴而穿井，斗而铸锥，不亦晚乎！"这段论述深刻揭示了预防疾病的重要性，强调在疾病未发之时进行调养，远比病后治疗更为明智与高效。《难经·七十七难》进一步阐释了"治未病"的具体实施策略，"所谓治未病者，见肝之病，则知肝当传之于脾，故先实其脾气，无令得受肝之邪，故曰治未病焉"。这体现了中医对疾病传变规律的深刻理解，以及在疾病初期即采取预防措施的智慧。此外，《养生主》中的"适寒暑，和喜怒，调饮食，无过劳"，以及《灵枢·本神》所言"智者之养生也，必顺四时而适寒暑，和喜怒而安居处，节阴阳而调刚柔"，均强调了顺应自然、调和身心在预防疾病中的关键作用。

"治未病"不仅仅是一种医疗策略，更是一种生活哲学，包括"未病先防""既病防变""愈后防复"三个方面。

一、未 病 先 防

"未病先防"，作为中医"治未病"思想的核心组成部分，强调在疾病发生之前，通过调养身心、增强体质、改善生活环境等措施，预防疾病的发生。这一理念体现了中医"预防为主，防治结合"的健康管理原则，旨在维护人体的阴阳平衡，促进身心健康。

（一）扶助机体阳气

1. 调养脾胃，生化之源　中医认为，脾胃为后天之本、气血生化之源。调养脾胃，保证饮食的均衡与营养，是扶助阳气的基础。如《脾胃论》所言："内伤脾胃，百病由生。"因此，保持良好的饮食习惯，避免暴饮暴食，减少生冷、油腻食物的摄入，有助于脾胃功能的恢复与提升。

2. 适当运动，增强体质　适度的体育锻炼能够增强体质，促进气血运行，提升阳气。如《素问·上古天真论》所述："形弱则精不足，精不足则生动衰。"通过太极拳、八段锦等中医推荐的运动方式，可以有效提升机体阳气，增强免疫力。

3. 调节情志，保持平和　情志过极易伤五脏，影响阳气的生发与运行。保持平和的心态，避免过度的喜怒哀乐，通过冥想、书法、绘画等方式陶冶情操，有助于阳气的涵养与平衡。

（二）防止病邪侵害

1. 顺应自然，避寒暑　根据季节变化，适时增减衣物，避免寒暑侵袭，是防止外邪入侵的关键。如《素问·四气调神大论》所言："春夏养阳，秋冬养阴。"顺应自然规律，调养身心，有助于增强对外界环境的适应能力。

2. 保持卫生，防止感染　保持个人及居住环境的清洁，定期通风换气，减少病原微生物的滋生与传播，是防止病邪侵害的有效手段。中医强调"病从口入"，注意饮食卫生，避免因不洁食物引起疾病。

3. 避免接触传染源　在疾病高发季节，减少前往人群密集场所，避免接触传染源，是预防传染性疾病的重要措施。同时，根据中医"五行相生相克"的原理，通过食疗、中药调理等方式，增强机体对特定病邪的抵抗力。

二、既病防变

既病防变的核心在于"早治"与"防传"。早治，即在疾病初起时，及时识别并采取治疗措施，防止病情恶化；防传，则是通过中医的整体观念和辨证施治，防止疾病由表入里，由轻转重，或由一脏传遍他脏。通过早治与防传的结合，实现疾病的有效管理与控制。

（一）早期诊断

1. 敏锐捕捉病情信号　中医强调"上工治未病"，即在疾病尚未明显表现出来时，通过望闻问切四诊合参，敏锐捕捉身体的异常信号，如舌苔、脉象、面色、气味等变化，及时识别疾病的萌芽状态。

2. 现代医学辅助诊断　在中医诊断的基础上，结合现代医学的检查手段，如血常规、尿常规、影像学检查等，提高诊断的准确性和及时性，为后续治疗提供有力依据和治疗策略。

3. 辨证施治，精准用药　中医强调根据患者的体质、病情、病因等因素，进行证候分析，采用针灸、中药、推拿等多种治疗方法，精准施治，力求药到病除。

4. 中西医结合，优势互补　在必要时，采用中西医结合的方式，发挥中医在调节人体阴阳平衡、改善体质方面的优势，以及西医在快速控制症状、消除病因方面的特长，实现优势互补，提高治疗效果。

（二）防止疾病传变

1. 截断病邪传变途径　通过调理脏腑功能，增强正气，防止病邪由表入里，由轻转重。根据五行相生相克的原理，预先调养相关脏腑，防止疾病传变。

2. 密切监测病情变化　在治疗过程中，密切监测患者的病情变化，及时调整治疗方案。如发现病情加重或出现新的症状，应立即采取措施，防止病情进一步恶化。

3. 注重患者体质差异　中医强调个体差异，同一疾病在不同患者身上可能表现出不同的证候。因此，在治疗过程中，应注重患者的体质差异，因人而异，制订个性化的治疗方案。

综上所述，既病防变通过早期诊断、及时治疗以及防止疾病传变等措施，实现了对疾病的有效管理与控制。这一理念不仅体现了中医的疾病管理智慧，更为现代人提供了科学、全面的健康管理策略。

三、愈后防复

愈后防复，是指在疾病得到初步控制、症状缓解乃至完全康复之际，务必重视从整体层面维护并强化阴阳调和的状态，确保疾病不再卷土重来或症状不再反复。中医学的核心理念认为，疾病乃人体阴阳失衡、正邪交争的产物，治疗的核心便是纠正阴阳的偏颇，通过补偏救弊、调理气血、疏经通络、和调脏腑等手段，旨在恢复阴阳的动态平衡。

当患者从疾病的阴霾中走出，阴阳虽已初步恢复平衡，但此时机体尚处于脆弱与不稳定的状态，犹如新芽初露，仍需精心呵护。邪气可能仍有潜藏，生理功能尚未完全恢复常态，这就要求我们在疾病康复或症状缓解之后，依据患者的个体差异，采取一系列的综合措施，旨在加速脏腑经络功能的全面恢复，确保病邪彻底清除，正气得以扶持，消除疾病复发的潜在根源，并避免诱发因素的再次作用。正如《素问·五常政大论》所言："大毒治病，十去其六；常毒治病，十去其七；小毒治病，十去其八；无毒治病，十去其九。谷肉果菜，食养尽之，无使过之，伤其正也。"此言不仅强调了治疗时的适度原则，亦隐含了愈后防复的智慧。例如，热病初愈之时，尽管高热已退，但余热仍可能潜藏于内，脾胃功能尚未完全恢复，此时若急于进补，或过食肥甘厚腻，非但不能滋养身体，反而可能伤及脾胃，助长余热，导致疾病复发。因此，此时的饮食调护尤为重要，需遵循饮食清淡易消化、逐步恢复的原则，以促进身体全面康复。

医者仁心

爱国情、民族魂与中医智慧

在"治未病"的学习之旅中，我们不仅探索中医的深邃智慧，更感悟到其中蕴含的爱国情怀与民族自豪感。中医，作为中华优秀传统文化的瑰宝，历经千年传承，不仅守护着中华民族的健康，更在世界舞台上展现出独特的魅力与价值。学习"治未病"理念，是弘扬中医文化、传承民族智慧的具体行动，是对祖国医学的深情致敬。让我们以治未病为桥，连接古今，沟通中外，不仅提升个人健康素养，更向世界展示中华文化的博大精深，激发内心深处的爱国情与民族魂，共同书写中医文化的辉煌篇章。

考点与重点 治未病的具体方法与实践

第二节　社区常见疾病预防

随着生活节奏的加快和人口老龄化的加剧，慢性阻塞性肺疾病、高血压、糖尿病及脑血管疾病等慢性病已成为影响社区居民健康的主要因素。这些疾病不仅给患者及其家庭带来沉重的经济和精神负担，也对公共卫生资源造成了巨大的压力。本节内容将介绍这些疾病的预防策略。

一、慢性阻塞性肺疾病

慢性阻塞性肺疾病（chronic obstructive pulmonary disease，COPD），又称慢阻肺，是一种以持续气流受限为主要特征的慢性肺部疾病。该病的主要病理生理改变为慢性气道炎症，导致气道和肺脏对烟雾和其他有害气体或颗粒的慢性炎症反应增强，进而引发气流受限。这种气流受限通常是不完全可逆的，并随着时间的推移而逐渐加重。COPD主要包括慢性支气管炎和肺气肿两种类型，这两种情况通常同时存在。

（一）流行病学特点

COPD 是一种全球性的公共卫生问题，其患病率高、死亡率高，给社会经济造成了严重的负担。世界卫生组织数据显示，全球超 6 亿人受 COPD 困扰，每年超 300 万人因其离世，死亡率高居全球死因的第三位。在中国，COPD 患者数量已接近 1 亿，每年致死人数高达 100 万，致残人数更是惊人。该病多发于中年以后，特别是在一些工业发达或环境污染严重的地区，COPD 的发病率更高。此外，COPD 有明显的家族聚集倾向，有家族史的人群患病风险更高。

（二）临床表现

COPD 的临床表现主要为慢性咳嗽、咳痰、喘息、胸闷以及活动耐力下降等。这些症状通常起病缓慢，病程较长，且随着病情的加重而逐渐恶化。

1. 咳嗽　通常为首发症状，初起咳嗽呈间歇性，早晨较重，以后早晚或整日均有咳嗽。

2. 咳痰　咳嗽后通常咳少量黏液性痰，部分患者在清晨较多；合并感染时痰量增多，常有脓性痰。

3. 呼吸困难　是 COPD 的标志性症状，早期仅于劳力时出现，后逐渐加重，以致日常活动甚至休息时也感气短。

4. 喘息和胸闷　部分患者（特别是重度患者）有喘息；胸部紧闷感通常于劳力后发生，与呼吸费力、肋间肌等长收缩有关。

5. 全身性症状　在疾病的临床过程中，特别是在较重患者中，可能会发生体重下降、食欲减退、外周肌肉萎缩和功能障碍、精神抑郁和（或）焦虑等全身性症状。

（三）早期筛查

COPD 的早期筛查对于疾病的预防和治疗至关重要。常用的筛查方法有以下几种。

1. 肺功能检查　通过夹嘴呼吸法完成，可精准评定呼吸道通气功能、肺容积及气流速度等指标，是慢阻肺早期筛查和病情分级的关键依据。第一秒用力呼气容积（FEV1）与用力肺活量（FVC）的比值，反映气道阻塞程度。FEV1/FVC ≥ 70%：通气功能正常，可初步排除气流受限。FEV1/FVC < 70%：提示持续性气流受限，结合慢性呼吸道症状（咳嗽、咳痰、呼吸困难）及危险因素（吸烟、职业暴露等），可确诊慢阻肺。在确诊的基础上，需通过 FEV1 占预计值百分比评定肺功能损害程度（如表 2-1 所示），指导个体化治疗与康复计划。

表 2-1　COPD 指南分级

严重程度	FEV1 占预计值百分比	临床意义与管理重点
极重度	< 30%	需长期氧疗，急性加重风险高，需密切监测
重度	30% ～ 50%（不含）	活动严重受限，需强化药物治疗 + 肺康复训练
中度	50% ～ 80%（不含）	日常活动受影响，规律用药 + 运动耐力训练
轻度	≥ 80%	症状较轻，但需戒烟 / 避免诱因，预防疾病进展

2. 胸部 X 线检查　观察肺部纹理变化，如出现肺气肿，肺纹理减少或稀疏；如出现肺大疱，肺部透亮度会增加。

3. 血气分析　对动脉血进行检测，如出现血氧饱和度降低、二氧化碳分压升高等情况，则表明存在慢阻肺的情况。

4. 胸部 CT 检查　可提供更详细的肺部结构信息，包括支气管扩张和肺气肿等特征。

（四）预防措施

预防 COPD 的关键在于减少有害因素暴露、增强机体抗病能力和及时就医。

1. 戒烟   烟草中的尼古丁、焦油等有害物质是引发 COPD 的主要原因之一。长期吸烟者应立即戒烟，非吸烟者应避免二手烟暴露。

2. 避免接触有害气体   尽量避免在空气质量差的环境中活动，尤其是在雾霾天气和工业区。如果是相关职业人群，可以采取适当的防护措施，如佩戴防护口罩、使用空气净化器、保持室内通风等。

3. 佩戴口罩   在外出时佩戴口罩，能够减少接触致病菌的概率，从而降低发病率。

4. 保持健康饮食   均衡的饮食有助于增强免疫力，建议多摄入新鲜水果和蔬菜，如西红柿、橙子、香蕉等，减少加工食品的摄入。

5. 定期锻炼   适量的有氧运动可以增强肺功能和提高心肺耐力，建议定期进行适当的锻炼，如快走、爬山、游泳等。

6. 减缓压力   心理因素也是影响疾病的重要因素之一。建议保持心情愉悦，避免焦虑、紧张等不良情绪，可以通过看书、听音乐、做瑜伽等放松身心的活动来缓解压力，达到内心的平静。

7. 注意保暖   在气温骤降及寒冷季节，应注意保暖，尤其是在早上和晚上，防止身体受凉后诱发肺部疾病。

8. 改善居住环境   保持室内空气清新，使用空气净化器或通风设备减少室内空气污染。

9. 职业防护   从事接触有害粉尘、烟雾和化学物质的职业者，应加强劳动保护，佩戴防护口罩和手套等。

二、高 血 压

高血压，全称为动脉高血压，是一种常见的心血管疾病，其核心特征是体循环动脉血压（收缩压和／或舒张压）持续升高。根据世界卫生组织（WHO）及 ISH 指南（如表 2-2 所示），高血压的诊断标准为：在未使用降压药物的情况下，非同日测量至少 3 次，收缩压 ≥ 140mmHg 和／或舒张压 ≥ 90mmHg。高血压可分为以下两类。

1. 原发性高血压   占所有高血压病例的 90%～95%，病因尚不明确，与遗传、高盐饮食、肥胖、精神压力等多种因素相关。

2. 继发性高血压   由明确的疾病引起，如肾脏疾病、内分泌疾病（如原发性醛固酮增多症）、睡眠呼吸暂停综合征等。

长期未控制的高血压会导致心、脑、肾等靶器官损害，显著增加心脏病（如心力衰竭、冠心病）、脑血管疾病（如脑卒中）、慢性肾脏病及视网膜病变等严重并发症的风险。早期筛查、规范治疗及生活方式干预是延缓疾病进展的关键。

表 2-2   血压分类参考标准（基于 WHO/ISH 指南）

分类	收缩压（mmHg）	舒张压（mmHg）
正常血压	< 120	< 80
正常高值	120～139	80～89
高血压	≥ 140	≥ 90

（一）流行病学特点

高血压是全球范围内的重大公共卫生问题，具有高发病率、高致残率和高死亡率的特点。据世界卫生组织统计，全球约有 10 亿人患有高血压，其中大部分病例发生在发展中国家。在中国，高血压患者数量庞大，且呈年轻化趋势。高血压的患病率随年龄增长而增加，40 岁以上人群尤为突出。此外，高血压具有家族聚集性，有家族史的人群患病风险较高。

（二）临床表现

高血压的早期症状通常不明显，部分患者可能无任何不适。随着病情的进展，可能出现头痛、头晕、心悸、胸闷、乏力等症状。高血压的并发症包括心脏病、中风、肾脏疾病、视网膜病变等，这些并发症严重影响患者的生活质量，甚至危及生命。

（三）早期筛查

高血压的早期筛查对于疾病的预防和治疗至关重要。常用的筛查方法包括：

1. 血压测量　定期测量血压是发现高血压的关键。建议使用经过校准的电子血压计或水银血压计，在安静状态下进行测量。成人正常血压范围为收缩压 < 120mmHg 和舒张压 < 80mmHg；高血压定义为收缩压 ≥ 140mmHg 和 / 或舒张压 ≥ 90mmHg。

2. 动态血压监测　对于疑似高血压患者，可进行 24 小时动态血压监测，以获取更准确的血压数据。

3. 血液检查　包括血脂、血糖、肾功能等指标的检查，有助于评定高血压对靶器官的影响及制订治疗方案。

（四）预防措施

预防高血压的关键在于控制危险因素、改善生活方式和及时就医。

1. 合理膳食　保持低盐、低脂、高纤维的饮食，减少钠盐摄入，增加钾、镁、钙等矿物质的摄入。适量摄入优质蛋白质，如瘦肉、鱼类、豆类等。

2. 戒烟限酒　吸烟和过量饮酒均会增加高血压的患病风险。建议吸烟者戒烟，非吸烟者避免二手烟暴露；男性每日饮酒量不超过两个标准杯，女性不超过一个标准杯。

3. 控制体重　保持适宜的体重对于预防高血压至关重要。超重和肥胖者应通过健康饮食和适量运动减轻体重。

4. 适量运动　定期进行有氧运动，如快走、游泳、骑自行车等，有助于降低血压、改善心血管功能。建议每周至少进行 150 分钟中等强度的有氧运动或 75 分钟高强度的有氧运动。

5. 心理调适　长期的精神紧张和压力会增加高血压的患病风险。建议保持心情愉悦，学会应对压力的方法，如冥想、深呼吸、瑜伽等。

6. 定期体检　定期进行身体检查，及时发现并处理潜在的健康问题。对于有家族史或其他高血压危险因素的人群，应更加关注血压变化。

7. 遵医嘱用药　对于已经确诊为高血压的患者，应遵医嘱按时服药，定期监测血压，及时调整治疗方案。

三、糖　尿　病

糖尿病是一种以高血糖为特征的代谢性疾病，主要是由遗传因素及环境因素引起的。根据病因和发病机制的不同，糖尿病主要分为 1 型糖尿病和 2 型糖尿病。

1 型糖尿病，也称为胰岛素依赖型糖尿病，通常发生在儿童和青少年时期，是因胰岛 β 细胞受到破坏，导致胰岛素分泌绝对不足。患者需要依赖外源性胰岛素来维持生命。

2 型糖尿病，也称为非胰岛素依赖型糖尿病，是最常见的糖尿病类型，约占所有糖尿病病例的90%。它通常发生在成年人中，与肥胖、身体活动不足、不良饮食习惯等因素密切相关。2 型糖尿病患者体内胰岛素分泌相对不足或作用受损，导致血糖无法被有效利用。

患者体内胰岛素分泌不足或作用受损，导致血糖无法被有效利用，进而引发一系列代谢紊乱。长期的高血糖状态会对身体多个器官造成损害，包括心血管系统、神经系统、肾脏、眼睛等。

（一）流行病学特点

糖尿病在全球范围内广泛流行，其发病率逐年上升。其中，2 型糖尿病最为常见，约占所有糖尿病病例的 90%。男性发病率略高于女性，经济发达地区发病率也相对较高。此外，肥胖、超重、身体活动不足、不良饮食习惯等因素均会增加患糖尿病的风险。

（二）临床表现

糖尿病的临床表现多种多样，常见的包括多饮、多食、多尿和体重下降（"三多一少"症状）。此外，患者还可能出现皮肤瘙痒、视物模糊、伤口愈合缓慢等症状。在严重的情况下，糖尿病还会导致酮症酸中毒、高渗性高血糖综合征等急性并发症，以及心血管疾病、慢性肾脏病、视网膜病变等慢性并发症。

（三）早期筛查

早期筛查是预防和控制糖尿病的重要手段。建议 45 岁以上的人群每年进行一次血糖检测，特别是对于有家族糖尿病史、肥胖、高血压等高危因素的人群，应更频繁地进行血糖监测。此外，糖化血红蛋白检测可以反映过去 2～3 个月的平均血糖水平，有助于医生评估糖尿病的控制情况。对于疑似糖尿病患者，还可以进行口服葡萄糖耐量试验、胰岛素释放试验等进一步检查以确诊。

（四）预防措施

预防糖尿病的关键在于改善生活方式和定期监测健康指标。

1. 合理饮食　改变不良的饮食习惯，平衡膳食。减少高热量、高脂肪、高蛋白食物的摄入，增加蔬菜、水果、全谷类食物的摄入。饮食宜清淡，避免过度进食。通过计算热量摄入，确保饮食既满足营养需求又不会导致热量过剩。

2. 适量运动　积极参加体育锻炼，适当进行体力劳动。每周至少进行 150 分钟的中等强度有氧运动或 75 分钟的高强度有氧运动，如快走、跑步、游泳或骑自行车。运动可以提高身体代谢率，增强胰岛素敏感性，有助于控制血糖水平。

3. 控制体重　肥胖是糖尿病发生的重要因素之一。通过均衡饮食和适量运动来控制体重，保持在健康的体重范围内，有助于降低患糖尿病的风险。

4. 戒烟限酒　吸烟和饮酒都会增加糖尿病的发生风险。戒烟有助于改善胰岛素敏感性，减少糖尿病的并发症。同时，限制酒精的摄入也有助于维持血糖水平的稳定。

5. 心理健康　保持积极乐观的心态，避免精神过度紧张和焦虑。心理健康与身体健康密切相关，良好的心理状态有助于预防糖尿病的发生。

6. 定期检查　定期进行血糖、血脂、血压等检查，及时发现和处理异常情况。对于高危人群，应更频繁地进行相关检测，以便早期发现糖尿病并采取相应的治疗措施。

四、脑血管疾病

脑血管疾病是指由于脑部血管病变（如动脉粥样硬化、血栓形成、栓塞、出血等）引起的脑组织血液供应障碍，进而导致脑组织损伤或功能障碍的一组疾病。这类疾病包括脑梗死（缺血性脑卒中）、脑出血（出血性脑卒中）等，是威胁人类健康和生命的主要疾病之一，具有高发病率、高致残率和高死亡率的特点。

（一）流行病学特点

脑血管疾病在全球范围内广泛流行，其发病率和死亡率随年龄增长而上升，尤其在老年人群中更为常见。根据 WHO《2023 世界卫生统计报告》及《中国脑卒中防治报告（2023）》，脑卒中已成为全球重大公共卫生挑战。全球年新发病例约 1470 万例，缺血性卒中占比 84%，且中低收入国家发病率较 1990年增长 25%，20～64 岁患者占比显著上升，提示不良生活方式（如高盐饮食、吸烟）与慢性病控制不足是主因。中国发病率达 276.7/10 万，居全球首位，农村高于城市，45 岁以下患者占比 18.6%，年轻化趋势与农村医疗资源匮乏、高血压控制率低密切相关。全球每年约 580 万人死于脑卒中，占死亡原因11.9%，70% 存活者留有后遗症；在中国其死亡率达 22.8%，为首要死因，农村复发率超 40%。

高血压、糖尿病、高脂血症、吸烟、饮酒、肥胖、缺乏运动等均是脑血管疾病的重要危险因素。此外，遗传因素也在脑血管疾病的发病中起着重要作用。在不同地区和种族中，脑血管疾病的发病率和死亡率存在差异，中国、朝鲜脑卒中发病率全球最高，与高血压控制率低、高盐饮食相关。部分国家（如俄罗斯）因酒精滥用、医疗资源不足导致死亡率较高。北欧/西欧国家得益于早期筛查、血压管理和健康生活方式，发病率下降了 40% 以上（1990—2020 年）。

（二）临床表现

脑血管疾病的临床表现多种多样，取决于病变的部位、大小和性质。常见的症状包括头痛、头晕、恶心、呕吐、偏瘫、失语、视力障碍、意识障碍等。其中，偏瘫和失语是脑血管疾病最常见的后遗症，严重影响患者的生活质量。

（三）早期筛查

早期筛查是预防脑血管疾病的关键。对于有高血压、糖尿病、高脂血症等危险因素的人群，应定期进行脑血管检查，如颈部血管超声、经颅多普勒超声、磁共振血管成像等，以发现潜在的血管病变。对于出现头痛、头晕、肢体麻木等疑似脑血管疾病症状的患者，应及时就医进行诊断和治疗。诊断脑血管疾病通常需要结合患者的病史、临床表现、体格检查和影像学检查等。

（四）预防措施

预防脑血管疾病的关键在于控制危险因素和改善生活方式。

1. 控制血压　高血压是脑血管疾病最重要的危险因素之一。通过合理膳食、适量运动、药物治疗等方式将血压控制在正常范围，有助于降低脑血管疾病的风险。

2. 调节血脂　高脂血症也是脑血管疾病的重要危险因素。通过低脂饮食、适量运动、药物治疗等方式降低血脂水平，有助于减少脑血管病变的发生。

3. 戒烟限酒　吸烟和饮酒都会增加脑血管疾病的风险。戒烟有助于改善血管内皮功能，减少血管病变；限酒有助于维持血压和血脂的稳定。

4. 合理饮食　保持均衡的饮食，增加蔬菜、水果、全谷类食物的摄入，减少高热量、高脂肪、高盐食物的摄入，有助于降低脑血管疾病的风险。

5. 适量运动　定期进行适量的有氧运动，如快走、慢跑、游泳等，有助于改善心血管功能，减少脑血管病变的发生。

6. 定期体检　定期进行体检，及时发现和控制高血压、糖尿病、高脂血症等危险因素，有助于预防脑血管疾病的发生。

7. 心理调适　保持积极乐观的心态，避免精神过度紧张和焦虑。心理健康与身体健康密切相关，良好的心理状态有助于预防脑血管疾病。

考点与重点 常见疾病的预防措施

链接

情绪——健康的隐形调节器

　　情绪与疾病之间存在着复杂而深远的相互影响。负面情绪，如焦虑、抑郁和压力，已被证实能激活体内的应激反应系统，导致持续的生理变化，如炎症水平升高和免疫系统功能下降，从而增加多种慢性疾病的风险。相反，积极的情绪能够提升个体的心理韧性，促进身体健康，通过增强免疫功能、降低应激反应和改善心血管健康等机制，对疾病的预防和康复产生积极影响。因此，情绪管理成为维护身心健康不可或缺的一部分，通过心理干预和行为疗法等手段调节情绪，有助于降低疾病风险，提升生活质量。

? 思 考 题

1. 结合个人生活实践，谈谈如何运用中医"治未病"理念来维护自身的健康。
2. 如何结合个人生活习惯和环境因素，制订一个有效的 COPD 预防计划？

本章数字资源

第三章 社区常见功能障碍的康复评定

第一节 肌力与关节活动度评定

📋 **案例**

患者，女性，60岁，退休工人。因"右侧肢体无力，无法生活自理2周"转入康复科。

问题： 1. 请问该病例需要进行哪种康复评定？

2. 请简述康复评定的操作方法。

一、肌 力 评 定

（一）概述

肌力是指肌肉或肌群在特定条件下通过主动收缩产生的最大力量，用以对抗外界阻力或维持关节稳定性，是神经肌肉系统协调作用的功能体现。

（二）肌力评定的目的

①评定是否存在肌力减退并明确其分布区域及严重程度；②分析引发肌力下降的潜在病理或功能障碍因素；③为科学制订个体化康复治疗方案奠定客观评定基础；④动态监测康复进程并量化阶段性治疗效果。

（三）应用范围与禁忌证

1. 应用范围 ①肌肉骨骼系统功能障碍；②神经系统损伤；③多系统疾病的功能性肌力筛查；④运动健康促进中的肌力评定。

2. 禁忌证 ①急性损伤或炎症期；②严重疼痛或全身状态不稳；③认知或沟通障碍；④特定疾病，如骨质疏松（中 – 重度），未愈合的皮肤伤口，深静脉血栓形成。

（四）肌力评定的方法

1. 徒手肌力评定（manual muscle test，MMT） 是实践中最常采用的肌力评定方法，是通过评定者徒手施加阻力或借助重力，系统地评定目标肌群在最大自主收缩状态下的神经肌肉功能的核心技术。操作时需要根据特定的评定标准判断肌力的大小或等级。操作要点：①受试者采取合适体位（评定目标肌肉群的去重力体位、抗重力体位、抗阻力体位），使目标肌群处于合适的准备姿势；②评定者采取合适体位（触摸肌肉群位置摆放、观察肌肉运动方向、阻力施加位置），引导受试者目标肌群产生最大自主收缩（或产生正确运动）的同时，通过触摸目标肌群肌腹、肌腱收缩的感觉，观察目标肌群主动运动的幅度，对抗自身肢体重力或评定者施加阻力后完成运动的能力去判断；③双侧对比。需要注意的是，该方法不适用于上运动神经元损伤引起痉挛的患者。

2. 利用简单的仪器进行肌力评定　有等长肌力测试、等张肌力测试和等速肌力测试。等长肌力测试如用握力计测定握力，用捏力器测定捏力，用背拉力器测定拉力。

（五）肌力评定的标准

见表3-1。

表3-1　Lovett分级标准

级别	名称	标准
0	零	无可见或可感觉到的肌肉收缩
1	微	可扪及肌肉轻微收缩，但无关节活动
2	差	在消除重力姿势下能做全关节活动度的运动
3	可	能抗重力做全关节活动度的运动，但不能抗阻力
4	良	能做抗重力和一定的阻力运动
5	正常	能做抗重力和充分阻力的运动

考点与重点　徒手肌力评定的方法、操作要点和分级标准

二、关节活动度评定

关节活动度（range of motion，ROM）是指特定关节在特定体位下，通过主动或被动运动可达到的最大生理运动范围，反映关节囊、韧带、肌肉等软组织的延展性及骨性结构的匹配程度。根据运动控制模式可分为：主动关节活动度（由患者主动到达的功能性活动范围）和被动关节活动度（通过外力——治疗师/器械作用辅助达到的解剖极限范围）。

关节活动度评定是运动功能评定体系的核心环节，针对因病理改变导致关节运动受限的疾病具有首诊优先性。其适应证覆盖创伤、炎症、退变等多类致残性疾病，通过量化关节运动功能损害程度，为制订相应的康复治疗计划提供依据。

关节活动度的影响因素有解剖与生理特性、疼痛、痉挛、挛缩、肢体无力、关节僵硬或关节内异常等关节及其周围软组织因素，以及年龄、性别、职业等其他因素。

（一）评定的目的

①确定关节功能障碍的程度；②病理机制分析；③目标导向性设计；④选择合适的康复治疗技术；⑤选择适配的辅助器具；⑥多维度疗效验证；⑦动态康复路径调整；⑧手术决策支持；⑨职业康复指导。

（二）应用范围与禁忌证

1. 应用范围　①骨骼肌肉系统疾病或损伤；②神经系统疾病；③慢性疼痛或炎症；④术后或长期制动；⑤儿童发育异常。

2. 禁忌证　①可疑骨折、脱位或未愈合的骨折或关节不稳；②急性炎症或感染；③血管损伤或血栓风险；④可疑异位骨化或骨质疏松（应在专科医师指导下决定是否操作）。

（三）评定方法

1. 关节活动度评定方法　包括临床常用的量角器测量法和皮尺测量法，以及通过特定仪器设备进行的精确测量。然而，由于后者操作复杂、耗时较长且成本较高，这类方法在临床实践中尚未得到广泛普及。

2. 测量前准备与操作要点　检查者需预先掌握关节活动度参考值、运动方向及对应体位要求。例如，肩关节可进行屈伸、外展内收及旋转运动，而肘关节主要为屈伸活动。测量前需评定目标肌肉肌力，若被测关节相关肌肉肌力达 3 级或以上，应首先观察患者主动运动的最大幅度，再结合被动活动评定关节功能。操作时需确保肢体摆放符合标准体位，如测量膝关节时应保持坐位或仰卧位，避免代偿动作干扰数据准确性。

3. 特殊情况的灵活处理　当患者因关节损伤、畸形或功能障碍无法配合标准体位时，可采用视觉评定法辅助判断。通过观察患者自主活动（主动关节活动度）及在辅助下的关节活动度（被动关节活动度），结合关节运动轨迹对称性，综合评定关节功能状态。需注意，视觉评定仅作为补充手段，必要时应结合影像学检查（如 X 线、MRI）进行精准测量。

4. 个体差异与参考标准　正常关节活动度存在显著个体差异，受年龄、性别、体形及遗传因素影响。例如，青少年关节柔韧性普遍高于老年人，女性关节活动度通常大于男性。测量时可优先参考患者健侧关节数据作为对照。

5. 安全操作与病史核查　测量前需详细询问患者既往病史，排查可能影响关节活动的疾病（如关节炎、骨折史）。操作过程中若触及关节抵抗感或患者出现疼痛反应，应立即停止并调整力度，严禁暴力拉伸。对于术后或长期制动的患者，需采用渐进式评定，逐步增加关节活动幅度，同时密切观察患者反应，确保测量过程安全。

（四）评定标准

见表 3-2。

表 3-2　正常关节活动度

关节	活动度	关节	活动度
颈椎		腕	
屈曲	0°～45°	掌屈	0°～80°
伸展	0°～45°	背伸	0°～70°
侧屈	0°～45°	尺偏	0°～30°
旋转	0°～60°	旋转	0°～45°
胸腰椎		踝	
屈曲	0°～80°	背屈	0°～15°
伸展	0°～30°	跖屈	0°～50°
侧屈	0°～40°	内翻	0°～35°
旋转	0°～45°	外翻	0°～20°
肩		髋	
屈曲	0°～170°	屈曲	0°～120°
后伸	0°～60°	伸展	0°～30°
外展	0°～170°	外展	0°～40°
水平外展	0°～40°	内收	0°～35°
水平内收	0°～130°	内旋	0°～45°
内旋	0°～70°	外旋	0°～45°
外旋	0°～90°		

续表

关节	活动度	关节	活动度
肘和前臂		膝	
屈曲	$0° \sim 130°/150°$	屈曲	$0° \sim 135°$
旋后	$0° \sim 80°/90°$		
旋前	$0° \sim 80°/90°$		

（五）评定工具

关节活动度测量工具主要包括量角器、皮尺及电子测角仪等。其中，临床最常用的量角器通常由金属或工程塑料制成，具有多种规格。这类测量工具主要由固定臂（近端臂）与移动臂（远端臂）组成，二者通过轴钉连接于半圆形（$0° \sim 180°$）或圆形（$0° \sim 360°$）的角度计上。移动臂可随远端肢体运动同步转动，从而在角度计上直接读取关节活动度数值。操作时需注意量角器的轴心对准关节轴，固定臂与构成关节的近端骨平行，活动臂与构成关节的远端骨平行，避免采用使指针偏离角度计的运动方向。

考点与重点　关节活动度评定的方法、操作要点和评定标准

第二节　平衡与协调功能评定

📋 **案例**

患者，男性，65 岁，因"突发左侧肢体无力、行走不稳 3 天"入院，诊断为右侧小脑梗死。

主诉：站立时身体摇晃，走路易向右侧倾斜，拿水杯时手抖，动作笨拙。

查体：左侧肢体肌力 4 级，指鼻试验左侧不稳伴意向性震颤，跟 – 膝 – 胫试验左侧协调性差，闭目站立试验（＋）。

既往史：高血压 10 年，控制尚可；无严重骨关节疾病。

问题：1. 针对他的小脑损伤，你会选择哪些特异性协调功能的测试？请说明理由。

2. 若评定发现患者存在重度平衡障碍和跌倒风险，康复计划中应优先加入哪些训练内容？

一、概　　述

平衡指的是人体维持稳定状态的能力，具体而言，即确保重心始终处于支撑面范围之内的能力。协调功能是指人体通过神经肌肉调控网络实现平稳、精准且具有可控性的运动功能。其核心特征表现为：适当的动作速度、适宜的位移幅度、正确的运动轨迹、协调的时序节奏和适度的力量输出。协调功能的实现依赖于：中枢神经系统的运动规划与调控，主动肌群与拮抗肌群间的动态平衡，感觉反馈系统的实时修正，典型表现为近端关节稳定状态下的远端肢体运动控制。协调功能异常表现为动作笨拙、身体失衡及定位偏差等。

平衡与协调功能彼此紧密相连，二者相互作用、相互制约，共同维系着人体的正常活动。在日常生活中，无论是行走、奔跑，还是进行更为复杂精细的动作，平衡功能都可保证身体在空间中维持稳定的姿态，为动作的开展提供基础支撑；而协调功能则准确调配身体各部位肌肉的收缩与舒张，控制动作的方向、幅度和速度，使身体各部分协同运作。二者相辅相成，任何一方出现问题，都可能干扰人体正常活动的顺利进行，导致动作笨拙、易摔倒或无法精准完成既定任务等状况。

二、评定的目的

（一）平衡功能评定的目的

1. 判断评定对象是否存在平衡障碍问题。
2. 明确平衡障碍的程度与类型，剖析引发平衡障碍的根源。
3. 预估患者出现跌倒的可能性。
4. 判定是否有必要开展康复训练。
5. 根据评定所得结果，助力康复计划的制订与执行，对平衡障碍的治疗成效予以评定。
6. 为研发平衡障碍评定及训练的新设备提供支持。

（二）协调功能评定的目的

1. 评定肌群功能状态　通过动态与静态测试，分析姿势维持及运动执行中的肌肉协同模式。
2. 制订个性化康复方案　根据运动模式异常特征，设计针对性的神经肌肉再训练计划。
3. 辅助器具适配　依据评定结果选择适宜的助行器或矫形器，提升运动安全性。
4. 疗效监测体系　建立量化评定指标，动态跟踪康复训练效果及药物干预响应。

三、评定的应用范围与禁忌证

（一）平衡评定的应用范围

　　凡是罹患可能致使平衡功能出现障碍或下降的疾病患者，均需进行平衡功能评定。涵盖的主要疾病类型如下。
　　1. 中枢神经系统受损相关疾病　如脑外伤、脑血管意外、帕金森病、多发性硬化、小脑病变、脑肿瘤、脑瘫、脊髓损伤等。
　　2. 耳鼻喉科病症　如眩晕症、前庭综合征、眼球震颤。
　　3. 骨关节疾病与损伤　包含骨折及骨关节类疾病，截肢、关节置换手术病例，颈部与背部损伤对姿势及姿势控制产生影响的情形，以及各类运动损伤、肌肉疾病和周围神经损伤的受检者等。
　　4. 其他特定人群　如老年人、运动员、飞行员等。

（二）协调评定的应用范围

　　1. 神经系统疾病　小脑损伤，如脑卒中、肿瘤、外伤；基底节病变（如帕金森病、亨廷顿病）；多发性硬化；脊髓损伤或疾病，影响感觉反馈和运动控制；周围神经病，如糖尿病周围神经病变、吉兰 - 巴雷综合征；因感觉输入异常导致协调能力下降。
　　2. 肌肉骨骼系统疾病　关节损伤或术后（如肩袖损伤、膝关节置换术后）；肌力失衡或慢性疼痛综合征。
　　3. 前庭功能障碍　眩晕综合征、梅尼埃病。
　　4. 老年退行性病变　老年性平衡障碍、跌倒风险增加。
　　5. 儿童发育问题　发育性协调障碍、脑性瘫痪等。
　　6. 其他特殊人群　如运动员康复期和慢性疾病后遗症（如长期卧床导致的失用性协调障碍）等。

（三）平衡评定和协调评定的禁忌证

　　1. 急性期或病情不稳定，如严重疼痛或炎症（如急性关节炎、骨折未愈合）；心血管系统不稳定（如未控制的高血压、心力衰竭、心绞痛）。

2. 意识或认知障碍。

3. 运动功能严重受限。

4. 特殊病理状态，如癫痫未控制和严重骨质疏松或骨折高风险。

5. 其他禁忌，如开放性伤口或感染部位和患者拒绝配合或情绪极度焦虑等。

（四）评定的方法与注意事项

1. 平衡功能评定的方法　①观察法：观察静止状态和运动状态下能否保持平衡，如坐位时的睁眼和闭眼状态，坐、站、行走时身体的平衡状态。②三级平衡检测法。③量表法：Fugl-Meyer 平衡反应测试，Berg 平衡量表（Berg balance scale，BBS）测试，计时起立 - 行走测试等。④平衡仪测试法。

2. 协调功能评定的方法　①非平衡协调检查：指鼻试验、指指试验、对指试验、前臂旋前旋后试验、跟 - 膝 - 胫试验等。②平衡协调检查：在标准直立位下，通过观察身体对线、重心分布及肌肉张力，判断姿势稳定性，如单腿站立。

3. 注意事项　①动作执行的规范性；②动作时间；③视觉反馈的依赖程度；④运动有无辨距不良、震颤、肌张力异常情况；⑤动作速度和质量情况；⑥动作是否容易反向操作；⑦能否控制身体不出现与动作无关的运动；⑧本体感觉依赖程度；⑨单双侧情况对比；⑩运动耐力情况。

（五）评定标准

见表 3-3、表 3-4、表 3-5。

表 3-3　三级平衡检测法

分级	平衡状态	平衡表现
Ⅰ级	静态平衡	静止状态下，不借助任何外力，保持平衡（坐位 / 站立位）
Ⅱ级	自动态平衡	支撑面不动，身体部位活动时，保持平衡（坐位 / 站立位）
Ⅲ级	他动态平衡	外力作用下，保持平衡（坐位 / 站立位）

表 3-4　Berg 平衡量表测试

项目	标准	
1. 从坐到站	4 分	不用手扶能够独立地站起并保持稳定
	3 分	用手扶着能够独立地站起
	2 分	几次尝试后自己用手扶着站起
	1 分	需要他人少量的帮助才能站起或保持稳定
	0 分	需要他人中等或大量的帮助才能站起或保持稳定
2. 独立站立	4 分	能够安全站立 2 分钟
	3 分	在监视下能够站立 2 分钟
	2 分	在无支持的条件下能够站立 30 秒
	1 分	需要若干次尝试才能无支持地站立达 30 秒
	0 分	无帮助时不能站立 30 秒
3. 独立坐	4 分	能够安全地保持坐位 2 分钟
	3 分	在监视下能够保持坐位 2 分钟
	2 分	能坐 30 秒
	1 分	能坐 10 秒
	0 分	没有靠背支持不能坐 10 秒

续表

项目	标准	
4. 从站立到坐	4 分	最小量用手帮助安全地坐下
	3 分	借助双手能够控制身体的下降
	2 分	用小腿的后部顶住椅子来控制身体的下降
	1 分	独立地坐，但不能控制身体下降
	0 分	需要他人帮助坐下
5. 床 – 椅转移	4 分	稍用手扶就能够安全地转移
	3 分	绝对需要用手扶着才能够安全地转移
	2 分	需要口头提示或监视才能够转移
	1 分	需要一个人的帮助
	0 分	为了安全，需要两个人的帮助或监视
6. 闭目站立	4 分	能够安全地站 10 秒
	3 分	监视下能够安全地站 10 秒
	2 分	能站 3 秒
	1 分	闭眼不能达 3 秒钟，但站立稳定
	0 分	为了不摔倒而需要两个人的帮助
7. 双脚并拢站立	4 分	能够独立地将双脚并拢并安全站立 1 分钟
	3 分	能够独立地将双脚并拢并在监视下站立 1 分钟
	2 分	能够独立地将双脚并拢，但不能保持 30 秒
	1 分	需要别人帮助将双脚并拢，但能双脚并拢站 15 秒
	0 分	需要别人帮助将双脚并拢，双脚并拢站立不能保持 15 秒
8. 站立位上肢向前伸	4 分	能够安全地向前伸出＞25cm
	3 分	能够安全地向前伸出＞12cm
	2 分	能够安全地向前伸出＞5cm
	1 分	上肢可以向前伸出，但需要监视
	0 分	在向前伸展时失去平衡或需要外部支持
9. 站立位时从地上拾物	4 分	能够轻易地且安全地将鞋捡起
	3 分	能够将鞋捡起，但需要监视
	2 分	伸手向下达 2～5cm 且独立地保持平衡但不能将鞋捡起
	1 分	试着做伸手向下捡鞋动作时需要监视，但仍不能将鞋捡起
	0 分	不能试着做伸手向下捡鞋的动作，或需要帮助免于失去平衡摔倒
10. 站立位转身向后看	4 分	从左右侧向后看，体重转移良好
	3 分	仅从一侧向后看，另一侧体重转移较差
	2 分	仅能转向侧面，但身体的平衡可以维持
	1 分	转身时需要监视
	0 分	需要帮助以防失去平衡或摔倒
11. 转身一周	4 分	在＜4 秒时间内安全地转身 360°
	3 分	在＜4 秒内仅能从一个方向安全地转身 360°
	2 分	能够安全地转身 360°，但动作缓慢
	1 分	需要密切监视或口头提示
	0 分	转身时需要帮助
12. 双足交替踏台阶	4 分	能够安全且独立地站立，在 20 秒内完成 8 次
	3 分	能够独立站立，完成 8 次的时间＞20 秒
	2 分	无须辅助具在监视下能够完成 4 次
	1 分	需要少量帮助能够完成＞2 次
	0 分	需要帮助以防止摔倒或完全不能做

续表

项目	标准
13. 双足前后站立	4分　能独立将双脚一前一后地排列（无间距）并保持 30 秒 3分　能独立将一只脚放在另一只脚前方（有间距）并保持 30 秒 2分　能够独立地迈一小步并保持 30 秒 1分　向前迈步需要帮助，但能够保持 15 秒 0分　迈步或站立时失去平衡
14. 单足站立	4分　能够独立抬腿并保持时间＞10 秒 3分　能够独立抬腿并保持时间 5～10 秒 2分　能够独立抬腿并保持时间＞3 秒 1分　试图抬腿，不能保持 3 秒，但可维持独立站立 0分　不能抬腿或需要帮助以防摔倒

注：共 14 个项目，每个项目最低分为 0 分，最高分为 4 分，总分 56 分。根据所代表的活动状态，将评分结果分为三组。0～20 分：平衡能力差，只能坐轮椅。21～40 分：平衡能力可，能辅助步行。41～56 分：平衡能力好，能独立行走。＜40 分：预示有跌倒的危险。

表 3-5　协调功能评定标准（根据协调活动的完成情况分级）

分级	表现
Ⅰ级	正常完成
Ⅱ级	轻度残损，能完成活动，但较正常速度和技巧稍有差异
Ⅲ级	中度残损，能完成活动，但动作慢、笨拙、明显不稳定
Ⅳ级	重度残损，仅能启动动作，不能完成
Ⅴ级	不能完成活动

考点与重点　平衡与协调功能评定的方法、操作要点和评定标准

第三节　认知功能评定

📋 **案例**

患者，女性，72 岁，脑梗死后 3 个月，家属诉其近期常忘记服药、找不到回家的路，情绪淡漠。查体：简易精神状态检查（mini-mental status examination，MMSE）评分 18 分（总分 30 分），注意力分散，时间定向力差。

问题：1. 患者的表现属于哪种功能障碍？
　　　2. 患者的认知功能受损可能涉及哪些领域？

一、概　　述

认知功能评定是对注意力、记忆力、执行功能、语言能力等高级脑功能的系统评定，用于诊断认知障碍程度及类型。

在开展认知功能障碍评定工作时，需满足特定前提条件。首先，患者必须处于意识清醒状态，具备配合医务人员指令的能力，同时拥有一定程度的言语理解与表达能力。只有这样，患者才能准确接收并

执行评定过程中的各项指令，如实展现自身认知水平。其次，评定环境的选择也至关重要。应挑选相对封闭的空间，以有效降低外界声音、过往行人等各类干扰因素的影响。在安静、少干扰的环境中，患者能够更为专注地参与评定，保证评定结果的准确性与可靠性。此外，在对评定结果进行分析时，需充分考量患者的年龄及受教育程度。不同年龄段人群以及受教育程度各异的个体，其认知发展水平和特点存在差异。因此，唯有综合各项评定指标，全面、系统地加以分析，才能得出客观、准确且贴合患者实际情况的评定结论，为后续制订针对性的治疗或干预方案提供坚实依据。

二、评 定 目 的

1. 明确认知障碍的领域和严重程度。
2. 指导康复计划制订（如记忆训练、定向力训练）。
3. 监测疾病进展（如痴呆、脑损伤后恢复）。

三、评定的应用范围与禁忌证

1. 应用范围　脑卒中、脑外伤、痴呆及某些精神疾病等。
2. 禁忌证　意识障碍、重度精神症状发作期、患者拒绝配合。

四、评 定 方 法

1. 筛查法，MMSE 最常用。
2. 特异性检查法。
3. 成套测验。
4. 功能检查法。

五、评 定 标 准

MMSE 检查总分为 30 分，评定时间为 5 ～ 10 分钟，量表如表 3-6 所示。根据患者的文化程度划分认知障碍的标准：文盲＜ 17 分；小学文化＜ 20 分；中学文化＜ 24 分。在标准分数线下考虑存在认知功能障碍，需进一步检查。

表 3-6　MMSE 量表

项目		记录（患者表现）	评分
定向力（共10分）	星期几?		1
	几号?		1
	几月?		1
	什么季节?		1
	哪一年?		1
	省市?		1
	区县?		1
	街道或乡?		1
	什么地方?		1
	第几层楼?		1
记忆力（共3分）	如：皮球		1
	国旗		1
	树木		1
注意力和计算力（共5分）	100–7		1
	–7		1
	–7		1
	–7		1
	–7（连续减5次）		1

续表

项目		记录（患者表现）	评分
回忆能力 （共3分）	皮球 国旗 树木		1 1 1
语言能力 （共9分）	命名能力 （两件常见物品）		1
	复述能力		1
	三步命令		1 1 1
	阅读能力		1
	书写能力		1
	结构能力		1
总分			

考点与重点　认知功能评定的方法、操作要点和评定标准

第四节　听力与听理解评定

案例

患者，男性，58 岁，脑干出血后遗留双耳听力下降，常答非所问，家属诉其看电视需调高音量。

问题： 1. 听力评定时需排除哪些禁忌证？

2. 如何判断患者是听力下降还是听理解障碍呢？

一、概　　述

听力与听理解评定是评定听觉通路完整性及语言理解能力，包括外周听力损伤和中枢听觉处理障碍。

二、评 定 目 的

（一）听力评定目的

1. 确定听力损失的程度　判断患者听力下降的水平，是轻度、中度、重度还是极重度听力损失，为制订康复方案提供依据。

2. 明确听力损失的类型　区分是传导性听力损失、感音神经性听力损失还是混合性听力损失，有助于确定病因和选择合适的治疗手段。

3. 监测听力变化　对于某些渐进性听力损失疾病或接受听力康复治疗的患者，定期进行听力评定可观察听力变化情况，评估治疗效果。

（二）听理解评定目的

1. 评定语言处理能力 判断是否存在中枢听觉处理障碍（central auditory processing disorder，CAPD）或失语症。

2. 明确认知损伤类型 区分听觉记忆缺陷、语义理解障碍或注意资源分配异常。

3. 制订语言康复方案 针对性地设计复述、问答等训练内容。

三、评定的应用范围与禁忌证

1. 应用范围 耳部疾病、脑卒中、脑外伤、老年性聋。

2. 禁忌证 外耳道感染、中耳炎急性期。

四、评 定 方 法

（一）听力评定方法

1. 纯音测听

（1）操作：让患者坐在隔音室内，通过耳机分别给不同频率（如 250Hz、500Hz、1000Hz、2000Hz、4000Hz、8000Hz 等）的纯音，从低强度开始逐渐增加声音强度，直到患者能听到声音，记录每个频率下患者能听到的最小声音强度，即听阈。

（2）特点：是一种主观测听方法，能较准确地反映听敏度，可绘制听力图直观展示听力损失情况。

2. 声导抗测试

（1）操作：将耳塞探头放入外耳道，通过改变外耳道压力，测量中耳声阻抗的变化。声导抗测试包括鼓室导抗图测试，可了解中耳传音系统的功能状态；镫骨肌声反射测试，用于评定听觉通路的完整性及面神经功能。

（2）特点：为客观测听方法，不受患者主观意识影响，对婴幼儿及不能配合纯音测听的患者尤为适用。

3. 耳声发射测试

（1）操作：将探头放置在外耳道内，通过记录内耳产生并释放到外耳道的音频能量，判断耳蜗外毛细胞的功能状态。有瞬态诱发耳声发射、畸变产物耳声发射等不同测试类型。

（2）特点：也是客观测听方法，能早期发现耳蜗病变，对新生儿听力筛查具有重要意义。

（二）听理解的评定方法

1. 言语听觉识别测试

（1）操作：采用标准的言语测试材料，如普通话言语测听词表。测试内容包括音素识别、单音节词识别、双音节词识别、句子识别等。通过播放或朗读测试材料，让患者重复听到的内容或从备选答案中选择正确答案。

（2）特点：能较全面地评定患者对不同言语单位的识别能力，是常用的听理解评定方法之一。

2. Token 测试

（1）操作：准备一套颜色、形状、大小不一的塑料块（Token），测试者发出指令，如"把红色的大圆形给我"，让患者根据指令操作相应的 Token。指令从简单到复杂，逐步增加难度。

（2）特点：可评定患者对语法结构较为复杂句子的理解能力，对鉴别语言障碍的类型有一定帮助。

3. 听觉理解与记忆测试

（1）操作：给患者讲述一段故事或短文，然后就其中的内容进行提问，如故事中的人物、事件、时间、地点等。或者让患者听完一组数字或词语后，立即或延迟一段时间后进行复述。

（2）特点：能评定患者对连续言语信息的理解和记忆能力，反映患者在实际语言交流中的表现。

五、评 定 标 准

（一）听力评定标准

1. 听力损失分级（以 500Hz、1000Hz、2000Hz、4000Hz 四个频率的平均听阈计算）

（1）正常听力：听阈在 0 ～ 25dBHL。

（2）轻度听力损失：听阈在 26 ～ 40dBHL，对小声说话可能听不清，但不影响正常交流。

（3）中度听力损失：听阈在 41 ～ 60dBHL，听一般说话声有困难，需要对方提高音量。

（4）重度听力损失：听阈在 61 ～ 80dBHL，只能听到较大的声音，如汽车喇叭声、大声呼喊等。

（5）极重度听力损失：听阈大于 80dBHL，通常难以听到环境声和言语声。

2. 鼓室导抗图分型及意义

（1）A 型：中耳功能正常，鼓室导抗图呈山峰形，峰压点在 ±50daPa 范围内。

（2）As 型：表示中耳劲度增高，常见于耳硬化症、听骨链固定等。

（3）Ad 型：提示中耳劲度降低，多见于鼓膜穿孔、听骨链中断等。

（4）B 型：鼓室积液或中耳明显粘连时，鼓室导抗图呈平坦型。

（5）C 型：提示中耳负压，峰压点小于 –100daPa，常见于咽鼓管功能障碍。

（二）听理解评定标准

1. 言语听觉识别率 根据患者正确识别言语测试材料的比例来计算。例如，在单音节词识别测试中，若共测试 50 个单音节词，患者正确识别 40 个，则单音节词识别率为 80%。一般来说，正常成人的言语听觉识别率应在 90% 以上。识别率越低，说明患者的听理解障碍越严重。

2. Token 测试得分 根据患者正确完成指令的数量进行评分。满分通常为 36 分（根据测试材料版本不同，得分可能有所不同）。得分在 28 分及以上，提示听理解能力基本正常；得分在 19 ～ 27 分，存在轻度听理解障碍；得分在 10 ～ 18 分，为中度听理解障碍；得分在 9 分及以下，为重度听理解障碍。

3. 听觉理解与记忆测试结果 通过患者对故事内容问题的回答正确率以及数字、词语复述的准确性来判断。正确回答大部分问题或能准确复述大部分数字、词语，表明患者的听觉理解与记忆能力较好；反之，若错误较多，则提示存在相应的障碍。

考点与重点 听力与听理解评定的方法、操作要点和评定标准

第五节　言语与吞咽功能评定

📋 **案例**

患者，女性，65 岁，脑干梗死 2 周，主诉"饮水呛咳、说话费力"。家属反映其进食流质食物时常咳嗽，言语含糊不清，无法清晰表达需求。查体：软腭抬升无力，咽反射减弱，洼田饮水试验Ⅲ级（分两次吞咽，少量呛咳）。

问题： 洼田饮水试验的分级标准是什么？

一、概　　述

言语与吞咽功能评定是对患者语言表达能力、构音清晰度及吞咽过程等的安全性、有效性的系统评

定，吞咽功能涵盖口腔期、咽期、食管期的协调性分析，常见的言语－语言功能障碍包括失语症、构音障碍、语言发育迟缓、口吃、听力障碍所致的言语障碍。

二、评定的目的

（一）言语功能评定的目的

1. 确定言语障碍的类型与程度　精准判断患者所患言语障碍是失语症、构音障碍、语言发育迟缓等具体类型，并明确其严重程度，以便制订针对性的康复策略。

2. 分析言语障碍的病因与机制　通过评定，探寻引发言语障碍的潜在因素，如脑部病变部位、神经损伤情况等，为后续治疗提供病因学依据。

3. 制订个性化康复计划　依据评定结果，为患者量身打造康复训练方案，包括训练内容、方法及强度等，提升康复效果。

4. 监测康复进程与效果　在康复过程中，定期进行评定，观察患者言语功能的改善情况，及时调整康复计划，确保康复目标的达成。

（二）吞咽功能障碍评定的目的

1. 筛查吞咽障碍　快速识别患者是否存在吞咽功能异常，以便早期干预，预防因吞咽障碍导致的误吸、营养不良等并发症。

2. 确定吞咽障碍的类型与程度　区分是口腔期、咽期还是食管期吞咽障碍，以及障碍的严重程度，为制订个性化治疗方案提供依据。

3. 评定吞咽障碍的病因　探寻引发吞咽障碍的原因，如神经系统疾病（脑卒中等）、头颈部手术创伤、肌肉病变等，为病因治疗提供方向。

4. 监测吞咽功能变化　在康复治疗过程中，定期评定吞咽功能，观察治疗效果，及时调整治疗策略，促进吞咽功能恢复。

三、评定的应用范围与禁忌证

1. 应用范围

（1）神经系统疾病：脑卒中、脑外伤、帕金森病、肌萎缩侧索硬化症（ALS）等。

（2）头颈部疾病：喉癌术后、放射性咽喉炎、口腔颌面部外伤等。

（3）老年退行性病变：老年性吞咽功能衰退等。

2. 禁忌证

（1）意识不清或无法配合指令（如重度痴呆）。

（2）严重心肺功能不全（如血氧饱和度＜90%）。

四、评 定 方 法

（一）言语功能评定方法

1. 西方失语症成套测验（western aphasia battery，WAB）

（1）操作：涵盖自发言语、听觉理解、复述、命名、阅读、书写等多个板块。例如，在自发言语评定中，观察患者谈话的流畅性、信息量等；听觉理解部分，通过提问、指令执行等测试患者对不同类型言语的理解能力。

（2）特点：全面系统，能对失语症进行详细分类与严重程度分级，在国际上广泛应用。

2. 构音障碍评定法（Frenchay 评定法）

（1）操作：对呼吸、喉、面部、口部肌肉、下颌、反射等多个构音相关部位进行评定。如检查呼吸时，观察患者的呼吸方式、呼吸支持能力；评定面部肌肉时，让患者做皱眉、闭眼、鼓腮等动作，观察肌肉运动情况。

（2）特点：从生理运动层面评定构音障碍，明确构音器官的功能缺陷，为针对性训练提供方向。

3. 儿童语言发育迟缓检查法（sign-significate relations，简称 S-S 法）

（1）操作：适用于 1 岁半至 6 岁半的儿童。通过玩具、图片等工具，对儿童的语言符号理解与表达、基础性过程（注意力、记忆力等）进行测试。例如，在语言符号理解测试中，让儿童从若干图片中指出测试者所说物品的图片。

（2）特点：专为儿童设计，符合儿童认知发展特点，能有效评定儿童语言发育迟缓情况及程度。

（二）吞咽功能障碍评定方法

1. 洼田饮水试验

（1）操作：患者端坐，喝下 30mL 温水，观察其饮水过程及所需时间，记录有无呛咳等情况。分为 5 个等级，1 级为能顺利地一次将水咽下；2 级为分两次以上，能不呛咳咽下；3 级为能一次咽下，但有呛咳；4 级为分两次以上咽下，且有呛咳；5 级为频繁呛咳，难以全部咽下。

（2）特点：操作简单、快捷，可初步筛查吞咽障碍，在临床上广泛应用。

2. 吞咽造影检查（video fluoroscopic swallowing study，VFSS）

（1）操作：患者口服含有钡剂的食物或液体，在 X 线下动态观察吞咽过程，包括口腔准备、口腔运送、咽期启动、食管通过等各个阶段，观察有无食物残留、误吸等情况。

（2）特点：是吞咽功能评定的"金标准"，能直观、全面地展示吞咽过程，明确吞咽障碍的部位及程度，为制订精准治疗方案提供关键信息。

3. 纤维内镜吞咽功能检查（fiberoptic endoscopic evaluation of swallowing，FEES）

（1）操作：通过鼻腔插入纤维内镜至咽喉部，观察患者吞咽前、吞咽时及吞咽后咽喉部结构和功能变化，如喉部上抬、会厌谷及梨状隐窝食物残留情况等。患者需吞咽不同性状的食物（如糊状、液体等）配合检查。

（2）特点：可在床边进行，对患者体位要求相对较低，能直接观察咽喉部病变及吞咽时的动态变化，尤其适用于不能配合吞咽造影检查的患者。

五、评 定 标 准

根据语言的流畅度、理解能力、复述及命名评分特点，将失语症归属相应的类型。

1. 失语症严重程度分级（波士顿诊断性失语症检查法分级）

0 级：无有意义言语或听理解能力。

1 级：言语交流中有不连续的言语表达，但大部分需要听者推测、询问和猜测，可交流的信息范围有限。

2 级：在听者帮助下，可能进行熟悉话题的交谈，但对陌生话题常常不能表达出自己的思想，使患者与检查者都感到言语交流有困难。

3 级：在仅需少量帮助或无帮助的情况下，患者可以讨论几乎所有日常问题，但由于言语或理解能力较弱，某些谈话出现困难。

4 级：言语流利，但可观察到有理解障碍，思想和言语表达尚无明显障碍。

5 级：有极少可分辨出的言语障碍，患者主观上可能感到有些困难，但听者不一定能明显察觉到。

2. 构音障碍评定得分标准（Frenchay 评定法） 每个评定项目按严重程度分为 a～e 五个等级，a 为正常，e 为严重障碍。将各项目得分汇总，总分越低，构音障碍越严重。通过总分可初步判断患者构音障碍的总体程度，为康复训练效果评定提供量化依据。

3. 儿童语言发育迟缓评定结果　根据 S-S 法测试结果，与同年龄正常儿童语言发育水平进行对比。若儿童语言发育水平明显落后于同年龄组，可诊断为语言发育迟缓，并依据落后程度分为轻度、中度、重度。例如，轻度语言发育迟缓的儿童在部分语言功能上稍落后于同龄人；重度则在语言符号的理解与表达等多方面存在显著延迟。

4. 洼田饮水试验标准与分级　见表 3-7。

表 3-7　洼田饮水试验标准与分级

分级	表现	临床意义
Ⅰ级	一次喝完（≤ 5 秒），无呛咳、停顿	吞咽功能正常
Ⅱ级	分 2 次喝完（无呛咳）	可疑吞咽功能减退
Ⅲ级	能 1 次喝完，但有呛咳	明确吞咽障碍（轻中度）
Ⅳ级	分 2 次以上喝完，伴呛咳	中重度吞咽障碍
Ⅴ级	多次呛咳，无法完成饮水	重度吞咽障碍，高风险误吸

5. 吞咽造影检查结果判断　根据吞咽各阶段的表现进行评定。例如，口腔期若出现食物在口腔内残留、运送困难，提示口腔期吞咽障碍；咽期观察到吞咽启动延迟、咽缩肌无力、会厌谷及梨状隐窝食物残留或误吸等，可判断咽期吞咽障碍及程度；食管期若发现食管蠕动异常、食管狭窄等，可明确食管期吞咽障碍情况。通过综合分析各期表现，确定吞咽障碍的类型及严重程度，为治疗提供依据。

6. 纤维内镜吞咽功能检查评定　根据咽喉部结构与功能变化及食物残留、误吸情况进行判断。如会厌谷或梨状隐窝有少量食物残留为轻度异常；较多食物残留或有明确误吸现象则提示中度或重度吞咽障碍。同时，观察喉部上抬幅度、声带闭合情况等，全面评定吞咽功能，为康复治疗提供详细信息。

考点与重点　言语与吞咽功能评定的方法、操作要点和评定标准

第六节　感觉功能评定

案例

小明是一名热爱运动的高中生，在一次篮球比赛中，他为了争抢篮板球，不慎摔倒，右手手掌着地，导致手部受伤。被紧急送往医院后，经医生诊断，其右手手腕骨折，手部多处软组织挫伤。经过一段时间的治疗，骨折部位逐渐愈合，但小明发现右手的感觉有些异常，这对他的日常生活造成了一定影响。于是，他来到康复科，希望通过康复治疗恢复手部功能。

问题： 在感觉评定过程中，我们需要注意哪些事项，以确保评定结果的准确性？

一、概　　述

感觉是人脑对于直接作用于感受器官的客观事物的个别属性的反映。这些个别属性丰富多样，涵盖大小、形状、颜色、坚实度、湿度、味道、气味、声音等方面。从分类来看，感觉主要分为躯体感觉与内脏感觉两大类，躯体感觉在康复评定中占据着更重要的地位。躯体感觉包括由脊髓神经及某些颅神经的皮肤、肌肉分支所传导的浅层感觉和深部感觉。依据感受器对刺激的反应情况，或者感受器所处的部位差异，躯体感觉又可进一步细分为浅感觉、深感觉以及复合感觉。

二、评 定 目 的

1. 明确感觉缺失程度。
2. 评定恢复状况。
3. 辅助临床诊断，精准定位损伤与功能受限的方面及程度。
4. 为康复治疗方案提供客观依据与方向。
5. 在康复治疗中，实时监测感觉恢复，据此确定感觉再教育的时机，以及判断作业活动中是否需进行防伤训练。

三、评定的应用范围与禁忌证

1. 应用范围

（1）中枢神经系统病变：如脑血管病变、脊髓损伤或病变等。
（2）周围神经病变：如臂丛神经麻痹、坐骨神经损害等。
（3）外伤：如切割伤、撕裂伤、烧伤等。
（4）缺血或营养代谢障碍：糖尿病、雷诺现象（雷诺病）、多发性神经炎等。

2. 禁忌证　意识丧失者、严重认知功能障碍不能配合检查者。

四、评定的方法及标准

在进行浅感觉、深感觉或皮质感觉检查时，均需明确：①感觉类型是否受影响；②躯体哪些部位涉及其中；③感觉受损的范围大小；④受影响的程度如何。

（一）浅感觉评定

1. 触觉评定　让患者闭上眼睛，评定者拿棉签或软毛笔，轻轻触碰患者皮肤，让患者说出有无轻痒之感，或者让患者数触碰的次数。每次刺激强度要保持一致，且刺激速度不能有规律，防止患者在未受刺激时随意作答。检查四肢时，刺激方向要与肢体长轴平行；检查胸腹部时，刺激方向应与肋骨平行。检查顺序依次为面部、颈部、上肢、躯干、下肢。

2. 痛觉评定　先让患者闭眼，评定者用大头针针尖在患者正常皮肤区域轻刺几下，让患者感受正常的刺激感觉。随后正式检查，以均匀力度用针尖轻刺需检查部位的皮肤，同时要求患者回应"痛"或"不痛"，并与健侧对比，还要让患者指出被刺激的位置。对于痛觉麻木的患者，检查需从障碍部位向正常部位逐步推进；对于痛觉过敏的患者，则要从正常部位向障碍部位逐渐移动。为防止患者主观上给出错误回答，可偶尔用大头针针帽钝端触碰，或者提起针尖，用手指尖触碰，以此检验患者回答的准确性。痛觉障碍主要包括痛觉缺失、痛觉减退以及痛觉过敏等情况。

3. 温度觉（温觉与冷觉）评定　评定时，嘱患者闭眼。准备两支试管，一支装冷水，一支装热水。将试管交替、随机地接触患者皮肤，每次接触时间控制在 2～3 秒，同时让患者说出感受到的是"冷"还是"热"。注意，选用的试管直径宜小，其管底与皮肤的接触面积不宜过大。用于测定冷觉的试管，温度应保持在 5～10℃；测定温觉的试管，温度需维持在 40～45℃。若试管温度低于 5℃或者高于 50℃，刺激时会引发痛觉反应。

4. 压觉评定　嘱患者闭眼，检查者使用拇指用力挤压患者的肌肉或肌腱，随后让患者指出挤压产生的感觉位置。对于瘫痪患者，压觉检查通常从感觉障碍的部位开始，逐步检查至正常部位。

（二）深感觉评定

1. 运动觉评定　引导患者闭眼，检查者轻轻捏住患者手指或足趾的两侧，轻柔地上下移动 5°左右，让患者判断移动方向。若患者感觉不明显，可适当加大运动幅度，或选择测试较大关节，以此明确其运动觉减退的程度。

2. 位置觉评定　同样让患者闭眼，将其肢体摆放到特定位置，接着让患者说出肢体所处位置；或者让患者用健侧肢体模仿患侧肢体摆出相同位置。一般情况下，正常人能够准确说出或摆出正确的位置。此外，测定共济运动的指鼻试验、跟-膝-胫试验，以及观察患者闭眼后的站立、行走步态等，均属于位置觉测定的方法。

3. 振动觉评定　嘱患者闭眼，检查者把每秒振动 256 次的音叉，依次放置在患者身体的骨骼突出部位，比如手指、尺骨茎突、鹰嘴、桡骨小头、内外踝、髂嵴、棘突、锁骨等，同时询问患者是否能感觉到振动以及振动持续的时长。也可通过开启和关闭音叉，来测试患者能否察觉到振动。检查过程中，务必注意对身体上下、左右部位进行对比。需要留意的是，振动觉会随着年龄增长而逐渐丧失，在年龄较大者中甚至可能完全消失。并且，振动觉与运动觉、位置觉的障碍情况可能并不一致。

（三）复合感觉（皮质感觉）检查

1. 皮肤定位觉检查　检查时嘱患者闭眼。通常使用棉签、手指等轻轻触碰患者皮肤，之后由患者用手指指出被刺激的位置。正常情况下，手部的定位误差应小于 3.5mm，躯干部的定位误差应小于 1cm。

2. 两点辨别觉检查　能够区分是一点还是两点刺激的感觉，即为两点辨别觉。检查时，嘱患者闭眼，采用两脚规、叩诊锤的两尖端或针尖，同时轻轻触碰患者皮肤，且接触距离由大逐渐变小，以此测定患者能够区分两点的最小间距。要注意两点需同时刺激，且用力保持一致。一般来说，正常人舌尖的两点辨别最小距离为 1mm，指尖为 3～5mm，指背为 4～6mm，手掌为 8～15mm，手背为 20～30mm，前胸为 40mm，后背为 40～50mm，上臂及大腿部位的两点辨别距离最大，约为 75mm。

3. 实体觉检查　通过用手触摸物体来确定物体名称的能力，称作实体觉。检查时，让患者闭上眼睛，将诸如笔、钥匙、火柴盒、硬币等熟悉物件放在患者手中，让其触摸后说出物件的属性和名称。检查顺序为先测试患侧，再测试健侧。

4. 图形觉检查　图形觉指的是识别画在皮肤上的字或图形的能力。检查时，患者需闭上眼睛，用手指或其他物品（如笔杆）在患者皮肤上画出三角形、圆圈、正方形等几何图形，或者数字 1～9，然后让患者说出所画的图形或数字。

5. 其他大脑皮质感觉检查　大脑皮质感觉检查一般还涵盖重量识别觉，即识别物体重量的能力，以及对物体质地，如软与硬、光滑与粗糙的感知能力。

考点与重点　感觉功能评定的方法、操作要点和评定标准

第七节　日常生活活动能力评定

📋 **案例**

患者男性，两年前因车祸导致 T_{12} 节段完全性脊髓损伤，现下肢截瘫，无法独立穿衣、如厕。

问题：　1. Barthel 指数包括哪些项目？

2. 如何根据日常生活活动评分制订康复目标？

一、概　述

日常生活活动（activities of daily living，ADL）是指人们为维持自身生存，并适应所处的生存环境，每日都需反复开展的、最为基础且具有普遍共性的活动。日常生活活动能力是人们为维持生存、适应生

存环境，每日都需反复开展的一系列基本活动的能力。这些活动涵盖衣、食、住、行，维持个人卫生整洁，以及进行独立的社区活动等方面。它不仅包含个体在家庭、工作场所、社区中的自我管理能力，还涉及与他人交往互动的能力，以及在经济、社会、职业层面合理规划自身生活方式的能力。日常生活活动分为基本日常生活活动（basic activities of daily living，BADL）和工具性日常生活活动（instrumental activities of daily living，IADL）。基本日常生活活动能力，主要指患者运用最为基础、动作幅度较大且无须借助工具即可完成的日常生活动作。工具性日常生活活动能力，指的是个体于家庭环境以及社区场景中实现独立生活所必备的能力，涵盖了使用卫生洁具、炊事器具、家用电器以及其他常用工具等较为精细的操作，典型例子包括操持家务、驾驶车辆等。

二、评定的目的

1. 判断个体在日常生活活动中能否独立完成各项事务。
2. 评定个体在日常生活活动中的独立程度，判断患者的预后。
3. 明确治疗目标，制订适宜的治疗方案。
4. 为环境改造方案的制订提供参考依据。
5. 评估治疗效果，以决定是否继续沿用原治疗方案、对其进行修订，或重新制订方案。
6. 对比不同治疗方案的优缺点，推动训练成果的交流与分享。
7. 提升患者与治疗师的信心。
8. 开展投资与效益的对比分析。

三、评定的应用范围与禁忌证

1. 应用范围

（1）疾病康复期患者：脑卒中、脊髓损伤、骨折术后等需功能恢复监测；关节炎、帕金森病等慢性疾病会导致日常活动受限。

（2）老年人群评定：与年龄相关的功能退化（如肌力下降、平衡障碍）；老年综合征筛查（如跌倒风险、营养不良等）。

（3）制订照护计划：确定是否需要家庭护理、辅助器具（如轮椅、助行器等）；指导居家环境改造（如加装扶手、防滑垫等）。

（4）疗效动态追踪：对比康复训练前后的功能改善（如从卧床到独立如厕）；调整治疗强度（如物理治疗频率、作业治疗内容等）。

（5）特殊人群需求：认知障碍早期筛查（如阿尔茨海默病前兆）；儿童发育迟缓的功能评定。

2. 禁忌证

（1）急性危重状态：心肌梗死急性期、未控制的高血压、严重感染伴高热。

（2）生命体征不稳：呼吸衰竭、休克、意识模糊（GCS 评分 ≤ 12 分）。

（3）严重的精神行为异常：攻击性行为、重度躁狂发作。

四、评 定 方 法

1. 直接观察法　在进行 ADL 评定时，评定者需亲自观察患者执行具体 ADL 的过程。评定伊始，评定者向患者下达动作指令，要求患者依令行事，随后依据患者的实际动作表现进行评定记录。为使评定结果更具真实性与可靠性，理想状态是在患者日常进行这些活动的常规环境与时间节点展开评定。例如，评定患者的进食功能，最佳时机是在患者用餐时。

2. 间接评定法　在评定过程中，对于部分难以直接进行观察的项目，可借助询问的手段来实现了解与评定。具体而言，能够从患者的家人以及其周边熟悉的人处，收集患者完成相关活动的信息；也可通过电话沟通或者书信往来的方式，获取患者完成活动的情况。

3. ADL 能力测试　如改良 Barthel 指数、FIM 量表等。

4. 问卷调查法　通过问卷收集数据。

5. 评定注意事项

（1）先查阅患者病历，全面掌握其病史、基本状况，包括伤病缘由、病情进展，以及认知、运动、社会心理等功能情况，同时了解患者生活环境及在其中的表现。

（2）评定前向患者做好解释，让其明白评定目的和方法，以获取理解与配合。

（3）选择适宜的时间与环境开展评定。

（4）记录患者实际能做到的，而非可能或应达到的程度。

（5）评定者给予患者整体动作指令，让其完成具体动作，不告知具体步骤。

（6）仅在患者有需求时提供辅助器具或支具，避免依赖和滥用。

（7）若无特殊说明，使用辅助器具或替代方法完成活动视为独立完成，但需注明。

（8）需体力帮助的活动被判定为不能独立完成。

五、评 定 标 准

常用的有改良 Barthel 指数分级标准（表 3-8）和功能独立评定（functional independence measure，FIM）量表（表 3-9）。

表 3-8　改良 Barthel 指数分级标准

ADL 项目	自理	监督提示	稍依赖	尝试但不安全	不能完成
进食	10	8	5	2	0
洗澡	5	4	3	1	0
修饰	5	4	3	1	0
穿衣	10	8	5	2	0
控制大便	10	8	5	2	0
控制小便	10	8	5	2	0
如厕	10	8	5	2	0
床椅转移	15	12	8	3	0
平地行走	15	12	8	3	0
上下楼梯	10	8	5	2	0
总分					

改良 Barthel 指数分级标准如下。

1 级（0～20 分）：为极严重功能缺陷，活动需完全依赖他人完成。

2 级（21～45 分）：严重功能缺陷，在一定程度上可参与活动，但超过半数的活动过程需他人协助才能完成。

3 级（46～70 分）：中度功能缺陷，能参与大部分活动，不过半数及以下的活动过程仍需他人协助。

4 级（71～99 分）：轻度功能缺陷，除准备或收尾阶段需协助，或活动时需他人监督、提示以确保安全外，患者可独立完成活动。准备或收尾是指测试前后处理的非紧急环节。

5 级（100 分）：ADL 完全自理，无须他人监督、提示或协助，可独立完成整项活动。

表 3-9 FIM 量表

项目			评定日期 / 得分		
			年 月 日	年 月 日	年 月 日
运动能力	自理能力	进食			
		梳洗修饰			
		洗澡			
		穿裤子			
		穿上衣			
		上厕所			
	括约肌控制	膀胱管理			
		直肠管理			
	转移	床、椅、轮椅间			
		如厕			
		盆浴或淋浴			
	行走	步行 / 轮椅			
		上下楼梯			
	运动功能评分				
认知能力	理解				
	表达				
	社会交往				
	解决问题				
	记忆				
	认知功能评分				
FIM 总分					
评定人					

注：FIM 量表的评分标准如下。1～2 分属于完全依赖；3～5 分属于有条件的依赖；6～7 分为无须他人帮助，自己独立完成。

1 分：完全依赖。几乎需在他人接触身体提供完全帮助的情况下，才能完成活动。自己能起的作用，仅占 25% 以下。

2 分：大量帮助。需要他人接触身体提供大量帮助才能完成活动。在完成活动中，自己仅能起 25%～50% 的作用。

3 分：中等程度的帮助。需要更多地借助他人接触身体的帮助来活动。在完成活动中，自己仅能起 50%～75% 的作用。

4 分：少量帮助。需要在他人接触身体的帮助下活动，但在完成活动中，自己能起 75% 的作用。

5 分：监护或准备。需要有人在旁边监护、提示或规劝，或帮助准备必需的用品，或帮忙佩戴矫形器具，但两人之间没有身体接触。

6 分：有条件的独立。在完成该活动时，需要辅助设备或用具，或需要较长的时间，或存在安全方面的顾虑。

7 分：完全独立。该活动能在合理的时间内，规范、完全地完成，无须修改活动，无须辅助设备或用具。

FIM 量表结果判断：最高分为 126 分（运动功能评分 91 分，认知功能评分 35 分），最低分 18 分。

126 分：完全独立。

108～125 分：基本独立。

90～107 分：有条件的独立或轻度依赖。

72～89 分：轻度依赖。

54～71 分：中度依赖。

36～53 分：重度依赖。

19～35 分：极重度依赖。

18 分：完全依赖。

考点与重点 日常生活活动能力评定标准和注意事项

第八节　心理评定

案例

患者，男性，56 岁，因一次意外导致下肢行动不便，近半年来一直在社区康复中心接受物理治疗。近期，康复师注意到患者情绪低落，对康复训练的积极性明显下降，经常表现出焦虑、沮丧，甚至偶尔会有放弃治疗的念头。家人也反映，患者在家时变得沉默寡言，对日常活动失去兴趣，与家人交流减少。

问题： 面对患者的情况，如何科学、系统地评定其心理状态，以便制订合适的心理干预计划，促进其全面康复？

一、心理评定定义

心理评定是指运用心理学理论和方法，系统地收集、整理和分析被评定者的心理特征、心理状态和行为表现等信息，以对其心理状况做出全面、客观的评价和判断的过程。在社区康复治疗中，心理评定是不可或缺的一环，它有助于识别患者是否存在心理障碍，评定心理障碍的严重程度，为制订个性化的康复计划和干预措施提供依据。

心理评定不仅关注患者的情绪状态（如抑郁、焦虑）、认知功能（如记忆力、注意力）、行为模式（如社交退缩、冲动行为），还涉及对患者生活质量的整体考量，旨在促进患者身心和谐，提高康复效果。

二、心理评定常用方法

心理评定常用方法包括临床访谈、调查法、心理量表评定、行为观察、作品分析法、测验法等。

（一）临床访谈

通过与被评定者进行面对面的交流，了解其心理状态、生活经历、应对策略等。适合初步筛查情感问题、压力源及应对机制，为后续评定提供背景信息。在进行访谈时，注意保持对被访谈者的尊重、同理心，并确保访谈环境私密、无干扰。

（二）调查法

通过问卷、访谈或调查表等书面形式，系统地收集被评定者及其相关人员（如家人、朋友、同事）的信息，以全面评定被评定者的心理状态。适用于大规模筛查、流行病学研究或特定群体的心理状态评定。调查法可以收集被评定者关于生活满意度、社会支持、应对方式、心理健康知识水平等多方面的信息。

设计问卷时要确保问题的清晰性、客观性和无偏见性，考虑评定者的文化、年龄和教育水平的差异，确保调查结果的可靠性和有效性。同时，要注意保护被评定者的隐私和信息安全。

（三）心理量表评定

使用标准化的心理测量工具，如抑郁自评量表（self-rating depression scale，SDS）、焦虑自评量表（self-rating anxiety depression scale，SAS）、生活满意度量表等，量化评定心理状态，能够快速、客观地评定情绪状态、生活质量、认知功能等，便于比较和追踪变化。在评定时要选择合适的量表，确保评定者受过专业培训，同时考虑文化差异带来的影响。

（四）行为观察

指在自然或特定情境下，直接观察被评定者的行为表现、情绪反应和社交互动。通过行为观察可评定患者的社交技能、日常功能、情绪调节能力等，特别适合儿童或无法准确表达自我感受的个体。在记录行为时要详细、客观，尊重隐私，避免偏见。

（五）作品分析法

通过分析被评定者的创作作品（如绘画、写作等）来间接了解其心理状态、情感表达和潜意识冲突。该方法适用于那些难以通过语言直接表达自我感受的个体，尤其是儿童和具有艺术倾向的成人。作品分析可以提供关于个人情绪、动机、冲突和防御机制的深刻见解。

评定者需要具备艺术和心理学的双重知识，解释作品时要避免主观臆断，需结合被评定者的背景信息综合分析。

（六）心理投射测验

指通过模糊刺激（如墨迹测验、主题统觉测验）引发被评定者的自由联想，从而间接了解其内心世界。用于探索被评定者的深层心理冲突、潜意识愿望和防御机制，适用于复杂心理问题的诊断。在解释测验结果时需谨慎，以避免过度解读，需结合临床访谈综合分析。

（七）生理指标监测

虽然不是直接的心理评定方法，但心率变异性、血压、皮质醇水平等生理指标的变化可作为心理压力的间接指标。生理指标监测可辅助评定情绪状态，特别是在焦虑、抑郁等情绪障碍的生理反应评定中。此方法需结合其他心理评定方法，确保结果的全面性和准确性。

三、康复心理评定的作用

康复心理评定在康复治疗中至关重要。康复心理评定能够帮助医疗团队深入了解患者的心理状态，识别潜在心理问题，如焦虑、抑郁等，并及时采取干预措施。同时，评定患者的康复意愿和动机，预测康复潜力，为制订个性化康复方案提供科学依据。此外，康复心理评定还能判断患者是否需要专业心理干预，如心理治疗、心理咨询等，并评定康复方案的有效性，确保患者取得最佳康复效果。最重要的是，它促进了患者的自我认知和自我管理，提升患者应对疾病的信心和能力，从而更好地适应挑战，提高生活质量。

<table>
<tr><td>

链接

微表情与心理洞察

在心理评定的行为观察法中，微表情分析是一个引人入胜的领域。微表情是瞬间闪现的面部表情，能揭示人的真实感情和情绪。这些表情持续时间极短，往往不易被察觉，但经过专业训练的观察者能够捕捉到这些微妙的信号。微表情分析结合了心理学、生理学和计算机视觉技术，为心理评定提供了更为深入和细致的视角。通过研究微表情，我们可以更好地理解人类的非言语沟通，洞察他人的内心世界。比如，在FBI的特工训练中，微表情识别是必修课程，特工们需要学会通过观察嫌疑人的微表情来判断其是否说谎。在商业谈判中，微表情分析也被广泛应用，谈判者可以通过观察对方的微表情来洞察其真实意图，从而做出更有利的决策。此外，在司法领域，微表情分析也被用作辅助证据，帮助法官和陪审团判断证人的证言是否真实可信。探索微表情的奥秘，不仅有助于提升人际交往能力、增强心理洞察力，而且为我们打开了一扇通往人类心理深处的新窗口。
</td></tr>
</table>

四、心 理 测 验

（一）心理测验定义

心理测验是基于心理学的原理，通过一定的操作方式对人的心理、人格、情绪等进行测试的过程，具有相对性、间接性和客观性。

（二）心理测验种类

心理测验作为康复心理评定的重要手段，可以从测验功能、测验材料性质、测验材料严谨程度、测验方式、测验应用、测验目的等多个维度进行区分。

1. 按测验功能分

（1）智力测验：主要评定个体的认知能力和智力水平，如韦氏成人智力量表、斯坦福－比奈智力量表等。

（2）特殊能力测验：针对某一特定能力进行评定，如音乐、艺术、空间能力等。

（3）人格测验：测量人的性格、气质、兴趣等个性特征，如卡特尔16种人格因素问卷、艾森克人格问卷等。

2. 按测验材料性质分

（1）文字测验：采用文字材料进行测试，如自陈量表、问卷等。

（2）操作测验：让被试进行实际操作，以评定其技能或能力，如某些职业倾向测验。

3. 按测验材料严谨程度分

（1）客观测验：有明确的答案和评分标准，如选择题、判断题等。

（2）投射测验：测验材料没有明确的结构和固定的意义，如罗夏墨迹测验、主题统觉测验等，通过分析个体对模糊刺激的反应来揭示潜在的心理特征。

4. 按测验方式分

（1）个别测验：每个主试只测试一个被试，如韦氏智力量表。

（2）团体测验：每个主试可以同时测试多个被试，某些智力测验可以以团体为单位进行。

5. 按测验应用分

（1）人力资源管理与招聘：评定应聘者的性格特点、能力倾向和岗位匹配度。

（2）教育与咨询：了解学生的性格、兴趣和潜能，提供个性化的教学和职业规划指导。

（3）医疗卫生与心理健康：诊断和治疗心理疾病，评定患者的心理健康状况。

（4）司法与犯罪学：评定犯罪嫌疑人的心理状况，为判决和改造提供依据。

6. 按测验目的分

（1）显示性测验：测验题目和所要测量的心理特征相似。

（2）预测性测验：预测一些没被测量的行为，如智力测验、能力倾向测验可以推测某些人未来在某方面成功的可能性。

（三）常用心理测验

气质（temperament）是心理学中描述个体与生俱来的行为模式、情绪反应和生理特征的术语，通常与遗传和神经系统的先天差异相关。气质问卷通过标准化问题评定个体的气质类型，帮助个体理解自身行为倾向（如情绪稳定性、社交性、注意力等），常用于教育、职业发展、心理健康等领域。

下面共有 60 个问题，只要你能根据自己的实际行为表现如实回答，就能帮助你确定自己的气质类型，但必须做到：

1. 回答时请不要猜测题目内容要求，也就是说不要去揣测答案的正确性，以下题目答案本身无所谓正确与错误之分。

2. 回答要迅速，整个问卷限在 5 ～ 10 分钟内完成。

3. 每一题都必须回答，不能有空题。

4. 在回答下列问题时，很符合自己情况的，记 2 分；较符合自己情况的，记 1 分；介于符合与不符合之间的，记 0 分；认为较不符合自己情况的，记 –1 分；完全不符合自己情况的，记 –2 分。

（1）做事力求稳妥，不做无把握的事。

（2）遇到可气的事就怒不可遏，想把心里话全说出来才痛快。

（3）宁肯一个人做事，也不愿和很多人在一起。

（4）到一个新环境很快就能适应。

（5）厌恶那些强烈的刺激，如尖叫、噪声、危险镜头等。

（6）和人争吵时，总是先发制人，喜欢挑衅。

（7）喜欢安静的环境。

（8）善于与人交往。

（9）羡慕那种善于克制自己感情的人。

（10）生活有规律，很少违反作息制度。

（11）在多数情况下情绪是乐观的。

（12）碰到陌生人觉得很拘束。

（13）遇到令人气愤的事，能很好地自我克制。

（14）做事总是有旺盛的精力。

（15）遇到问题常常举棋不定，优柔寡断。

（16）在人群中从不觉得过分拘束。

（17）情绪高涨时，觉得干什么都有趣；情绪低落时，又觉得什么都没有意思。

（18）当注意力集中于一事物时，别的事很难使我分心。

（19）理解问题总比别人快。

（20）碰到危险情景时，常有一种极度恐怖感。

（21）对学习、工作、事业怀有很高的热情。

（22）能够长时间做枯燥、单调的工作。

（23）符合兴趣的事情，干起来劲头十足，否则就不想干。

（24）一点小事就能引起情绪波动。

（25）讨厌那种需要耐心、细致的工作。

（26）与人交往不卑不亢。

（27）喜欢参加热闹的活动。

（28）喜欢看情感细腻、描写人物内心活动的文学作品。

（29）工作、学习时间长了，常感到厌倦。

（30）不喜欢长时间谈论一个问题，愿意实际动手干。

（31）宁愿侃侃而谈，不愿窃窃私语。

（32）别人说我总是闷闷不乐。

（33）理解问题常比别人慢些。

（34）疲倦时只要短暂地休息就能精神抖擞，重新投入工作。

（35）心里有话宁愿自己想，不愿说出来。

（36）认准一个目标就希望尽快实现，不达目的誓不罢休。

（37）学习、工作、同样长的时间，常比别人更疲倦。

（38）做事有些莽撞，常常不考虑后果。

（39）老师或师傅讲授新知识、新技术时，总希望他讲慢些，多重复几遍。

（40）能够很快地忘记那些不愉快的事情。

（41）做作业或完成工作，总比别人花的时间多。

（42）喜欢运动量大的剧烈体育活动，或参加各种文艺活动。

（43）不能很快地把注意力从一件事转移到另一件事上。

（44）接受一个任务后，就希望把它迅速解决。

（45）认为墨守成规比冒风险强些。

（46）能够同时注意几件事物。

（47）当我烦闷的时候，别人很难使我高兴起来。

（48）爱看情节起伏跌宕、激动人心的小说。

（49）对工作抱有认真严谨、始终如一的态度。

（50）和周围的人总是相处得不好。

（51）喜欢复习学过的知识，重复做已经掌握的工作。

（52）希望做变化大、花样多的工作。

（53）小时候背的诗歌，我似乎比别人记得清楚。

（54）别人说我"出语伤人"，可我并不觉得是这样。

（55）在体育活动中，常因反应慢而落后。

（56）反应敏捷，头脑机智。

（57）喜欢有条理而不甚麻烦的工作。

（58）令人兴奋的事常使我失眠。

（59）老师讲新概念，常常听不懂，但弄懂以后就很难忘记。

（60）假如工作枯燥无味，就会情绪低落。

考点与重点　心理评定方法的选择与应用

第九节　常用中医评定方法

📋 **案例**

　　患者女性，38岁，长期处于亚健康状态，常感疲惫乏力、睡眠质量差。中医评定后，判断她属于肝郁脾虚体质，据此给出了饮食、情志及运动等方面的调养建议。

问题：1. 针对案例中的患者，具体运用了哪些中医评定方法来明确问题？
　　　2. 如何依据评定结果制订个性化的康复或调养方案？

一、概　　述

　　中医评定方法是基于中医理论体系，通过望、闻、问、切等手段收集患者的症状、体征等信息，对人体的生理病理状态、体质类型、经络气血等进行综合判断的方法。它强调整体观念和辨证论治，将人体视为一个有机的整体，注重人体内部各脏腑组织之间以及人体与外界环境之间的相互关系。与现代医学评定方法相比，中医评定更侧重于从宏观、整体的角度把握人体的状态，为疾病的诊断、治疗及康复提供独特的思路和依据。

二、评定的目的

　　1. 辅助疾病诊断。
　　2. 评定体质状态。
　　3. 指导康复治疗。

三、评定的应用范围与禁忌

1. 应用范围
（1）临床各科疾病：在中医内科、外科、妇科、儿科等领域广泛应用。
（2）亚健康状态评定。
（3）养生保健。

2. 禁忌证
（1）急性病危重期。
（2）精神异常无法配合者。

四、评 定 方 法

　　1. 望诊　通过观察患者的神、色、形、态、舌象等进行诊断。观察神色可了解人体精气的盛衰，如面色红润、目光有神多提示正气充足；观察形态可判断疾病的部位和性质，如肢体拘挛多与肝风内动有关；舌诊是望诊的重要内容，通过观察舌质、舌苔的颜色、形态、润燥等，可判断脏腑的虚实、气血的盛衰、病邪的性质和深浅。例如，舌红苔黄腻多提示体内有湿热。

　　2. 闻诊　包括听声音和嗅气味。听声音如患者的语言、呼吸、咳嗽、呃逆等声音的高低、强弱、清浊等，可判断病情。如语声低微、少气懒言多为气虚；嗅气味包括嗅患者身体散发的气味以及排泄物、分泌物的气味等，如口气臭秽多与胃肠积热有关。

　　3. 问诊　通过询问患者的症状、病史、生活习惯、饮食偏好、情志状态等全面了解病情。问诊的内容包括十问歌所涵盖的内容，即"一问寒热二问汗，三问头身四问便，五问饮食六胸腹，七聋八渴俱当辨，九问旧病十问因，再兼服药参机变，妇女尤必问经期，迟速闭崩皆可见"。例如，询问患者的饮食情况，可了解脾胃的功能状态，若患者食欲减退、腹胀便溏，多为脾胃虚弱。

4.切诊 主要包括脉诊和按诊。脉诊通过触摸患者的脉搏，感受脉象的变化，如脉的快慢、强弱、节律、形态等，以判断人体的生理病理状态。常见的脉象有浮脉、沉脉、迟脉、数脉、滑脉、涩脉等，不同的脉象反映不同的病情。按诊则是通过触按患者的肌肤、手足、胸腹等部位，了解其冷热、软硬、压痛、痞块等情况，辅助诊断疾病。如按腹部有压痛、拒按，多提示体内有实邪。

5.体质辨识 依据中医理论，人体体质分为平和质、阳虚质、阴虚质、气虚质、痰湿质、湿热质、血瘀质、气郁质、特禀质九种基本类型。通过问卷调查、望闻问切等综合手段，判断个体的体质类型，为养生保健和疾病防治提供依据。例如，痰湿质的人形体肥胖、腹部肥满松软、面部皮肤油脂较多、容易困倦，其养生应注重健脾利湿、化痰泻浊。

6.经络评定 通过按压经络上的穴位，观察穴位的压痛、结节、条索等异常反应，以及经络循行部位的皮肤色泽、温度、感觉等变化，判断经络气血的盛衰、通畅情况以及相关脏腑的功能状态。例如，在肺经的穴位上出现压痛，可能提示肺部存在病变。

考点与重点 中医评定方法

? 思 考 题

1.请问进行肌力评定操作时有哪些注意事项？

2.一名患者因脑卒中导致吞咽障碍，经评定为咽期吞咽障碍，且存在误吸风险，针对该患者应采取哪些康复治疗措施及护理要点？

3.请问进行关节活动度评定操作时有哪些注意事项？

本章数字资源

第四章　社区康复常用技术与方法

第一节　物理康复疗法

案例

患者女性，52岁，家庭主妇，近半年来感到右肩部持续疼痛，并逐渐出现活动受限的情况。尤其在夜间翻身或进行日常家务如提重物、擦窗户时，疼痛加剧，严重影响患者生活质量。

问题：1. 简述患者目前的康复需求。
　　　2. 针对患者的情况，哪些物理治疗技术是必不可少的？

物理治疗（physical therapy，PT）是通过功能训练、手法治疗，并借助于声、光、电、磁、水、冷、热、力等物理因子（physical agents）来改善人体健康状况，预防和治疗疾病，改善或恢复躯体功能的一种专门的医学治疗。

物理治疗是康复医学的重要内容和康复治疗的基本构成，也是物理治疗师和作业治疗师都必须掌握的基本技能。物理治疗具有无创伤、少痛苦、舒适、不良反应少、操作简便等特点，对某些急性炎症和许多慢性疾病的效果较好，常与其他疗法联合应用。

作为社区卫生服务中心，应该能够提供常见的物理因子治疗，如低/中/高频电疗、红外线治疗、超声波治疗、冷热疗法，以及关节松动训练、肌力训练、牵伸技术等适宜治疗技术。

一、运动治疗

（一）改善关节活动的运动治疗技术与方法

该技术主要用于改善和维持关节的活动范围，常用的方法包括：主动运动和被动运动；根据是否使用器械又可分为徒手运动和器械运动。

1. 主动运动　是指肌肉主动收缩所产生的运动。根据运动时有无外力的参与又分为随意运动、助力运动和抗阻力运动。

（1）随意运动（voluntary movement）：运动时动作完全由肌肉的主动收缩来完成，没有任何外力的参与。例如，自身躯体的四肢关节活动、步行、各种医疗体操、传统医学中的八段锦和太极拳、日常生活活动训练等。

（2）助力运动（assisted movement）：患者主动收缩肌肉的同时部分需要借助外力帮助来完成运动。外力可以来自器械（如轮椅、助行器等），也可以来自健侧肢体或他人的帮助。

1）器械训练：以器械为助力带动活动受限或肌力减退的关节进行活动。应用时应根据病情及治疗目的选择合适的器械。器械训练可以个人参加，也可以组织患者小组进行集体训练，增强趣味性和患者的依从性。

2）悬吊训练：利用挂钩、绳索和吊带组合的器械，将拟活动的肢体悬吊起来，使其在去除肢体重力的前提下主动活动，适用于患肢肌力 1～2 级的患者。

3）滑轮训练：利用滑轮和绳索，以健侧肢体帮助患侧肢体进行活动。

（3）抗阻运动（resisted movement）：必须克服外部的阻力才能完成的运动，又称为负重运动。多用于肌肉的力量训练和耐力训练。例如，脑卒中后偏瘫或周围神经损伤的患者，利用哑铃或沙袋训练肌肉力量，利用深蹲训练仪训练股四头肌肌力，利用弹力带训练核心肌力。

2. 被动运动 是指在不主动用力的情况下，依靠外力带动身体进行的运动。外力可以由物理治疗师实施，如关节可动范围运动和关节松动技术。也可以是健侧肢体配合辅助器具的被动运动，如滑轮练习、关节牵伸、持续性被动活动等。

（1）关节可动范围运动：治疗者根据关节运动学原理，结合患者目前的肌力、肌张力及关节自身的状况完成关节各个方向的活动，以维持关节现有的活动范围，预防关节挛缩。

（2）关节松动技术：利用关节的生理运动和附属运动被动活动患者关节，从而维持或改善关节的活动范围，缓解关节疼痛。常用手法包括关节的牵引、滑动、滚动、挤压、旋转等。

（3）持续性被动活动（continuous passive motion，CPM）：肢体在外力作用下进行持续性、无痛范围内的被动活动，通常利用机械或电动活动装置来完成。临床研究发现，CPM 可以促进伤口的愈合和关节软骨的修复和再生，促进局部血液循环和损伤软组织的修复。同时，CPM 还可以缓解疼痛，防止粘连和关节僵硬，改善关节活动度，消除或减轻手术和制动伴随的并发症。

（二）增强肌肉力量的技术与方法

根据超量负荷或超量恢复的原理，通过肌肉的主动收缩、合理的休息间歇及充足的睡眠和营养来改善或增强肌肉的力量，称为肌力训练。

1. 主动助力运动

（1）徒手助力运动：当患肢肌力为 1～2 级时，患者在治疗者的帮助下进行主动活动训练。随着患肢主动运动能力的增强，治疗者施与的帮助逐渐减少。

（2）悬吊助力运动：利用绳索、挂钩、滑轮等装置将患肢悬吊起来，以减轻肢体自身的重力负荷，然后在水平方向上进行运动锻炼。悬吊助力运动适合于肌力 2 级或稍低的患者。

2. 主动运动 当患肢肌力达 3 级或以上时，患者需将患侧肢体在抗重力方向上进行主动活动。

3. 抗阻力运动 常用于肌力达到 3 级或以上的患者，是一种克服外加阻力的主动训练方法。根据肌肉收缩类型分为等张运动（也称为动力性运动）、等长运动（也称为静力性运动）、等速运动。

（三）牵伸软组织的技术与方法

牵伸（stretching）是将挛缩或短缩的关节或软组织拉长从而改善关节活动范围的治疗方法。

1. 手法牵伸 治疗者对存在紧张或挛缩的组织或活动受限的关节，根据组织解剖学和运动医学原理，通过控制牵拉方向、速度和持续时间，来增加挛缩组织的长度，改善关节的活动范围。

2. 机械装置被动牵伸 利用低强度的外部力量，较长时间作用于缩短组织的一种牵拉方法。其牵拉力量通过重量牵引、滑轮系统或系列夹板而产生作用。

3. 自我牵伸 由患者自己完成的一种肌肉伸展性训练，可以利用自身重量作为牵拉力量。

4. 主动抑制 在牵拉肌肉之前，患者有意识地放松该肌肉，使收缩机制受到抑制，此时进行牵拉的阻力最小。这种牵伸主要用于肌肉的神经支配完整、患者能自主控制的情况。

（四）基于神经生理法则的治疗技术

主要为神经发育疗法（neuro development treatment，NDT），其典型代表有：Bobath 技术、Brunnst 关节活动度技术、Rood 技术、Kabat-Knot-Voss 技术等。这些治疗技术的共同特点有以下几方面。

1. 治疗原则 以神经系统作为治疗重点对象，将神经发育学、神经生理学的基本原理和法则应用到脑损伤后运动障碍的康复治疗中。

2. 治疗目的 把治疗与功能活动，特别是日常生活活动（ADL）能力结合起来，在治疗环境中学习动作，在实际环境中使用已经掌握的动作并进一步发展技巧性动作。

3. 治疗顺序 按照头－尾、近端－远端的顺序治疗，将运动治疗变成学习和控制动作的过程。在治疗中强调先做等长练习（如保持静态姿势），后做等张练习（如在某一姿势上做运动）；先练习离心性控制（即离开姿势的运动），再练习向心性控制（即向着姿势的运动）；先掌握对称性的运动模式，后掌握不对称性的运动模式。

4. 治疗方法 应用多种感觉刺激（躯体、语言、视觉等），同时进行重复强化训练以加强对动作的掌握、提高运动控制及协调性。

5. 工作方式 强调早期治疗、综合治疗以及多学科专业的配合，如物理治疗、作业治疗（occupational therapy，OT）、言语治疗（speech therapy，ST）、心理治疗以及社会工作者等的积极配合。重视患者及其家属的主动参与，综合考虑家庭、社会与环境因素。

（五）基于运动控制理论的治疗技术

1. 运动再学习技术（motor relearning programme，MRP） 是以神经生理学、运动科学、生物力学、行为科学等为理论基础，以脑损伤后的可塑性和功能重组为理论依据，将中枢神经系统损伤后运动功能的恢复训练视为一种再学习或再训练的过程。该技术理论首先由澳大利亚悉尼大学的 Car 和 Shepherd 共同提出，他们认为实现功能重组的主要条件是进行针对性的训练活动，练习得越多，特别是早期练习，功能重组的效果就越好。而缺少练习则可能形成异常的神经突触，或产生继发性的神经萎缩。MRP 主张充分利用反馈在运动控制中的作用，通过多种反馈（视、听、皮肤、体位、手的引导）来强化训练的效果。

2. 强制性使用运动治疗（constrained-induced movement therapy，CIMT） 是指患者在生活环境中有目的、强制性使用患侧上肢，即限制健侧上肢的使用从而增加患肢的使用时间。该治疗技术最初是由美国阿拉巴马大学神经科学研究人员通过动物实验而发展起来的治疗上神经元损伤的一种训练方法。该疗法的优点是需要较少的人力、开支即能达到较好的治疗效果。其理论基础来自行为心理学和神经科学的研究成果——"习得性失用（learned non-use）"的形成及其矫正，适用于脑损伤后上肢功能障碍患者的训练。

（六）增强心肺功能的技术与方法

1. 放松性运动（relaxation） 是以放松肌肉和精神为主要目的的运动，如慢走、室内步行、医疗体操、瑜伽、冥想、保健按摩、五禽戏等。适用于心血管和呼吸系统疾病的患者、情绪焦虑或卒中后抑郁的患者。

2. 耐力性运动（endurance training） 是以增加心肺功能为主要目的的运动，如医疗步行、抗阻训练、骑自行车、游泳、普拉提等。适用于心肺功能不全及需要增加耐力的体弱患者。

二、物理因子治疗

（一）直流电药物离子导入法

直流电是一种方向不随时间而改变的电流，应用直流电治疗伤病的方法称为直流电疗法（direct

current electrotherapy）。借助直流电将药物离子导入机体以治疗伤病，称直流电药物离子导入疗法（galvanoionization）。药物离子按电学上"同名电荷相斥、异名电荷相吸"的原理，由皮肤、黏膜或伤口导入体内，在皮肤表层形成"离子堆"，这些离子保持其原来的药理特性。药物离子进入血液可刺激血管壁反射器，离子堆可刺激皮内神经末梢，引起局部或全身生理效应。

1. 作用特点　①导入的药物在皮肤的表层形成离子堆，缓慢持续地作用。②不引起胃肠和神经的反应。③有药物与直流电的双重作用。④药物可直达靶细胞，并保持较高的浓度。⑤导入药物充分发挥药物离子作用，不含口服或注射药物中的其他成分。

2. 治疗技术

（1）电水浴法：适用于肢端及腿，采用直流电机、碳棒电极或铅片电极置于陶盆壁，另一电极与衬垫置于肢体，盆里注入药液。本法治疗用药量比衬垫法用药量大。

（2）衬垫法：适于平坦部位，采用铅片或导电橡胶电极，将药物滤纸、衬垫、电极按顺序置于皮肤，此电极作为工作电极；另一电极衬垫为辅助极，通过导线夹分别相接直流电机的阴阳极。电流强度 $0.03 \sim 0.1 \text{mA/cm}^2$ 以轻度针刺感为宜，10 ～ 15 天为一个疗程，每次 15 ～ 20 分钟，每日或隔日一次。

（3）其他导入方法：如体腔法。

3. 适应证　见表 4-1。

表 4-1　离子导入法常用药物表

药物	极性	作用	适应证
碘化钾	－	提高副交感神经兴奋性、软化瘢痕、松解粘连	慢性炎症、神经根炎、神经炎
氯化钙	＋	降低细胞及淋巴管通透性、脱敏、消炎、提高交感神经兴奋性、神经功能兴奋性	结核、神经炎、神经痛、功能性子宫出血
硫酸锌	＋	降低交感神经兴奋、消炎、止渗出、促细胞再生	慢性炎症、溃疡、痔、瘘
氯化钠	－	软化瘢痕、松解粘连、促进炎症消散	关节炎、神经炎、慢性炎症、瘢痕、术后粘连
溴化钾	－	抑制大脑皮层功能	高血压、神经症、失眠
盐酸普鲁卡因	＋	镇痛	各类疼痛、溃疡、局部麻醉
透明质酸酶	＋	减少渗出、提高细胞通透性	瘢痕、硬皮病、创伤后肿胀
醋酸氢化可的松	＋	免疫抑制消炎脱敏	软组织损伤、髌骨软化、风湿性关节炎、神经炎、神经性皮炎
维生素 C	－	增加细胞通透性、促进创口愈合	角膜炎、溃疡
维生素 B	＋	稳定神经系统	周围神经损伤、多发性神经炎
小檗碱	＋	抑制细菌及真菌	化脓性感染
庆大霉素	＋	抑制细菌（金黄色葡萄球菌、铜绿假单胞菌、大肠埃希菌）	伤口化脓
陈醋		消炎、止痛、软化坚硬组织	颈椎病、跟骨刺、骨质增生
草乌总生物碱	＋	消炎、止痛	关节痛、神经痛

4. 禁忌证　高热、昏迷、出血倾向、急性化脓性炎症、急性湿疹、局部皮肤破溃、有金属异物、有心脏起搏器、恶性肿瘤（电化学疗法除外）、使用自体过敏药物。

（二）直流电疗法

直流电是一种不随时间改变的电流，应用 50 ～ 80V 的直流电治疗疾病称为直流电疗法。

1. 作用机制　①直流电使组织电解，用于除赘、脱毛，破坏瘤组织；②直流电阳极消炎消肿，阴极则改善代谢、营养，改变局部血液循环和含水量，提高细胞通透性，因此有消炎，松解粘连，软化瘢痕之功效；③直流电的阳极可降低组织的兴奋性，而阴极提高组织兴奋性；④促使静脉血栓机化；⑤ 10mA 的微电流能加速骨折愈合。

2. 治疗技术　利用厚度 1cm 的吸水外衬垫、铅制板或导电橡胶，浸湿后置于相应部位，电流强度为 0.03 ～ 0.1mA/cm²，小儿电流强度 0.02 ～ 0.03mA/cm²。做黏膜反应区疗法时，相应降低，每日 1 次，12 ～ 18 次为一个疗程。

3. 适应证　营养不良性溃疡、儿童舞蹈症、骨不连、深静脉血栓、冠心病、肿瘤、疼痛、神经麻痹、神经炎、瘢痕、失眠。

4. 禁忌证　急性湿疹、心衰、出血倾向、化脓性炎症、高热、恶病质、直流电不耐受。

（三）低频电脉冲电疗法

该类疗法是应用低频脉冲频率 < 1000Hz 治疗疾病的方法。通过低频脉冲电的方波、双相波、三角波、梯形波、正弦波、阶梯形波、锯齿波、指数曲线波以及脉冲减幅正弦电流等，刺激感觉神经和运动神经，并促进血液和淋巴液循环，达到止痛、增加肌肉神经的再生，提高平滑肌肌张力，产生节律性肌肉收缩，消炎的目的。

1. 经皮神经电刺激疗法（transcutaneous electrical nerve stimulation，TENS）　是一种无损伤性治疗各类疼痛的方法。

（1）作用机制：TENS 的电流使脑内释放出吗啡内源性物质，并且能兴奋控制疼痛的中枢，起到止痛的作用。其中，针刺型低频率可长时程耐受疼痛，而通用型高频率可在短时程内止痛。

（2）治疗技术：①将电极板置于疼痛点，调频 100Hz，波宽 0.1ms，电流强度 15 ～ 30mA；②慢性疼痛 15 分钟，急性疼痛 2 ～ 3 分钟。

（3）适应证：术后痛、神经痛、关节痛、颈椎病、网球肘、头痛、分娩痛、肌痛、韧带损伤、残肢痛、肌筋膜炎、腰腿痛。

（4）禁忌证：恶性肿瘤、未固定的骨折区、出血性疾病、心力衰竭、电极置入、有心脏起搏器。

2. 神经肌肉电刺激疗法　又称为电体操，是以低频电刺激肌肉神经达到治疗目的的方法。

（1）作用机制：①促使肌肉节律性收缩，延缓肌肉萎缩；②抑制肌肉纤维化，防止硬结和挛缩；③改善肌肉细胞内的各类物质代谢失调；④恢复神经传导和神经再生。

（2）治疗技术：①根据电诊断确定神经损伤程度，轻度损伤 10 ～ 50ms，中度损伤 50 ～ 150ms，重度损伤 150 ～ 300ms，极重 400 ～ 600ms；②选择量以足够引起病肌明显收缩且不引起疲劳为准；③分单极和双极法，单极作用极置于病肌运动点上，非作用极置于躯干伸侧，双极的两个极板均置于病肌；④注意随时调整肌肉收缩时间。

（3）适应证：下神经元病引起的麻痹、肌萎缩、神经断裂、习惯性便秘。

（4）禁忌证：上神经元麻痹、有心脏起搏器。

（四）间动电疗法

在直流电基础上叠加经半波或全波整流后的正弦电流而成。

1. 作用机制　①间动电的疏密波以止痛作用最明显，强刺激的震颤感可以兴奋粗神经导致关闭痛闸和掩盖效应而达到镇痛目的。②扩张血管，促进周围血液循环，减少渗出。③舒缓肌肉张力和兴奋肌细胞。

2. 治疗技术　①电极分为直径 2cm、5cm 的圆形电极和面积 100cm²、60cm²、40cm² 的方形电极，置电极于神经干和痛点。②选择疏密波收敛止渗；疏密波和疏波缓解肌紧张；阴极密波改善淋巴血液循环；起伏波和断续波可针对失用性肌萎缩。③直流电电流强度 2 ～ 3mA，100Hz，正弦电流易兴奋神经肌肉组织；脉冲电流取能耐受为宜；每次 3 ～ 6 分钟。

3. 适应证　颈肩腰背痛、强直性关节炎、神经痛、网球肘、肌肉劳损、肌肉萎缩、软组织损伤。

4. 禁忌证　恶性肿瘤、急性化脓性感染、出血性疾病、心衰、具有心脏起搏器、未固定的骨折区、电极置入。

（五）感应电疗法

利用两个线圈的互感作用，使次级线圈产生与初级线圈方向相反的感应电流来治疗疾病的方法，称为感应电疗法。

1. 作用机制　①兴奋运动神经和肌肉，当频率＞ 20Hz，可使肌肉产生不全收缩，当频率为 50 ～ 60Hz 时，肌肉收缩的力量达到完全性强直性收缩；②刺激感觉神经；③促进淋巴回流和血液循环；④保持和提高平滑肌张力。

2. 治疗技术　治疗频率为 20 ～ 60Hz；分为强、中、弱三挡；治疗时间为 10 ～ 20 分钟。应用大肌群、毛刷刺激、神经传导、单极穴位刺激疗法。

3. 适应证　失用性肌萎缩、周围神经麻痹、肌无力、急性腰扭伤、知觉障碍、胃下垂、习惯性便秘、声带麻痹、皮神经炎等。

4. 禁忌证　恶性肿瘤、急性化脓性感染、心力衰竭、出血倾向、装有心脏起搏器、未固定骨折区等。

（六）低周波脉冲电疗法

应用调制型低频低压脉冲电流治疗疾病的方法，称为低周波脉冲电疗法。

1. 作用机制　止痛，促进神经肌肉功能；刺激神经肌肉再生，保持肌张力，防止肌肉萎缩；促进血液循环，改善代谢。

2. 适应证　神经炎、神经痛、软组织损伤、颈肩腰腿痛、周围神经性损伤、瘫痪等。

3. 禁忌证　出血倾向、心力衰竭、恶性肿瘤、急性化脓性疾病、装有心脏起搏器、未固定骨折区等。

（七）断续直流电疗法

应用直流电串联断续器获得的断续直流电治疗疾病的方法，称为断续直流电疗法。

1. 作用机制　兴奋运动神经和肌肉，引起肌肉收缩。在阴极通电时电流最为强烈。

2. 适应证　下运动神经元损伤、肌肉组织营养不良、肌肉萎缩、股外侧皮神经炎、膀胱麻痹性尿潴留等。

3. 禁忌证　同低周波脉冲电疗法。

（八）中频电疗法

频率为 1000 ～ 100000Hz 的正弦交流电治疗称为中频电疗法，常用中频电疗法如下。

1. 干扰电流疗法

（1）作用机制：①调整自主神经；②兴奋骨骼肌细胞；③加速血液循环，促进渗出和血肿的吸收；④改善平滑肌张力。

（2）适应证：软组织损伤、颈腰椎病、失用性肌萎缩、周围神经损伤、肌肉挛缩等。

（3）禁忌证：急性化脓性炎症、装有心脏起搏器、有金属异物、孕妇腰腹部。

（4）注意：两个电极板不能放置于心前区。

2. 等幅中频正弦电疗法（undamped medium frequency electrotherapy）　又称音频电疗法。

（1）作用机制：①松解粘连，软化瘢痕；②消炎，消肿，促进血液循环；③镇痛；④刺激腺体分泌功能。

（2）治疗技术：①调频 2000Hz，个别为 4000 ～ 8000Hz，电极衬垫厚度为 3 ～ 4cm；②用温水浸泡，包住电极片，将电极对置或者并置于治疗部位；③一个疗程为 10 ～ 30 次，每次 20 分钟。强度以患者感觉舒适为宜。

（3）适应证：瘢痕、神经损伤、神经痛、腰肌劳损、术后粘连、血肿机化、关节强直、肠粘连、盆腔炎、肩周炎、静脉炎索条状硬化、腹腔炎、包块。

（4）禁忌证：肿瘤、急性炎症、出血、局部金属异物、心前区、孕妇腹部、具有心脏起搏器者。

3. 调制中频电疗法（modulated medium frequency electrotherapy） 把已在机器内调制的电流输入到人体进行治疗，称调制中频疗法。

（1）作用机制：①引起骨骼肌收缩，提高平滑肌张力；②抑制交感神经功能，调节自主神经功能，产生神经反射；③止痛；④促进淋巴和血液循环回流；⑤敲击按摩作用。

（2）治疗技术：①将电极板（硅胶质）置于患部，电流强度以能够耐受为宜；②治疗时可见电极板下肌肉震颤，收缩；③每次 15 ～ 20 分钟，10 ～ 15 次为一个疗程。

（3）适应证：颈腰椎病、骨关节病、关节炎、肩周炎、腰背肌筋膜炎、神经痛、周围神经损伤、胃肠功能紊乱、软组织劳损、强直性脊柱炎、瘢痕、粘连、手术后肠麻痹。

（4）禁忌证：同"等幅中频正弦电疗法"。

（九）高频电疗法

用高于 100kHz 的振荡电流治疗的方法，称为高频电疗法。高频电可分为毫米波、微波、短波、超短波、中波、长波等。

1. 短波电疗法（shortwave therapy） 应用波长 100 ～ 10m，频率为 3 ～ 30MHz 的电磁波。

（1）作用机制：①短波具有解痉，镇痛作用；②能促进血液循环；③大功率短波加温疗法能破坏瘤组织；④各种功率消炎作用能够针对慢性和亚急性炎症的治疗。

（2）治疗技术：常用短波治疗分电容场法与线圈法两种。最大输出功率 50 ～ 300W，最小输出功率 40 ～ 70W，肿瘤治疗达 1 ～ 2kW。短波的治疗应根据患者的温度觉划分为热量、微热量、温热、低热量、无热量。急性病每次 8 ～ 10 分钟，每日 1 次，5 ～ 10 次为一个疗程；慢性病 10 ～ 15 分钟，每日 2 次，10 ～ 15 次为一个疗程；恶性肿瘤每次 40 ～ 60 分钟，每周 1 ～ 2 次，5 ～ 15 次为一个疗程。恶性肿瘤治疗时务必使瘤体温度达到 40.5℃以上。

（3）适应证：外伤性关节炎、骨折、神经痛、神经炎、滑囊炎、类风湿关节炎、肩周炎、肿瘤、各种炎症、肌肉痉挛。

（4）禁忌证：活动性肺结核、出血、感觉和知觉障碍、重症心衰、金属异物、装心脏起搏器、孕妇。

2. 超短波电疗法（ultrashortwave electro-therapy） 应用波长为 1 ～ 10m 高频电磁波，又称超高频法。

（1）作用机制：①抑菌、镇痛；②刺激骨髓造血功能；③刺激胆汁、胃液分泌；④缓解平滑肌痉挛；⑤促进肾上腺皮质激素分泌；⑥消炎治疗时可针对不同阶段的炎症，特别对急性化脓显著。

（2）治疗技术：超短波治疗仪输出的电流波长为 7.37m，治疗机上配有不同的电容电极，治疗时以移位电流方式使患部处于高频交变电磁场中，主要产生热效应及特殊的非热效应。

3. 微波电疗法 应用波长为 1mm ～ 1m，频率为 300 ～ 20000MHz 的高频电磁波来治疗疾病称微波电疗法。其作用比中波、短波、超短波深。

（1）作用机制：①产生热量，组织升温，加速血流达至 50%；②扩张血管，加速代谢；③促进组织再生；④增强免疫功能；⑤提高神经系统兴奋性，大剂量则产生神经抑制，改善营养。

（2）治疗技术：以辐射的形式进行治疗，应用剂量同超短波。

（3）适应证：感染、肿瘤、软组织损伤、手术后创口、骨关节炎、滑囊炎、颈椎病、腱鞘炎、疼痛、高血压、血细胞计数降低、溃疡、缺血性心脏病。

（4）禁忌证：眼、睾丸、小儿骨骺、孕妇、戴心脏起搏器者。

4. 中波电疗法　应用波长 100 ～ 300m 的振荡高频电流治疗疾病的方法，称为中波电疗。

（1）作用机制：降低神经兴奋性，促进血液循环。

（2）治疗技术：①每次治疗 20 ～ 60 分钟；②应用铅板电极、衬垫；③计算电流密度。体表法 4 ～ 8mA/cm²；体腔法 0.3 ～ 2mA/cm²；综合法，中波为 2 ～ 4mA/cm²；直流为 0.05mA/cm²；④治疗频率 1 ～ 3MHz；⑤在治疗时电极板不可离开皮肤。

（3）适应证：炎症、水肿引起的张力性疼痛、痉挛。

（4）禁忌证：同微波电疗法。

（十）光疗法

应用各种光辐射能来治疗疾病的方法，称为光疗法。

1. 红外线疗法（infrared therapy）　应用波长为 760 ～ 400nm 的辐射线照射治疗机体，称为红外线疗法。

（1）作用机制：①促进组织再生；②解痉止痛；③促进粘连吸收；④消炎；⑤加速代谢；⑥因红外线辐射进入机体产生热效应，又可作为热射线治疗。

（2）治疗方法：治疗仪分为两种，辐射远红外线与部分近红外线。①暴露患部，灯距 30 ～ 100cm，每次 30 分钟；② 10 ～ 20 次为一个疗程，以患者感到温热为宜。

（3）适应证：亚急性软组织损伤、神经炎、神经痛、压疮、伤口不愈合、冻疮、慢性关节炎、肌纤维组织炎、肩颈腰腿痛、骨折、术后粘连、滑囊炎。

（4）禁忌证：恶性肿瘤、出血倾向、活动性肺结核、重症动脉硬化、心功能不全失代偿期。

2. 紫外线疗法（ultraviolet therapy）　应用人工紫外线照射人体来治疗疾病称为紫外线疗法，一般把紫外线分为三部分。长波波长为 320 ～ 400nm，色素作用较强，用于光化学疗法；中波波长为 280 ～ 300nm，其生物作用为脱敏；短波波长为 180 ～ 280nm，具有较强的杀菌作用。

（1）作用机制：①杀菌和抑菌作用，紫外线能增强网状内皮系统功能，增强白细胞的吞噬能力；②脱敏作用，通过人工紫外线作用于人体产生的红斑过程，降低对过敏原的敏感性；③增强肾上腺功能，降低血管通透性；④镇痛；⑤加速组织再生，促进创口愈合。

（2）治疗技术：①首先测定患者的生物剂量，分为亚红斑量、阈红斑量、强红斑量、超红斑量；②照射剂量的选择，根据部位、病情、治疗目标而定；③隔日或每日照射 1 次，10 次为一个疗程；④全身照射时，操作者需佩戴紫外线防护墨镜；⑤局部照射时，非照射部位须遮盖。

（3）适应证：亚急性与慢性损伤、骨折、手术后粘连、腱鞘炎、免疫功能低下、佝偻病、急性神经痛、急性炎症、哮喘、体腔感染等。其中紫外线照射充氧疗法适用于高血压、高黏血症、高脂血症、脑梗死、冠心病、肺心病、突发性耳聋等疾病。

（4）禁忌证：脑出血、系统性红斑狼疮、恶性肿瘤、急性湿疹、心 / 肝 / 肾功能不全、出血倾向、活动性肺结核、日光性皮炎等。

（十一）激光疗法（laser therapy）

应用物体受激光辐射所产生的光能治疗疾病的方法，称为激光疗法。激光具有方向性好、亮度高、相干性好及单色性好的特点。按照工作物质的状态，可将激光分为气体、液体、固体等。

（1）作用机制：热效应作用，使组织升温高达几百甚至几千摄氏度；光化学作用，可引起机体细胞解离；机械作用，激光的辐射压力使细胞肿胀，导致组织破坏与分离；电磁作用，作用于血液，使组织分子电离并产生自由基。

（2）治疗技术：直接利用光纤管照射，如 He-Ne 激光在伤口部位照射 5 分钟，半导体激光照射 10 ~ 20 分钟，He-Ne 激光血管内照射每次 60 分钟，5 ~ 10 次为一个疗程。光敏治疗与高热度治疗为非理疗性质的激光治疗。

（3）适应证：伤口、感染、神经炎、神经痛、肩周炎、扭伤、溃疡、肌肉劳损、哮喘、窦道、面肌痉挛、过敏性鼻炎、带状疱疹、软骨膜炎、肌纤维组织炎、外阴白色病变。高热度激光疗法可治疗皮肤组织赘生物、子宫颈糜烂，也可用于切割术、止血；光敏激光疗法治疗体腔肿瘤；血管内激光照射治疗冠心病、脑梗死、高脂血症、脑损伤。

（4）禁忌证：皮肤结核、活动性出血、心 / 肾 / 肺功能衰竭。脑出血禁用血管内激光照射治疗。

（十二）超声波疗法（ultrasound therapy）

应用频率 > 20kHz 的机械振动波作用于人体治疗疾病，称为超声波疗法。常见频率为 800kHz。超声波具有温热效应、机械振动效应、化学效应。

1. 治疗作用　降低神经兴奋性以镇痛；改善 pH 并消炎、消肿；促进骨痂形成；软化瘢痕，松解粘连；可用于溶栓，刺激免疫功能，提高胸腺含量；粉碎膀胱结石、胆结石；还可将药物透入半透膜直达菌体。

2. 治疗技术　分接触固定法、移动法。接触固定法：低强度 0.5 ~ 1W/cm^2，中强度 1 ~ 2W/cm^2，高强度 2 ~ 3W/cm^2，每个强度 3 ~ 5 分钟。移动法：0.6 ~ 1.5W/cm^2，5 ~ 10 分钟。声头涂抹耦合剂，压紧皮肤，切忌空载。10 ~ 20 次为一个疗程，每日 1 次或隔日 1 次。当引起振动痛和灼热时，应调小输出强度，因大剂量超声波对组织器官有破坏作用。

3. 适应证　网球肘、腕管综合征、颈椎病、腰椎间盘突出症、急性腰扭伤、神经炎、腱鞘炎、瘢痕、周围神经痛、断肢再植后、注射后硬结、关节炎、血肿机化、强直性脊柱炎、冠心病、软组织损伤。

4. 禁忌证　恶性肿瘤、恶病质、活动性结核、血栓性静脉炎、血栓性溃疡、出血倾向、孕妇腰腹部、小儿骨骺、头部、眼、生殖器。脊髓空洞症、急性炎症、重症心脏病慎用。

（十三）磁疗法（magnetotherapy）

应用磁场作用于人体治疗疾病，称为磁疗法。

1. 治疗作用　磁场能降压、降血脂；提高疼痛阈值；增强吞噬细胞能力；吸收渗出，改善血液循环；镇静、助眠；解痉挛。

2. 治疗技术　急性炎症、疼痛、外伤选择旋磁疗法。高热和慢性炎症选择交变磁疗与贴磁片疗法。磁场强度分为弱、中、强三档。临床常见综合磁疗机包括脉冲、感应、交变、恒磁等。根据年龄、性别、病灶、体质选择治疗方案。穴位磁疗时，每穴 1 ~ 5 分钟，每次 3 ~ 5 个穴位，15 次为一个疗程。

3. 适应证　高血压、前列腺病、慢性肠炎、软组织损伤、周围神经损伤、腱鞘囊肿、颈肩腰腿背疼痛、肋软骨炎、表浅毛细血管瘤、血肿、网球肘、创伤、术后痛、乳腺小叶增生、神经衰弱、颞颌关节炎、尿路结石等。

4. 禁忌证　皮肤破溃、出血、白细胞计数低于 $4×10^9$/L。

（十四）石蜡疗法（paraffin therapy）

利用加热熔化的石蜡作为温热介质直接作用于人体，将热能传至机体治疗疾病，称为石蜡疗法，简称蜡疗。

1. 治疗作用　①温热作用，因石蜡的成分为多分子碳氢化合物，性质稳定，热保持时间长，达到皮肤 0.2 ~ 1cm 感觉舒服，可引起血管扩张，加速血流，排汗。②压迫作用，由于石蜡从温热逐渐冷却，体积逐渐缩小，压于皮肤及皮下组织，可促进渗出吸收，改善皮肤营养，软化瘢痕挛缩，促生骨痂，促进上皮愈合，镇痛。

2. 适应证　肌肉劳损、关节功能障碍、瘢痕粘连、挛缩、局部循环障碍、挫伤、肩周炎、腱鞘炎、瘢痕等。

3. 禁忌证　高热、恶性肿瘤、出血倾向、急性炎症、皮肤破溃、浅感觉障碍、肺结核、传染性疾病、肾功能不全、甲状腺功能亢进等。

（十五）冷疗法（cryotherapy）

利用寒冷刺激来治疗疾病的方法，称为冷疗法。

（1）作用机制：减慢神经传导速度；使血管收缩，止血，防止水肿，降低机体组织代谢，刺激胃肠蠕动，解痉挛，麻醉，促进免疫反应。

（2）治疗技术：常用方法有浸浴法、冷却法、冰袋法、灌注法、喷射法。

（3）适应证：皮下出血、手术后出血、神经痛、牙痛、偏头痛、神经性皮炎、瘙痒症、高热、脑缺氧、扭挫伤、撕裂伤、肌肉痉挛、肩周炎、急性腰扭伤等。

（4）禁忌证：雷诺病、高血压、动脉硬化、血管闭塞性脉管炎、冷过敏、肾病、感觉和运动神经障碍、心肺功能不全、阵发性冷性血红蛋白尿症、冠状动脉疾病等。

（十六）冲击波疗法（extracorporeal shockwave therapy）

冲击波疗法通过高能声波作用于人体组织，是一种非侵入性物理治疗技术。

（1）作用机制：缓解疼痛、促进组织修复、消除炎症、分解钙化物、促进骨愈合、软化瘢痕组织、改善关节活动度、促进血管新生、调节免疫反应。

（2）适应证：①骨与软组织疾病，如骨折不愈合、骨坏死（如股骨头坏死）、慢性肌腱炎（如网球肘、跟腱炎）、钙化性肌腱炎、足底筋膜炎等。②疼痛，如慢性颈肩痛、腰背痛、关节痛等。③其他，如糖尿病足、伤口愈合不良等。

（3）禁忌证：①绝对禁忌证，孕妇的腹部和头部区域、患有肿瘤或癌症的部位、活动性感染或炎症、出血性疾病或正在服用抗凝血药物、脆性血管疾病（如严重的动脉粥样硬化）、神经损伤区域等。②相对禁忌证，装有心脏起搏器或植入式心脏除颤器、急性损伤、感觉功能障碍、结缔组织疾病（如系统性红斑狼疮）、骨折急性期、严重骨质疏松。

（十七）常见疾病物理因子疗法

常见疾病物理因子疗法的选择见表4-2。

表 4-2　常见疾病物理因子疗法的选择

疾病	治疗目的	理疗方法
急性炎症	止痛消炎	紫外线、超短波、微波
亚急性炎症	吸收渗出、消肿止痛	抗生素离子导入、激光、紫外线、超短波、微波
慢性炎症	恢复机体功能、促进炎症吸收、改善血液循环	超声波、蜡疗、传导热、音频、红外线、冲击波
软组织损伤	24 小时以内	冷疗、磁疗
	24 小时以后	超短波、间动电、磁疗、音频、红外线、蜡疗、超声波
	恢复期	传导热、音频、超声波、红外线、冲击波
神经痛	解痉、止痛	低频、中频、药物离子导入
术后瘢痕	软化瘢痕、松解粘连	音频、直流电碘离子导入、超声波、传导热、红外线、冲击波

续表

疾病	治疗目的	理疗方法
关节韧带损伤	增加肌力、减轻水肿、防止粘连	超短波、超声波、低频、红外线、蜡疗
骨质增生	镇痛、减轻症状	醋离子导入、超声波、磁疗
直肠癌术后	促进愈合、止痛消炎	微波
急性腰部软组织挫伤	促进渗出物吸收、止痛	磁疗、间动电、超短波
脑卒中后偏瘫	诱发肌力、恢复肢体运动	中频、电针、生物反馈、功能性电刺激
颈椎病	降低神经压迫刺激症状、消炎、缓解痉挛	磁疗、醋离子导入、超短波、超声波、蜡疗、冲击波

第二节　运动康复疗法

物理治疗中使用器械、徒手手法或患者自身力量，通过某些方式的运动（主动运动、被动运动等），使患者恢复全身或局部的运动、感觉功能的训练方法，称为运动疗法。随着神经科学基础理论研究的深入，运动疗法获得极大的发展，形成了针对各种运动性疾患（偏瘫、截瘫、脑瘫等）具有特色的治疗体系。运动疗法主要采用"运动"这一机械性力学物理因子对患者进行治疗，着重进行躯干、四肢的运动、感觉、平衡等功能的训练。康复医学所要解决的最常见问题是运动功能障碍，因此运动疗法已成为康复治疗的核心治疗手段。

一、运动疗法的目的

运动疗法围绕康复医学强调的功能性原则，主要通过运动的方法改善患者的功能障碍，提高活动能力，增强社会参与的适应性，改善患者的生活质量。从这个总目标出发，运动疗法的主要目的可包括以下几个方面。

1. 牵伸短缩的肌肉、肌腱、关节囊及其他软组织，改善关节活动度。
2. 增强肌肉的肌力和耐力。
3. 抑制异常的肌张力，使肌肉松弛，缓解其紧张度。
4. 针对功能障碍，对患侧肢体施行运动功能再学习训练，改善神经肌肉功能。
5. 通过训练改善患者异常的运动模式。
6. 提高患者的身体移动和站立、行走功能。
7. 提高患者的平衡功能和运动协调性。
8. 提高患者的日常生活活动能力。
9. 增强患者的体力和心肺功能，改善躯体的功能状态。
10. 预防或治疗各种临床并发症，如压疮、肌肉痉挛、关节挛缩、骨质疏松等。

二、关节活动度训练

关节活动度训练是指利用各种方法来维持和恢复因组织粘连或肌肉痉挛等多种因素所导致的关节功能障碍的运动治疗技术，包括手法技术，利用设备的机械技术，利用患者自身体重、肢体位置和强制运动的训练等。关节在人体运动中起"轴"的作用，因而关节活动度的维持和改善是运动功能恢复的前提和关键，是恢复肌力、耐力、协调性、平衡等运动的基础，也是进行日常生活活动训练、职业训练及使用各种矫形器、假肢、轮椅的必要条件。

1. 关节活动度训练的基本原则　为改善关节活动度、缓解疼痛、增加本体反馈，在积极治疗原发疾病的前提下，伤病后肢体制动者应尽量减少制动的范围和时间，制动的部位应保持于功能位，非制动部位要保持定时的或经常性的各个方向的运动。关节制动解除后，应及时进行关节活动度训练。长期卧床或瘫痪患者应勤翻身，定时改变体位，肢体保持于功能位，并进行适当的关节活动度训练。关节活动度训练主要分为主动训练和被动训练。

2. 关节活动度训练的常用方法

（1）主动关节活动度训练：用于能完成主动运动的患者，主要为各种徒手体操。也可借助器械进行运动。常见部位的关节活动度的主动训练方法如下。

1）颈部主动运动：患者取立位或坐位，每个动作重复 5～10 次。①颈前屈后伸运动，颈部前屈（低头），停留 3 秒后还原；后伸（抬头），停留 3 秒后还原，动作宜慢。②颈侧屈运动，收下颌，颈左侧屈，停留 3 秒后还原；右侧屈，停留 3 秒后还原。③颈侧转运动，收下颌，颈尽量左转，停留 3 秒后还原；右侧转，停留 3 秒后还原。④颈环转运动，颈部按顺、逆时针方向各环转 3 周。

2）肩胛骨主动运动：①肩提举后旋运动，患者取立位或坐位，双臂下垂、双肩耸起向后旋肩，同时颈前伸、吸气；双肩下降，还原，放松，呼气，重复 20 次（图 4-1a）。②肩下降前旋运动，患者取坐位，双手放肩上，含胸拔背，两手尽量靠拢，停留 3 秒后还原，双手放下，放松，重复 10 次（图 4-1b）。

3）肩部主动运动：①爬墙运动（或爬肩梯运动），患者面墙（或肩梯）站立，手指爬墙（或肩梯），尽力达到所能达到的最大高度，注意躯干保持正直，勿耸肩，重复 10 次。身体稍侧转，重复 10 次；再稍侧转体，重复 10 次，直至体侧对着墙壁（或肩梯）。每次大约 10 分钟，每日 2～3 次（图 4-1c）。②摆动运动（考德曼练习），患者身体前屈（弯腰），双手下垂（或健侧手扶桌），患侧手持小哑铃做前后、左右摆动及顺、逆时针划圈，各 1 分钟。通过改变力的方向使肩关节做减重状态下的关节活动度训练（图 4-2）。摆动运动与爬墙运动同为比较经典的肩关节主动关节活动度训练。③肩部主动运动体操，立位，双上肢前平举。侧平举、上举、前上斜举、侧上斜举、前下斜举、后伸等动作，各重复 20 次（图 4-3）。手交叉相握置于颈后；双臂上伸，掌心向上，同时提起足跟；两臂前平举，握拳，用力交替向前击拳；两臂侧平举摆至胸前交叉，再还原，每个动作重复 10 次（图 4-4）。

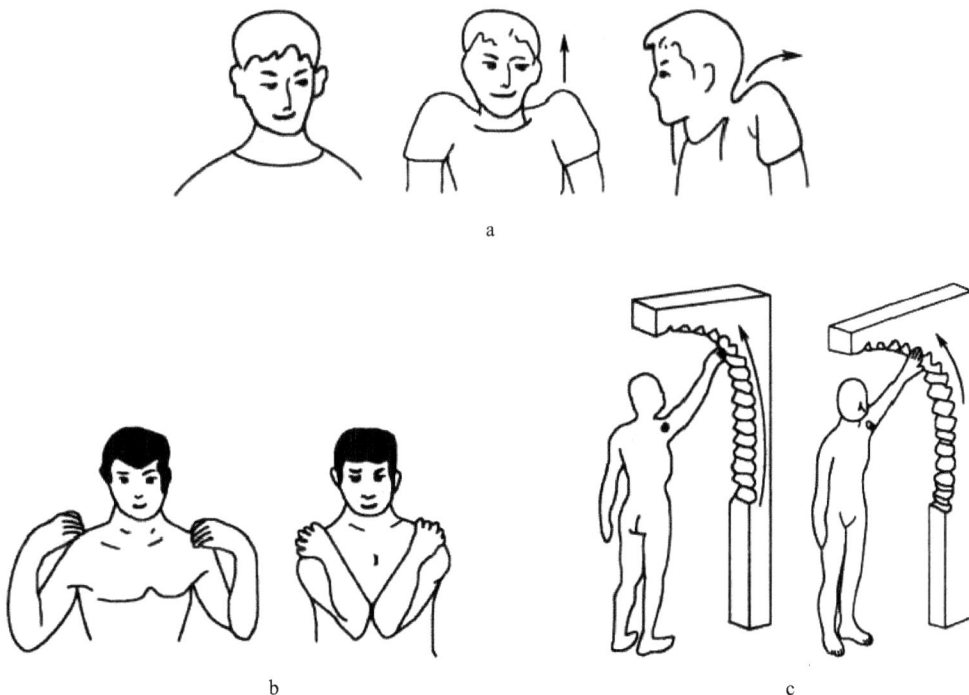

a

b　　　　　　　　　　　　　　　　c

图 4-1　肩胛骨主动运动

a. 肩提举后旋运动　b. 肩下降前旋运动　c. 爬肩梯运动

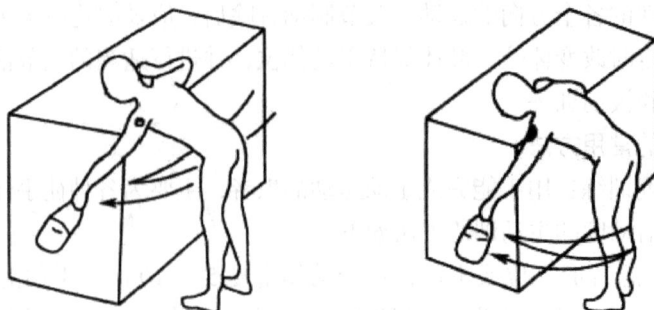

图 4-2　摆动运动

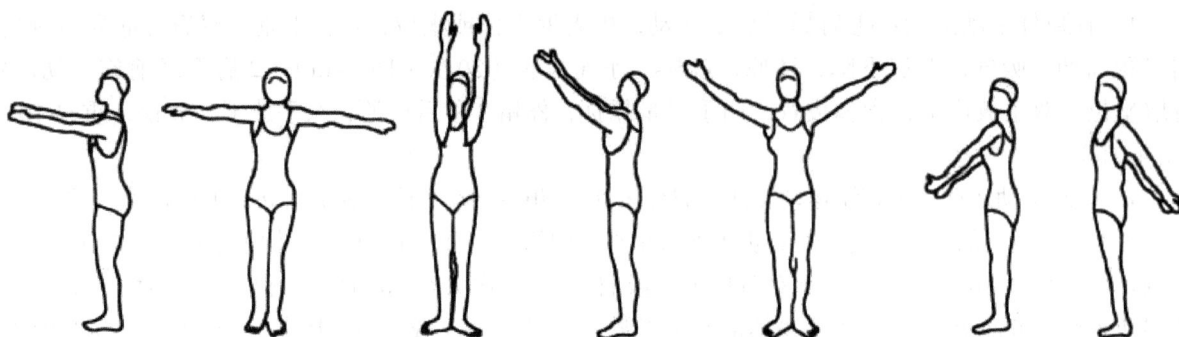

图 4-3　肩主动运动

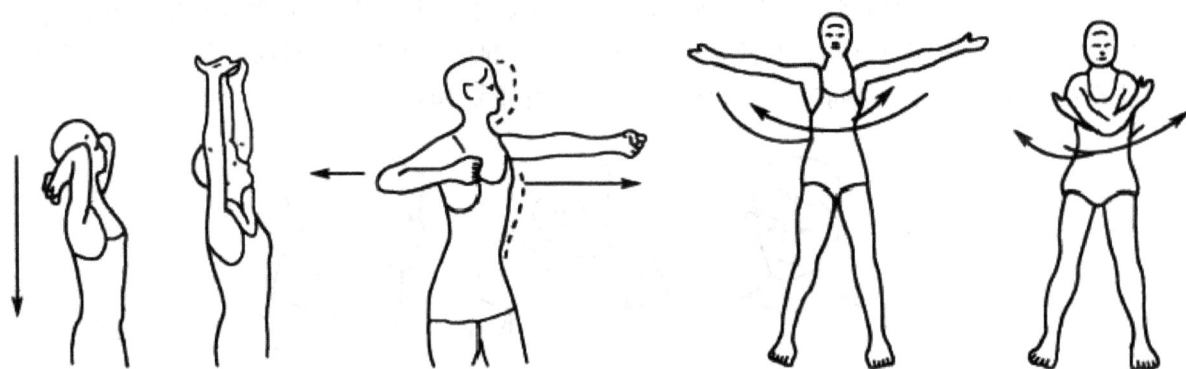

图 4-4　肩主动运动

4）肘主动运动：患者取站立位或坐位，双上肢置于体侧，掌向前，徒手屈肘，稍停，伸肘，放下。练习 10 ～ 20 次（图 4-5）。

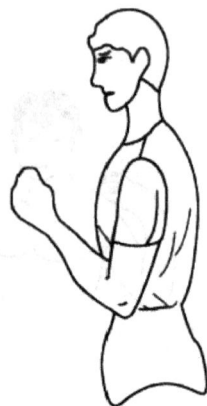

图 4-5　肘主动运动

5）脊柱主动运动：①患者取坐位，双下肢平放在床上，身体前屈，双手尽力触足尖，停留 5 秒后还原；坐于椅上，身体前屈，头尽量靠近膝部，停留 5 秒后还原（图 4-6）。②患者取立位，双手交叉置于颈后，上体做左转体后还原，再做右转体后还原；双手掌心相对上举，做左侧屈后还原，再做右侧屈后还原；双手叉腰，躯干做顺、逆时针环转。各练习 10 ～ 20 次（图 4-7）。

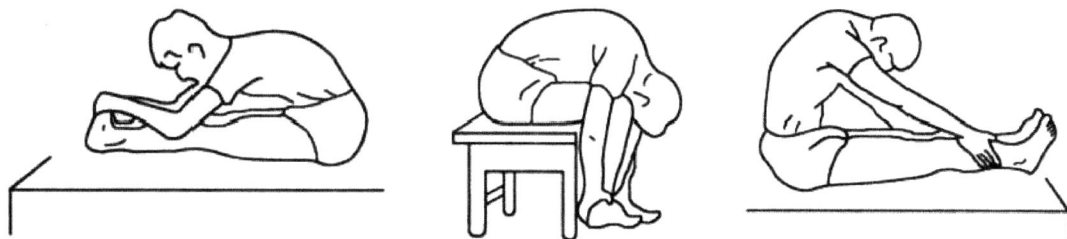

图 4-6　坐位脊柱主动运动

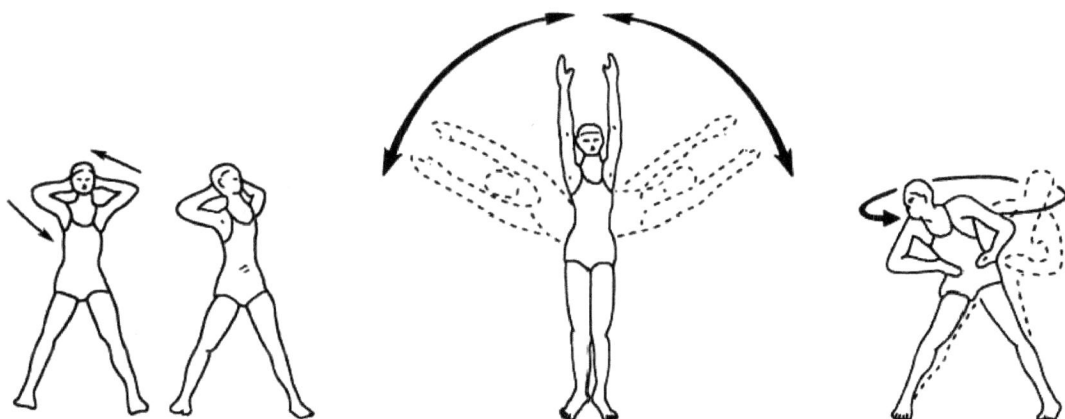

图 4-7　立位脊柱主动运动

6）髋主动运动：①患者取仰卧位，单腿屈髋屈膝，双手抱膝，使其尽量靠近胸部，还原。双侧交替，各练习 10 ～ 20 次（图 4-8）。②患者取仰卧位，双膝伸直尽量做屈髋，屈髋达 90° 及以上时，臀部对墙仰卧，双腿靠墙。交替屈髋，停留 5 秒，回到靠墙位置，两侧各练习 5 次（图 4-9）。③患者取立位，弓箭步，躯干正直，重心下压，左右交替，各练习 10 ～ 20 次（图 4-10a）。④患者取单足立位，另一侧屈膝，手握踝部使足跟靠近臀部，停留 5 秒，还原。左右交替，各 5 次（图 4-10b）。⑤患者取盘腿坐位，双足心相对，双手扶膝，尽量使足跟靠近臀部，使膝接近床面（或地面），左右交替，各练习 10 ～ 20 次（图 4-10c）。

7）踝主动运动：患者取坐位，双膝伸直，双踝做背屈、跖屈，各练习 10 次。再做双踝顺、逆时针旋转，各练习 10 次（图 4-11）。

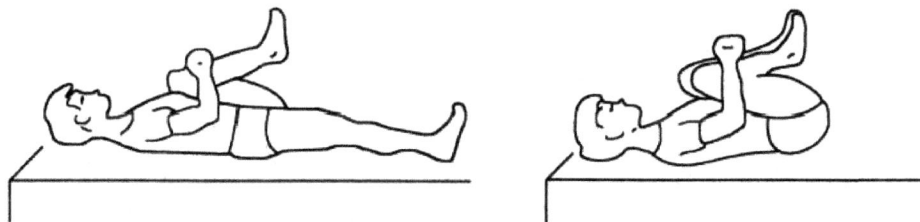

图 4-8　仰卧位髋主动运动

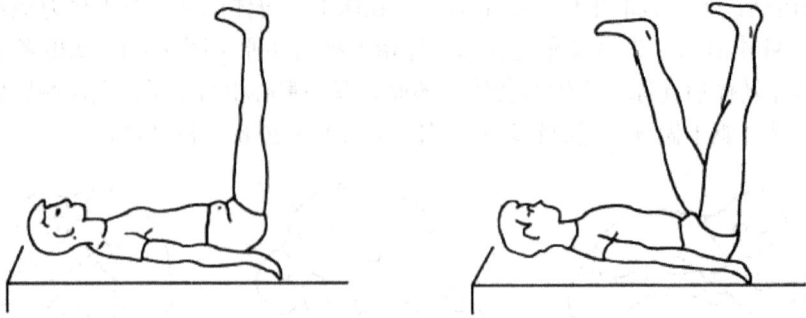

图 4-9 仰卧位髋主动运动

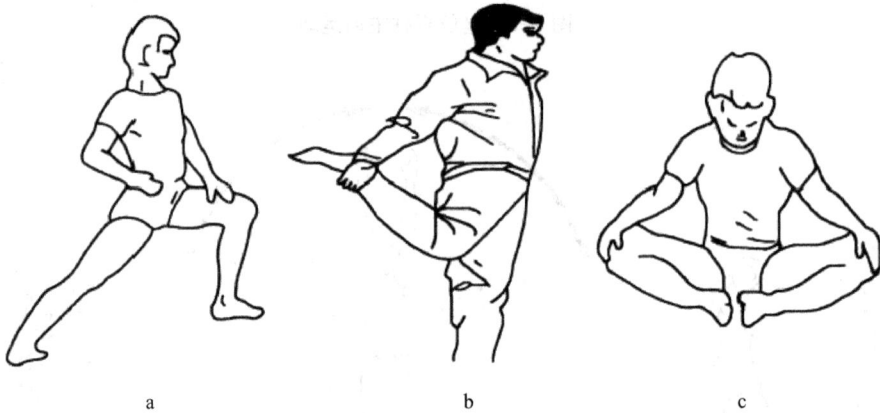

a   b   c

图 4-10 其他体位髋主动运动

a. 弓箭步   b. 单足立位   c. 盘腿坐位

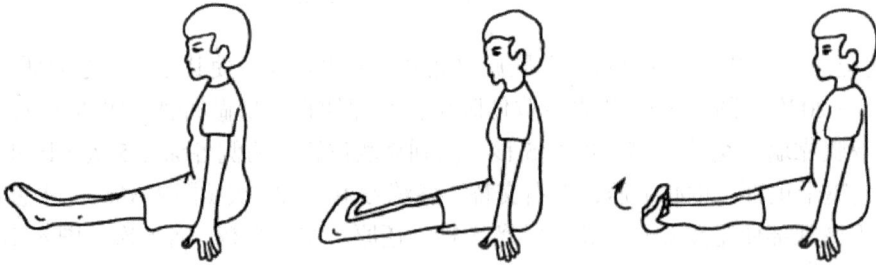

图 4-11 踝主动运动

（2）助动关节活动度训练：用于患肢不能充分完成主动运动的患者。治疗师在帮助患者训练的过程中，逐渐减少辅助，鼓励患者用自己的力量；或用器械给予一定辅助；也可由健肢辅助患肢进行训练。训练时也应遵循缓慢、逐渐增量的原则。常用的助动关节活动度训练如下。

1）肩助动关节活动度训练：①滑轮训练。患者取坐位，头上方为一个定滑轮（或横梁），两侧垂下绳子。患者双手握住绳的两端，健侧肢将绳一端下拉，使患侧肢随着绳子另一端的缩短而上举，做肩的屈曲。可以变换椅子的位置以调节运动的方向（图 4-12）。②健肩带动患侧肩训练。患者双手握体操棒（或木棍），健侧肩屈曲带动患侧肩的屈曲；健肢外展、内收带动患肢做肩内收、外展（图 4-13）。或用健肢持手巾的一端于肩的上方，患肢从背后下方持手巾的另一端，健侧伸肘带动患肩后伸内旋（图 4-14）。③ Bobath 握手健侧肩带动患侧肩屈曲的训练。肩关节的活动范围改善后，可取靠墙坐位或立位，双手掌对掌、十指交叉相握，健肢带动患肢使肩屈曲 90°～180°（即上举过头至碰墙），再放回原处。这种握手并伸肘做肩的屈曲，不仅适用于一般骨关节疾患引起的关节活动度减小的治疗，还经常作为脑卒中患者上肢训练的主要模式，对于纠正患侧上肢屈曲挛缩及改善翻身能力、平衡功能均有重要意义（图 4-15）。④体操棒辅助训练。治疗师立于患者后面，同持一条体操棒，辅助患者做肩的屈曲和伸展动作，并逐渐减少辅助（图 4-16）。

2）肘助动关节活动度训练：双手掌对掌，十指交叉相握，健侧上肢带动患侧上肢屈曲，使手靠近嘴，再还原。这个动作对改善进食动作有很大作用（图 4-17）。

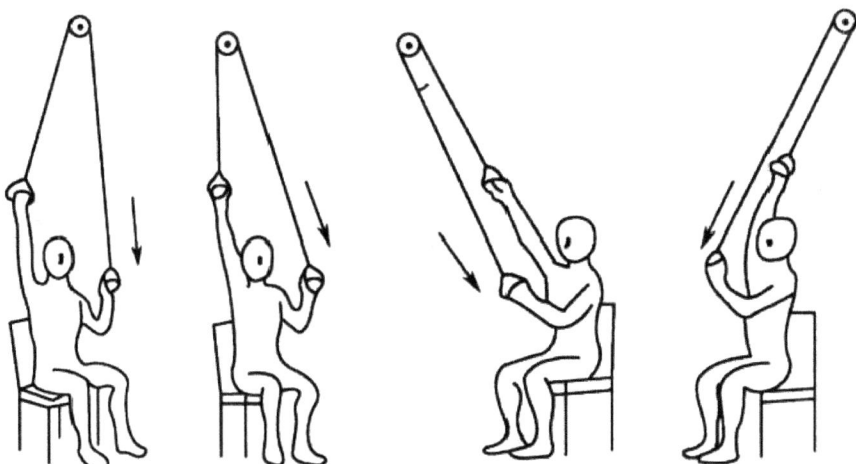

图 4-12 用滑轮做肩屈曲训练

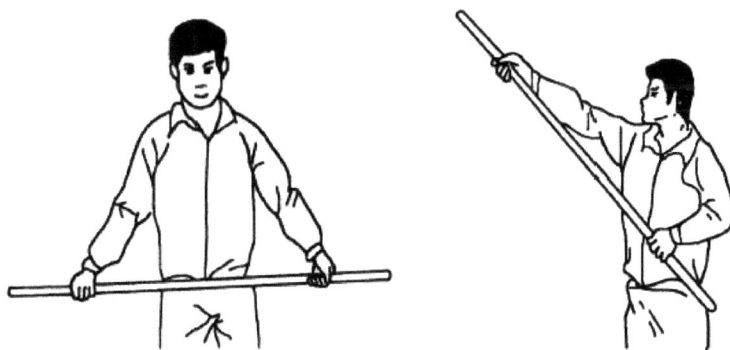

图 4-13 健肩带动患肩屈曲外展训练

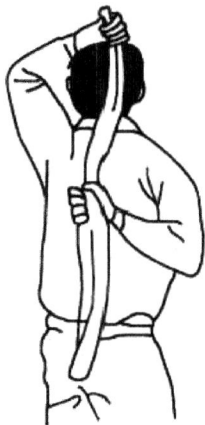

图 4-14 健肩带动患肩后伸内旋训练

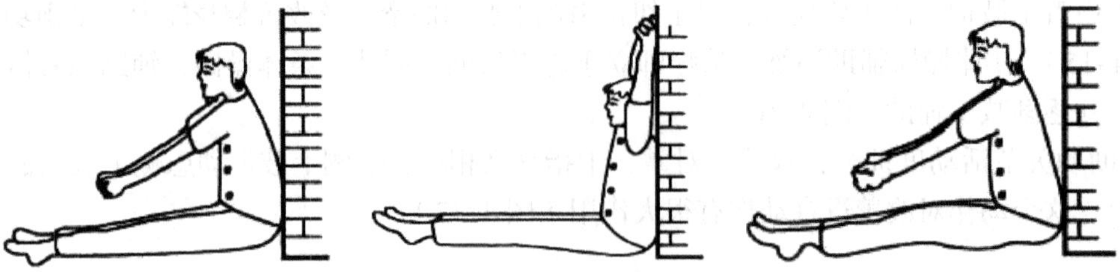

图 4-15　Bobath 握手健肩带动患肩屈曲训练

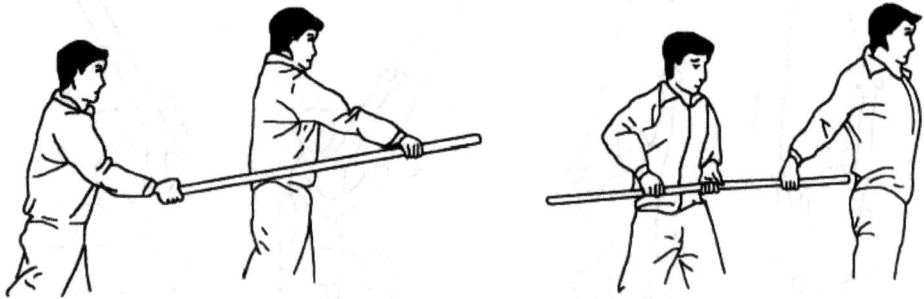

图 4-16　体操棒辅助肩屈伸训练

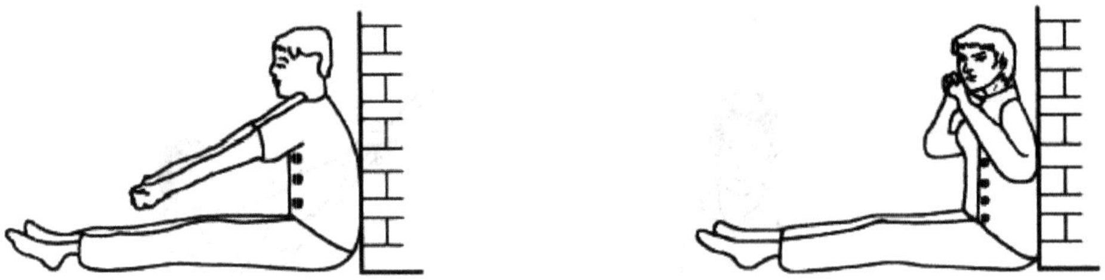

图 4-17　健肢带动患肘屈伸训练

3）前臂助动关节活动度训练：双手持木棍，转动前臂使木棍呈上下垂直状，再分别单侧转动前臂，使木棍呈横向水平状（图 4-18）。

4）腕助动关节活动度训练：双手握体操棒或木棍，健侧带动患侧做屈、伸运动（图 4-19）。

5）指助动关节活动度训练：手指关节活动度受限者取坐位，双手放于膝上，患侧手背放于健侧手掌中，健侧手掌指关节屈曲，带动患侧手掌指关节屈曲，再使患指伸直。在温热治疗（如热水浸泡或蜡疗）后进行训练的效果更好。还可做双手紧握木棍（或体操棒）再放松的训练，以及双手掌在桌上搓木棍的训练（图 4-20）。

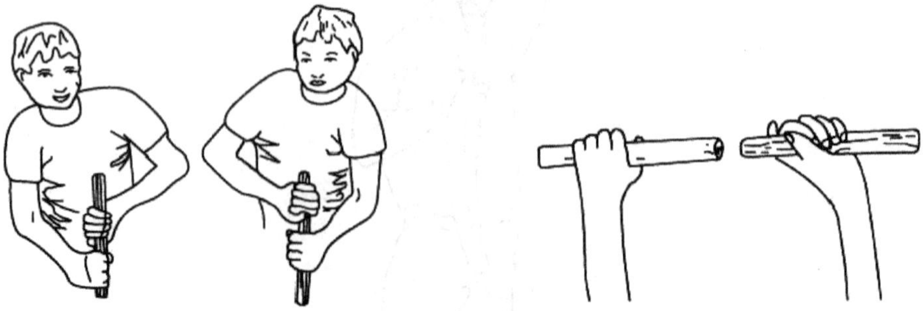

图 4-18　木棍带动前臂旋前旋后训练

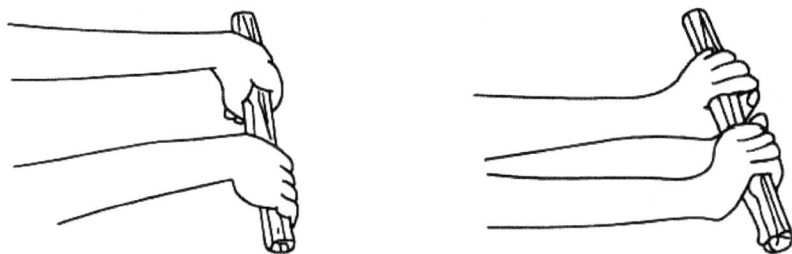

图 4-19　木棍带动腕屈伸训练

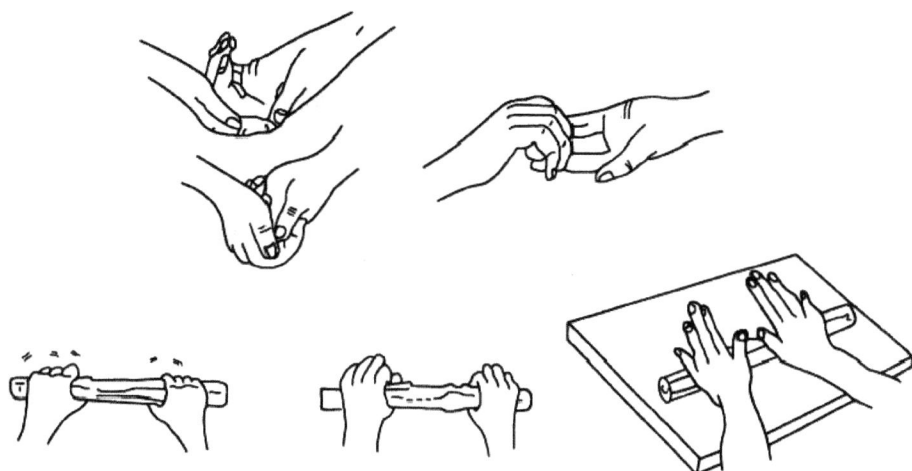

图 4-20　指助动屈伸训练

6）髋助动关节活动度训练：患者取立位，手扶桌子，一侧下肢前后摆动（躯干正直，膝伸直）10次，两侧下肢交替训练。再向侧方抬起、放下下肢（髋外展），重复 10 次。双手按桌，头及双足不动，髋关节尽量侧移，稍停，还原。双侧交替训练，各做 1 次（图 4-21）。

图 4-21　髋助动屈伸、收展训练

7）膝助动关节活动度训练：①患者取俯卧位，健侧足托患侧足，辅助膝关节屈曲，或用双手握住毛巾两端套在患侧踝关节处，手拉毛巾，辅助膝关节屈曲；②患者取跪坐位，重心下降，借体重辅助膝关节的屈曲（图 4-22）。

8）踝助动关节活动度训练：①患者取坐位，双膝伸直，双手持毛巾两端，将其中部套于患侧足底。双手用力拉毛巾，助踝背屈（图 4-23a）。②患者面墙而立，足尖距墙 60cm，双臂撑墙，屈肘，体前倾，足跟不离开地面，停留 10 ～ 15 秒，还原。逐渐加大离墙距离，重复做上述训练（图 4-23b）。③前脚掌立于梯上，足跟悬空，重心下压，停留 15 ～ 20 秒，还原并反复进行（图 4-23c）。④双足间放一球，用双足心夹球，还原。用双足跟夹球，重复 10 次（图 4-24）。

（3）被动关节活动度训练：主要针对不能进行主动性关节活动度练习的患者，由治疗师或家属进行操作。

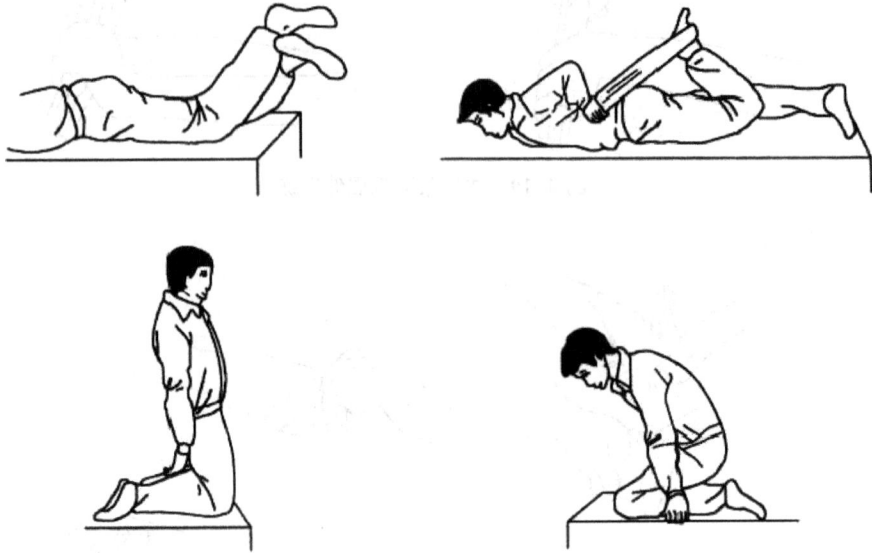

图 4-22　膝助动屈伸训练

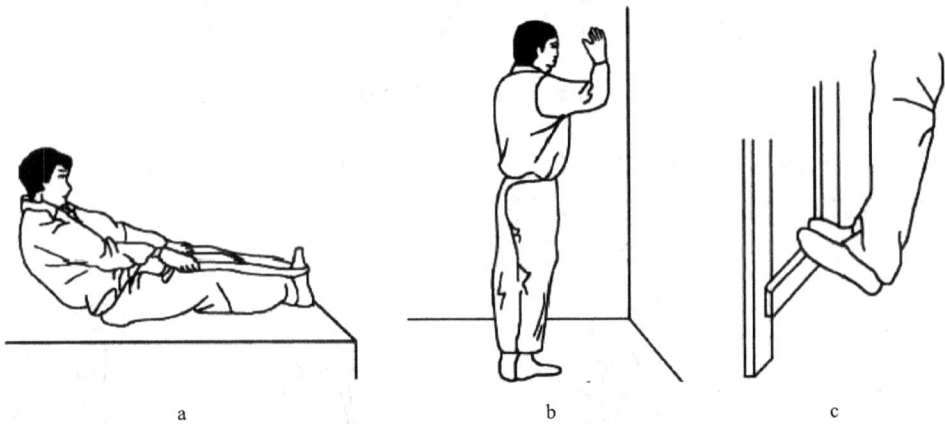

图 4-23　踝助动背屈训练

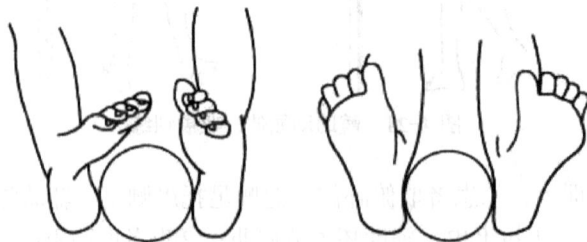

图 4-24　踝助动内翻外翻训练

训练原则：①按照各关节固有的各个轴进行各个关节的各种方向的运动。每种运动每次做 3～5 次，每日 2 次。②缓慢、柔和地尽可能做大范围的活动，逐步增大活动范围，保证无痛，防止过度用力引起误用性并发症，如关节周围出血等。③采取正确的体位、肢位和手法，对患者（尤其是昏迷患者）的各个关节进行正确的运动训练。治疗师一手固定其近端关节以防止代偿性运动，另一手尽量接近做运动的关节。

1）肩被动屈伸训练：患者取仰卧位，治疗师一手固定其肘部，另一手握其腕部，使其举手向上过头，肘要伸直，然后还原（图4-25）。

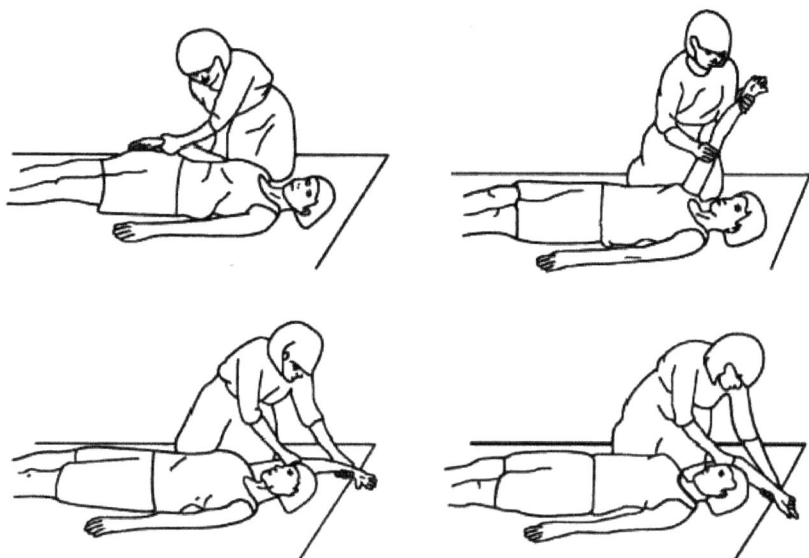

图 4-25 肩被动屈伸训练

2）肩被动外展内收训练：患者取仰卧位，治疗师一手固定其肘上部，另一手持其腕，使肩关节外展、内收（图4-26）。

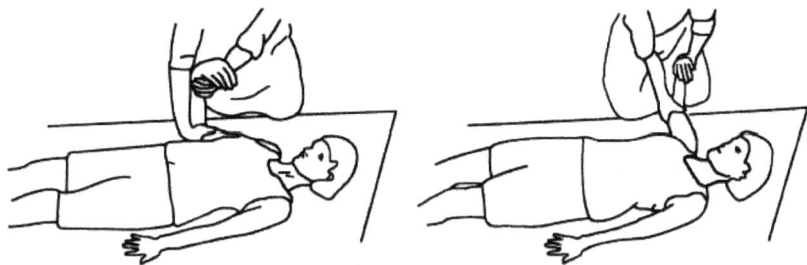

图 4-26 肩被动外展内收训练

3）肘被动屈伸训练：患者取仰卧位，治疗师一手固定其上臂，另一手持其腕，使肘关节屈曲和伸展（图4-27）。

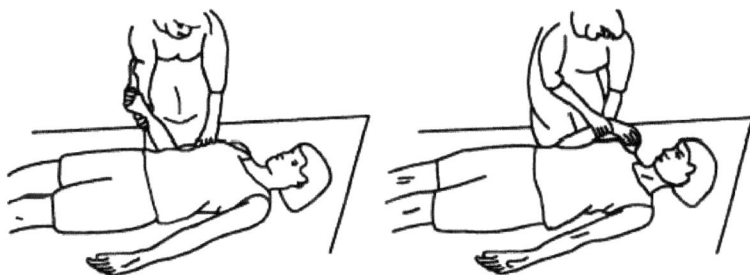

图 4-27 肘被动屈伸训练

4）前臂被动旋前旋后训练：患者取仰卧位，治疗师一手固定其肘上部，另一手持其腕，使患者掌心对着自己的脸（旋后），然后转动其手，使手背向着脸（旋前）（图4-28）。

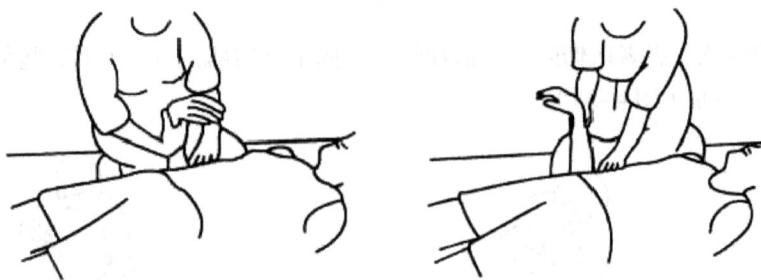

图 4-28　前臂被动旋前旋后训练

5）腕被动屈伸训练：患者取仰卧位，屈肘，治疗师一手固定其腕部，另一手握其手掌，使其做腕关节的屈曲和伸展（图 4-29）。

图 4-29　腕被动屈伸训练

6）指被动屈伸训练：患者取仰卧位，屈肘，前臂靠于治疗师身上，治疗师一手握其四指，另一手握其拇指，使其屈曲，再使其伸直（图 4-30）。

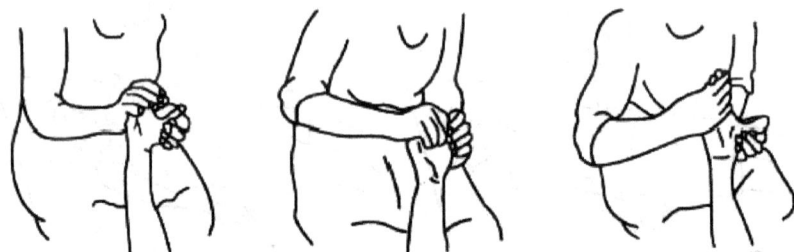

图 4-30　指被动屈伸训练

7）髋被动屈伸训练：患者取仰卧位，膝关节伸直，治疗师一手扶其踝关节，另一手按其膝关节上部，做髋关节屈曲，此时如另一腿不能保持贴在床上，可用另一手压住，或由另一治疗师压住，以便髋屈曲到尽量大的范围，然后伸直（图 4-31）。

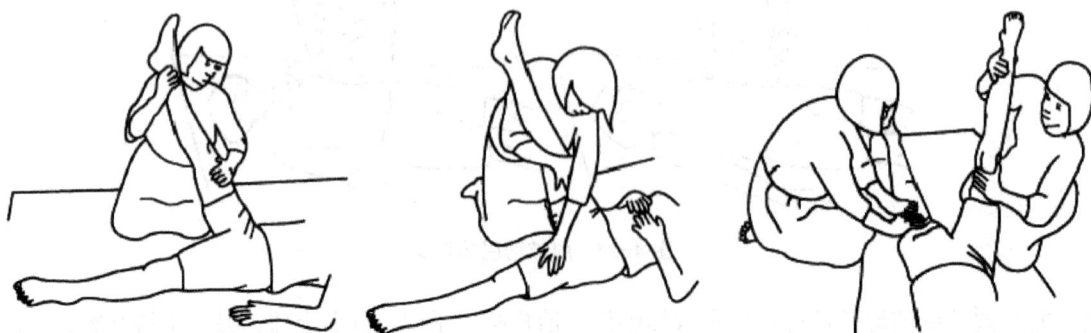

图 4-31　髋被动屈伸训练

8）髋被动外展内收训练：患者取仰卧位，膝伸直，治疗师一手托其踝，另一手扶其腘窝处，使其下肢外展。注意勿使此侧下肢抬起或转动。如果此时另一下肢跟着移动，改为一手托腘窝做外展，用另一只手压住另一下肢，再将腿内收（图4-32）。

图4-32　髋被动外展内收训练

9）膝被动屈伸训练：患者取俯卧位，治疗师一手压其腘窝处，另一手托其踝关节，使膝关节屈曲和伸直（图4-33）。

10）被动屈髋屈膝训练：患者取仰卧位，治疗师一手托其腘窝处，另一手持踝，做屈髋屈膝动作。此时如另一下肢抬起或移动，改为一手托腘窝处使其进行屈髋屈膝，另一手压住对侧膝关节，然后还原（图4-34）。

11）踝被动背屈跖屈训练：患者取仰卧位，治疗师一手托其踝，另一手拉其足跟，使其足背屈；然后一手托踝，另一手下压其足背，使其跖屈（图4-35）。

以上各关节训练均应在双侧分别进行。

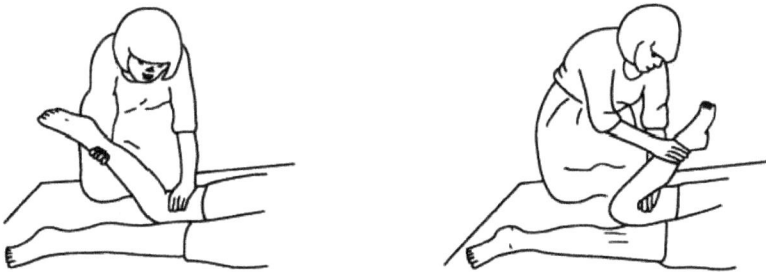

图4-33　膝被动屈伸训练

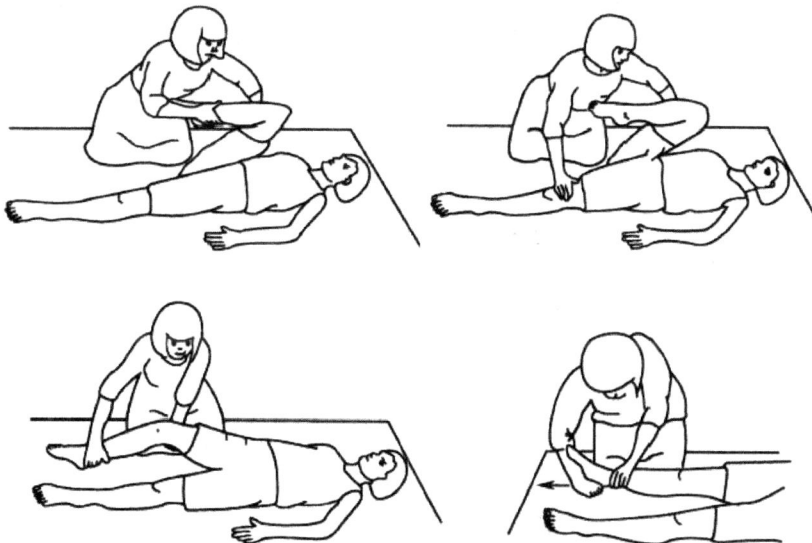

图4-34　被动屈髋屈膝训练

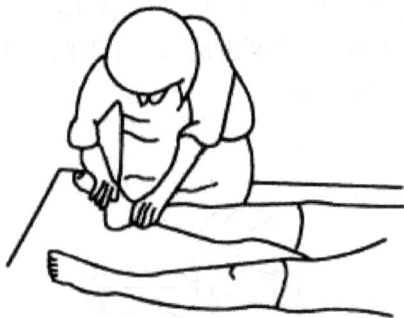

图4-35　踝被动背屈跖屈训练

三、肌力和耐力训练

肌力是肌肉在收缩或紧张时所表现出来的能力，是肌肉发挥其生理功能的形式，肌肉主要通过肌力对外界做功。肌肉耐力（muscle endurance）是指肌肉持续地维持一定强度的等长收缩，或做多次一定强度的等张（速）收缩的能力，其大小可以用从肌肉开始收缩到出现疲劳时已收缩的总次数或所经历的时间来衡量。

肌力减退是临床上最常见的症状之一，常会引起人体各项日常活动的障碍，如坐、站、步行障碍等。

1.肌力训练的基本原理　肌肉的基本功能是将化学能转变为力。肌力是肌肉所能产生的最大力强度，以肌肉最大兴奋时所能负荷的重量来表示。肌力的大小取决于力学、解剖学和生理学条件。

（1）力学条件：指肌肉承受的负荷，包括前负荷（肌肉收缩前就加在肌肉上的负荷，又称肌肉的初长度）和后负荷（肌肉开始收缩时遇到的负荷和阻力）。在肌力增强训练中，为了增加肌力，肌肉收缩时必须负重或抗阻（即增加后负荷），以使所收缩肌肉的张力水平增加。所以肌力训练（或称肌力增强训练）方法也称为抗阻训练方法。阻力或所给的负荷应略高于现有的能力，使患者在训练时通过努力才能完成，即超负荷原则。随着肌力训练的进行，心血管系统产生相应反应，肌肉的耐力和爆发力也相应增加。

（2）解剖学条件：①肌肉的生理横断面。为肌肉在纵轴方向上全部肌纤维的总数。肌小节是肌细胞收缩舒张的最基本的功能单位。可见并联的肌小节越多，肌力则越大。即肌肉的生理横断面越大，则肌力越大。②肌肉中弹性成分的数量和弹力。骨骼肌由收缩成分（肌丝）和弹性成分（肌腱和肌膜）组成。当肌肉做等长收缩和强直收缩时的肌力，应考虑其为自动张力（来自收缩成分的主动收缩张力）和被动张力（来自串联和并联弹性成分的弹力）的合力。有文献报道，经常进行肌力增强训练可能增加肌肉弹性成分的量及弹性，从而起到增强肌力的作用。

（3）生理学条件：①肌肉的兴奋性。取决于其本身的功能状态及其支配神经的功能状态。②中枢神经系统的功能状态。许多研究表明，肌力训练能使肌肉中蛋白总量和毛细血管密度增加，从而使肌纤维增粗，并对肌肉本身及中枢神经系统兴奋性的维持有一定作用。

2.肌力训练的类型

（1）等张性训练：指肌肉在收缩时能够使关节产生运动的训练方式，这种训练过程中肌肉的张力保持相对恒定，而肌肉的长度和关节的角度则发生变化。

（2）向心性与离心性收缩：等张性抗阻训练可以是向心性（使肌肉起止点靠近）和离心性（使肌肉的起止点远离）两种。

（3）开链与闭链运动：开链运动是指肢体远端不固定，且可在空间中自由移动的运动形式，如手持重物进行上肢的抬举或下降动作。闭链运动是指肢体远端固定，通过近端关节协同活动带动身体运动，如双脚踏在地面上，通过下肢肌肉活动，带动髋、膝关节运动，使身体重心抬高或降低。

（4）等长性训练：等长性训练是应用于关节疼痛和关节不允许活动的情况下的肌力训练，即在最大负荷下不产生关节活动时肌肉的最大收缩，且每次收缩应保持若干秒。等长性训练主要是手法施加阻力，阻力的大小以和所收缩肌肉抗衡而不产生关节活动为准。

（5）等速性训练：又称等动性训练。需在等动训练器上进行。它的主要特点是由仪器限定肌肉收缩时肢体的运动速度，始终保持角速度相等，并使运动中的每一点的肌张力达到最佳点，而得到更有效的锻炼。

各种训练可以起到协同作用。训练部位也有交叉作用，即一侧肢体进行肌力训练，对侧未训练的肢体的肌力也会相应提高。这就是在患肢无法做肌力训练时，要对健肢进行训练的原因。

3. 肌力训练方法的选择　进行肌力训练时可根据肌力测定的结果来选择不同的方法。

（1）被动运动：用于 0 级肌力的患者。方法同"被动性关节活动度训练"，但训练的目的是强化患者对运动的感觉，所以动作要慢，要求患者的意识集中于运动。

（2）助力运动：用于 1 级及 2 级肌力的患者。方法是在患者进行自发肌肉收缩的同时，由治疗师辅助或借助器具引起关节活动。与上文中"助动关节活动度训练"方法相同，只是重点不同，前者着重于关节活动度的维持和改善；后者着重于训练肌力、感受肌肉收缩的感觉，要求患者及治疗师的体位、肢位要准确，避免其他肌肉的代偿运动。还应注意遵循在患者能够运动的范围内尽量减少辅助，缓慢进行运动，让患者精神集中等原则。

（3）主动运动：用于 3 级肌力。一般心肺功能得到改善、全身状况有一定恢复的患者。由患者自己进行运动，治疗师给予适当的指导和必要的监督。要使主要训练的肌肉置于抗重力位，其运动的速度、次数、间隔时间，均需根据患者的具体情况进行。其方法与主动性关节活动度训练基本相同，只是重点在于练习肌力。

（4）抗阻运动：用于 4 级及 5 级肌力的患者，多用沙袋、哑铃或弹簧、橡皮条给予一定负荷，或由治疗师、患者本人徒手施加抵抗，使患者主动做肌肉收缩，抵抗负荷，以增强肌力。其特点是大负荷，重复次数较少，即通常所说的"肌力增强训练"。

4. 肌力训练的目的　使原先肌力减退的肌肉通过训练，肌力得到增强；增强肌肉的耐力，使肌肉能够维持长时间的收缩；通过肌力训练使肌力增强，为平衡、协调、步态等功能训练做准备。

5. 肌力训练的常用方法　康复医学中肌力训练的常用方法如下（图 4-36）。

（1）渐进抗阻训练：其特点是逐步增加负荷量，直至最大负荷量的等张抵抗运动。等张运动是指肌肉收缩时移动负荷做功，此时肌肉张力与负荷的大小相等，方向相反，产生关节活动。这种训练对于提高肌力和耐力均有效。一次最大负荷量（one repetition maximum，1RM）是指个体在进行某一特定运动时，能够举起的最大重量，即在该运动中只能完成一次完整动作的最大负荷。训练时，用滑轮、重锤等设备施加负荷，使用 10RM（指能重复做 10 次的最大负荷）作为训练的基数，分组进行练习。第一组取其量的 1/2，重复练 10 次；第二组取其量的 3/4，重复 10 次；第三组取全量，重复 10 次；每组相隔 1 分钟，每天 1 次。其中前两组可视为最后一组的准备活动。上述训练一周后复查重复 10 次的最大负荷量，作为下周训练的基数。全疗程为 5 ～ 10 周，一般在第 5 周出现效果。

（2）等长训练：给肢体以最大阻力，使承受阻力的肌群以等长收缩形式（即肌肉收缩对抗负荷，但不缩短长度，也不产生关节活动），维持 5 ～ 10 秒，重复 20 次，每次间隔 20 秒。这种训练的负荷较大，是短期内最高效地获得肌力增强效果的办法。

（3）短暂最大负荷训练：给肢体以从 0.5kg 起达到最大抵抗，使肌肉先完成关节运动（等张收缩），继而即刻维持等长收缩 5 ～ 10 秒，只练一遍，每天一次。每天可稍增加负荷量，使所获肌力保持较长时间。

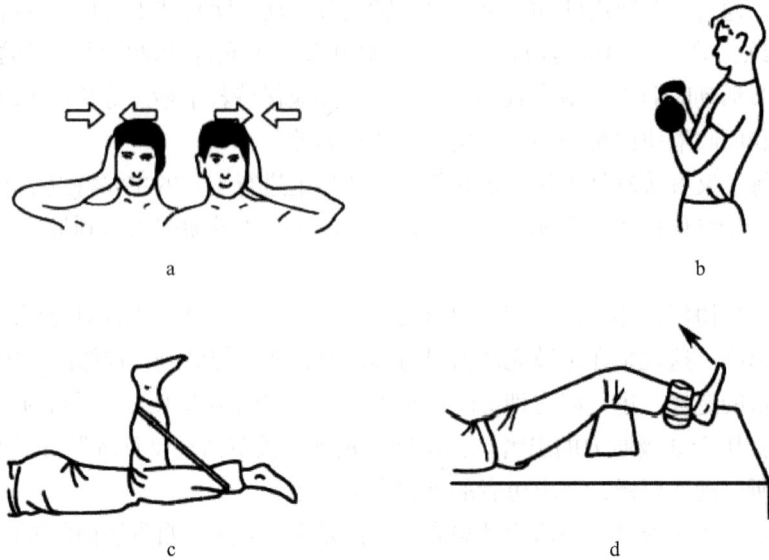

图 4-36　肌力训练
a.颈侧屈徒手抵抗训练　b.肘屈曲抵抗训练（负荷：哑铃）
c.膝屈曲抵抗训练（负荷：橡皮条及对侧下肢）　d.膝伸直抵抗训练（负荷：沙袋）

（4）等速训练：采用等速训练器进行训练，可达到用力越大，阻力越大；用力越小，阻力也越小，始终保持运动的角速度相等。可以防止肌肉损伤，取得较好的训练效果。但由于这种仪器价格较高，难以普遍用于临床治疗，多作为科研用。

6.肌肉耐力练习的常用方法　任何肌力练习，如果只练习数次就出现疲劳无力，则对恢复日常生活活动能力帮助不大，故必须进行耐力练习。

耐力指肌肉持续完成某种静止的或动力的任务的能力。广义的耐力包括肌肉耐力和整体耐力。肌肉耐力指独立的肌群在一定时间内反复完成收缩的能力。肌肉耐力练习通常采用与肌力练习类似的方法，即等张训练、等长训练，只是按低阻力多重复的方法进行，可以取 10 次最大收缩的 1/2 量，在规定时间内尽量多地重复，并与肌力增强训练同时进行。整体耐力练习可采用慢跑、骑自行车、游泳等。

四、呼 吸 训 练

呼吸训练是以呼吸运动为基本内容的康复治疗方法。常用于慢性限制性和阻塞性肺疾病以及胸腹部手术患者，以便改善通气功能，防止胸膜粘连、肺不张等。

1.呼吸训练的运动模式分类

（1）腹式呼吸（横膈膜呼吸）：是靠膈肌上下运动所进行的通气运动，占正常安静时通气量的 60%。可通过腹部的起伏运动了解呼吸强度，通过腹部加压等促进呼吸运动。

（2）腹压呼吸：是通过下肢上抬等引起腹肌收缩，提高腹压使膈肌向上移动从而促进呼气的呼气训练法。

（3）上部胸式呼吸：主要是通过胸廓上部的扩张运动而进行的通气方法。慢性阻塞性肺疾病患者因呼吸辅助肌收缩常出现上部胸式呼吸，此时多需抑制此种呼吸方式。在部分限制性通气障碍患者，尤其是某些胸部手术后者需练习此呼吸方式。

（4）下部胸式呼吸：主要是通过胸廓下部的扩张运动而进行的通气方法，同腹式呼吸一样是一种有较高效率的通气运动。

（5）部分呼吸：上述任何一种呼吸方式中只强调单侧的通气运动，如左上部胸式呼吸等。

2.按训练的目的分类及治疗方法

（1）改善呼吸运动模式的练习：呼吸困难者常过度使用呼吸辅助肌，全身肌张力增高，出现异常的呼吸模式（如上部胸式呼吸），不但使耗氧量增加，呼吸更加困难，也易引起呼吸肌疲劳，而且影响呼吸训练的效果。为改善患者的呼吸运动，有利于呼吸训练，使全身肌肉，尤其是颈肩部肌肉放松是必要的。

放松练习具体方法：①卧位全身放松法。患者安静仰卧，头、膝部和双上肢用枕头支撑，面向上方，眼轻闭或半睁。全身放松，意识集中在腹部，慢慢地呼吸至少 10 分钟，以进入半睡眠状态为好。②椅坐位放松法。坐在椅子上，前臂置于大腿上，用肘支撑身体，手腕自然放松下垂，两膝稍分开。也可后背靠着椅背，臀部稍向前，呈圆背，重要的是肩和上肢放松（下垂），下颌不上扬，两膝稍分开，同样意识也集中在腹部，慢慢地安静呼吸。③立位放松法。双足稍分开，离墙约 30cm，臀部抵墙，上身稍前倾，上肢下垂放松。

对长期呼吸困难者，以上放松法即使在达到康复目标后，也要至少在起床和就寝时各进行 10 分钟以上。对手术后伤口疼痛、肌肉紧张的患者也要随时放松。对不易放松的患者可利用肌电反馈、口头指示、交替紧张收缩与放松等方法。

（2）改变呼吸运动部位的训练：主要把异常的上胸式呼吸改变为腹式呼吸，以提高通气效率。

腹式呼吸在通气中起着主要的作用，与胸式呼吸比较能耗低且通气效率高。在慢性阻塞性肺疾患者，由于肺和胸廓过度膨胀，下压横膈，膈肌运动受限，通气效果差，代偿性地呼吸辅助肌活动明显增强，呈浅快的胸式（尤其是上胸式）呼吸，甚至吸气时腹部内陷，不仅通气效率差，而且增加呼吸肌本身的耗氧量，为此恢复生理性的腹式呼吸，纠正异常的上胸式呼吸是非常重要的。限制性肺疾病患者也要强化腹式呼吸。

患者取仰卧或侧卧位，解开衣扣和腰带并放松。先练习用鼻吸气，用口呼气，进行自然呼吸。然后患者右手置于胸部中央，左手置于上腹近剑突部，在右手确认无明显胸部活动的前提下，用鼻吸气使腹部徐徐隆起，左手指尖间断快速地向后上方瞬间加压，既可急剧地牵张膈肌，又可引导运动的方向。在达到最大吸气位后，用口自然呼气，腹部下沉，此时左手再稍稍加压用力，可进一步增加腹压迫使膈肌上抬。在呼气末要转入吸气前，左手指尖快速地向后上方瞬间压迫，使膈肌被牵张，促使人转入吸气状态。

也可用腹部加重法。患者取仰卧位，把 0.5 ～ 2kg 的沙袋置于下腹部练习腹式呼吸，可减少残气量。在头低臀高位（10°）下练习，利用腹部脏器的重量将膈肌推向胸腔也可收到类似的效果。本方法还可训练膈肌肌力和耐力。

用带子练习时，取椅子坐位，用宽 5cm、长约 150cm 的软布带卷住下部胸廓，在前面交叉，两手分别握住最大吸气位时前正中线带子交叉处两头。在吸气时放松带子，呼气开始时轻轻地拉，呼气末用力拉紧。本方法可减少胸廓下部直径，使膈肌有更大的运动性和更好的力学效果。熟练后还在立位和步行时进行。

以上练习可以交替进行，每次练习 10 ～ 15 分钟，每日 2 ～ 4 次。上述方法可增加膈肌运动范围，减少残气量，增加肺活量，提高通气效率，降低每分通气量，减少耗氧量。

（3）减少解剖无效腔和呼吸次数的训练：①缓慢呼吸。与浅快的呼吸方式比较，在每分通气量相同的情况下，深慢的呼吸因潮气量大，故解剖无效腔相对减小，肺泡通气量增大。因呼吸次数少，耗氧量也较低。②缩唇呼吸。在慢性支气管炎、肺气肿患者，由于慢性炎症的作用，常使管壁遭到破坏，在呼气胸腔内压增高时，易出现塌陷闭塞，妨碍气体的呼出。在呼气时，将嘴唇缩紧呈吹口哨状，使气体缓慢地通过缩窄的口部，徐徐吹出，可提高气道的压力，在气体呼出前防止气道塌陷。通常吸气 2 ～ 3 秒，呼气 4 ～ 6 秒，呼吸次数以每分钟 6 ～ 10 次为宜，要与腹式呼吸结合起来进行。

（4）改善通气和防治肺不张的呼吸训练：主要用于限制性通气障碍，尤其是胸腹部手术后及某些疾病急性期者。手术后因疼痛、麻醉药、肌松药等的影响，使潮气量减小，呼吸加快，肺泡通气量下降；因分泌物增多，咳嗽无力，气道分泌物潴留阻塞气道而易造成肺不张、肺炎。为防治肺不张、肺炎，促进残存肺的膨胀、防止胸膜粘连等，进行改善通气的呼吸训练是非常必要的。

手术种类不同，呼吸训练重点不同。如在不切除肺和肋骨的开胸术后，重点训练术侧；肺叶切除术后重点进行手术部位的部分胸式呼吸；一侧肺全切除术只进行非术侧训练；胸廓成形术后，手术部位用沙袋等加压固定，进行其他部位的训练。具体方法如下：①呼吸协助手法。治疗者双手分别置于患者两侧前胸部，指尖向上达锁骨水平，在患者呼气时沿肋骨运动方向用力向下压迫胸壁，或双手分别置于患者两侧下胸部前侧方，在患者呼气时用力向内下方压迫胸壁。可使呼气量增大，使随后的吸气量增加，从而改善通气，并有防止分泌物滞留、肺不张及改善胸廓柔软性的作用。②呼气时的揉捏法。在进行呼吸协助手法时，双手压迫的力量交替并且强弱地变换，促进胸廓呼气。本方法可更有效地增加呼气量。③吸气时的振动法、抖动法和间断压迫法。这三种手法施加于吸气时的胸廓可增加吸气量。进行振动手法时双手或单手与胸壁密切接触并与胸廓的活动一致，在吸气时，治疗者使自己的上肢紧张产生颤动，并由手传导至患者胸部。抖动法比振动法振幅大、频率低。方法是患者取仰卧位，治疗者一手按着床，另一手从患者背下插入，手指跨过脊柱至对侧，抬起患者的胸部后抖动，对改善双肺后部的通气非常有效。间断压迫法是指在患者吸气过程中，治疗者用置于胸壁的双手（同呼吸协助手法）间断快速地对正在扩张的胸廓瞬间轻轻地压迫。④胸廓急剧扩张法。首先用呼吸协助手法尽可能地挤压胸廓，然后在呼气转入吸气的瞬间迅速地解除压迫，此时胸廓急剧地反弹，胸廓扩张，空气到达肺泡。本手法对肺不张很有效。⑤横膈刺激法。用于上腹部手术后膈肌活动差、肺下叶通气不良者。治疗者把手置于患者上腹部近剑突下位置，在呼气时手指轻轻向后上方加压，在转入吸气的瞬间，迅速地向上方（头侧）加压刺激膈肌，随后在吸气时间段快速地刺激膈肌。以上手法的关键是注意手全面接触胸壁、刺激的方向和时限。各种手法可组合起来应用，也可仅用于上胸部（上部胸式呼吸）、下胸部（下部胸式呼吸）和单侧（部分呼吸）。

（5）胸腔粘连的预防练习：因胸部手术或炎症等而有胸腔积液、积血时，血液、渗出液等容易潴留在胸腔的横膈面，尤其是肋膈角处，形成肋膈角粘连而影响膈肌的活动，造成呼吸功能障碍。需采用体位疗法使积液移向对呼吸运动影响小的肺尖部和肺门部附近。可采取下述三种体位预防，即术侧在上的侧卧位、术侧在上的半俯卧位和术侧在上的半仰卧位。每日尽可能地采取上述体位，至少一种体位各20分钟。在术后不适减轻后，可在腰下垫枕头，呈轻度头低位，使积液向肺尖部移动。为增强预防效果，此时还应充分地进行腹式呼吸和下胸式呼吸。

（6）增强肌力和肌耐力的训练：呼吸肌肌力是决定最大呼气位和最大吸气位的重要因素之一。在呼吸肌肌力差，或即使肌力正常但认为有必要增大通气量时进行肌力增强训练。呼吸肌训练重点是进行膈肌（吸气）和腹肌（呼气）训练，后者的收缩可使膈肌抬高，从而有利于膈肌更大幅度地运动。呼吸肌肌力训练可参照四肢肌训练的方式进行。闭住气，进行最大吸气和最大呼气动作，保持3～5秒，每日数次，每周5日，5周就可获得效果。本训练为等长收缩。在进行等张训练时，先测定胸廓和腹部运动的负荷量。吹蜡烛练习是简便的呼气肌训练方法，患者坐在椅子上，嘴与桌子上烛火等高，相距15cm。缩唇缓慢吹气，使火苗向对侧摆动。每次练习距离增加10cm，到90cm为止，每次5分钟，每日2～3次。也可用呼吸训练仪进行。

即使肌力增加，但如果耐力差，则容易出现呼吸肌疲劳，也会造成呼吸困难加重，故应进行腹肌和膈肌等的耐力训练。耐力训练应以较小负荷高频率的方式进行。呼吸肌耐力训练包括过度换气法、吸气抵抗负荷法和运动疗法。用市售训练用具训练较为简便，全身锻炼均有增强呼吸肌肌力和耐力的效果。

呼吸肌训练可引起肺心病加重、过度换气等合并症。为避免呼吸肌疲劳，训练负荷应根据患者情况适当调整。

（7）维持与改善关节活动度的训练：胸廓和肺的顺应性也是决定最大呼气位和最大吸气位的重要因素，其顺应性的提高可改善通气量、降低呼吸阻力从而降低耗氧量。包括各种体操及手法。如在肺叶切除术后进行最大吸气位和最大呼气位练习。主动或被动地进行胸部的屈曲、伸展、侧屈与回旋运动，上举上肢运动。呼气末徒手沿肋骨运动方向压迫胸廓，活动肋骨，牵张肋间肌。对张力高的肌肉进行以压迫为主的按摩等。在老年人、长期卧床及使用激素者有可能发生病理性骨折，要充分注意。胸部手术常损伤与肩关节活动有关的肌肉，容易影响肩关节活动度，应从早期练习肩关节活动。肩关节运动因牵拉切口引起疼痛，甚至会引起切口裂开，在进行关节活动度训练时要加以注意。一般在术后 3～4 天，以主动或主动加辅助运动为原则，拆线后从不超过前一日的活动度开始，在观察切口部位的同时逐渐增加关节活动度。

（8）其他：呼吸道清洁方法包括雾化吸入疗法、体位排痰法以及呼气时的叩打和震荡手法等；呼吸体操是把通气运动和身体运动（尤其是躯干的运动）组合起来的运动，有改善通气运动，放松呼吸辅助肌，维持和增加胸廓、肩胛带的关节活动度及全身耐力等作用。如仰卧位屈髋、坐位躯干前屈、抱枕头躯干前屈与呼气结合可促进呼气；躯干侧屈可促进屈曲侧呼气和对侧吸气；抱头后仰躯干可牵张胸大肌、伸展胸廓有助于吸气，双手抱头前屈头和躯干作用相反等。

五、步 行 训 练

1. 偏瘫的步行训练

（1）平行杠内训练：在平行杠内的行走训练主要适用于早期下肢瘫痪的患者。根据健侧足和患侧足的位置关系分为四种类型的步态。相反型：健侧足、患侧足交替落在前方。平齐型：摆动足落下与支撑足平齐。患侧足前型：患侧足总是落在健侧足的前方。健侧足前型：健侧足总是落在患侧足的前方。各种类型可以互相变化，随功能改善，最后进入平齐型→相反型，步行速度和耐力也随之提高。

（2）持杖步行训练：一般多使用"T"形手杖，有共济失调、重症麻痹、上肢肌力低下时，可选用稳定性好的肘杖、四点杖。可分为三点步行和两点步行方法。三点步行顺序：手杖→患侧足→健侧足，再反复前述动作，保持三者分别运动。两点步行顺序：手杖和患侧足→健侧足，再反复前述动作，总是分成两个运动部分进行。

2. 截瘫的步行训练　脊髓损伤患者可以运用以下方式步行，早期多在平行杠内练，以后可借助拐杖训练。

（1）平行杠内训练

1）四点步训练：先将右手前移 15cm（1 点），重心随即移到右脚上（2 点），左手支撑平行，并屈肘下降左肩（3 点），将左下肢上提并摆向前方，落地后重心移过来（4 点），然后再伸出左手，准备迈右腿。

2）摆至步训练：T_{10} 以上损伤者可用此法，患者伸出双手，握紧平行杠，手距脚约 15cm，身体前倾，使头和肩位于手的上方。再提起双腿向前摆动，使双腿恰好落在手的后方。

3）摆过步训练：动作与摆至步相似，只是双手持重，身体前冲，使双下肢一跃过双手，落在双手的前下方。

（2）拐杖步行：患者伸出双手，握紧双拐，身体运动方法同平行杠内训练。

六、轮 椅 训 练

1. 偏瘫患者的轮椅训练

（1）床→轮椅的移动顺序：①将轮椅靠近健侧的床边，呈 45°，打开踏板，固定轮椅刹车装置。②患者用健侧手握持轮椅扶手。此时患者双足尽量靠近轮椅下方，躯干前倾。然后健侧手和双足用力支撑躯干，站立起来。③站立时，令健侧手移向对侧轮椅扶手，可在协助下，以健侧足为轴，旋转 90°。④然后弯腰坐在轮椅座上。

（2）轮椅→床的移动顺序（与前述移动顺序相反）：①健侧靠近床，轮椅与床呈 45°，固定轮椅刹车装置。②患者坐在轮椅上，臀部向前移动 1/3，双足踏在地上。双足略向后方，身体前屈，健侧手可握住扶手，站立起来。或者助力者用膝支撑患侧膝，同时握持患者髂嵴使其立起来。③健侧手撑在床上，以健侧足为轴向床上转动腰部。④健侧手支撑身体同时，缓慢地坐在床上。

2. 截瘫患者的轮椅训练　应根据脊髓损伤水平和实际用途来选择各种类型的轮椅，如上肢完全丧失操作能力，可选用靠别人推动的简易轮椅，当 $C_4 \sim C_5$ 损伤时可选用下颌、舌操作的电动轮椅，C_7 损伤时可选用与床等高的轮椅。有些患者可以去掉扶手，依靠自身力量，完成从床到轮椅的移乘动作。C_8 及以下损伤时，一般选用普通型轮椅，可以实现移乘自理。动作顺序如下。

（1）床→轮椅的移动：床和轮椅之间的移动分为侧方移动、前后方移动两种。适用于胸腰髓损伤的患者，但也有部分 C_6 及以下损伤的患者可以完成此动作。

（2）侧方移动：由于左右上肢存在肌力的差异，应向肌力较强侧移动。移动时使用滑板，让身体向床倾斜，把滑板插入臀部下方，借助滑板将身体移向轮椅。能力增强时，不用滑板练习。①将轮椅一侧靠近床边，把该侧轮椅上的扶手挡板去除。患者把双脚放在地上，臀部移向轮椅。②身体向床内倾斜，把滑板一端插到臀部下方，另一端搭在轮椅坐垫上。③双手用力移动身体到轮椅上。坐好后拿掉滑板并把扶手挡板插到原位置上。

（3）前后移动：本动作适用于大腿后肌群无短缩，肘伸肌肌力较好，坐位平衡良好者。从床向轮椅移动时，用双上肢支撑身体移向轮椅，注意重心略向前方，以防向后方摔倒。返回床上动作与前述动作相反。①轮椅与床呈垂直状态靠近床边，固定轮椅刹车装置，脚踏板外旋在轮椅两侧。患者双手支撑身体将背腰部朝着轮椅移向坐垫。②双手紧握扶手，向上方支撑身体，将臀部移到坐垫上。③把双足搭在床上，打开车闸，向后移动轮椅，再把脚踏板返回原处，用手把双足落下，放在踏板上。

3. 轮椅的驱动　轮椅行走技术主要是大轮平衡技术，掌握好了能够在平地或坡地移动，也可自如越过马路沿等障碍物。

（1）平地驱动：①患者端坐轮椅上，双上肢放在靠背外侧。②伸肘举肩，把手放在环轮上方握住。③下降肩部且向前方伸展，两臂尽量支撑身体向后方倾斜。

（2）坡路驱动：①躯干向前方屈曲，双手放在两侧环轮顶点稍后方。②屈肘和肩关节，内收上肢向前推动环轮，使轮椅向上坡移动。③下坡时，伸展头和肩部，双手向环轮稍前方伸展，一松一紧地控制手闸，即可依靠重力缓慢下行。

（3）转弯（以向右转为例）：①右手伸向靠背后方，握紧车轮后部。②外旋右前臂，向车轮内侧用力，同时体重压在右手上。③右手向后推右车轮，左手放在正常位置向前方推动左车轮。

（4）上下台阶：①将轮椅正对台阶，身体向后方用力，使轮椅重心向后轮上倾斜。②将小脚轮搭在台阶上方，向前移动轮椅，缓慢落下脚轮。③身体向前方屈曲，双手握住后轮依次向上方步道处用力，驱动轮椅。④下台阶时，将轮椅背对台阶，躯干前倾，依次向后方驱动大轮，分别落下大轮到台阶下方，再将脚轮落下台阶。也可以面对台阶按照"先脚轮后大轮"顺序下台阶。

考点与重点　常用运动疗法

第三节　作业康复疗法

📋 案例

　　患者，女性，52岁，家庭主妇，近半年来感到右肩部持续疼痛，并逐渐出现活动受限的情况。尤其在夜间翻身或进行日常家务如提重物、擦窗户时，疼痛加剧，严重影响了她的生活质量。她曾尝试自行按摩和使用止痛药膏，但效果不佳。最近，经邻居推荐来到社区健康中心寻求帮助。

问题：1. 作业治疗技术在患者的康复过程中扮演什么角色？
　　　　2. 针对她的情况如何开展作业治疗？

一、概　述

（一）社区康复作业治疗定义

社区康复作业治疗是一项社区康复服务，目的是协助有需要的残障人士以及长期慢性病患者提高他们在起居生活、工作及社区生活方面的独立生活能力。通过实地评定、家居及社区内的训练、改善家居环境设施及建议或帮患者洽购合适的辅助用具，如轮椅、拐杖、助行器等，以及提供合适的信息等服务，以帮助他们能够在不同方面独立生活，从而让他们可以顺利融入生活。

（二）社区康复作业治疗的现状

不同的国家和地区社区康复作业治疗的组织形式和发展现状不同。在美国，患者所居住的社区普遍会为其提供家庭医疗机构、独立生活中心、私人服务等作业治疗形式，并且作业治疗师会到患者家里参观，为其家庭环境设施改造提供意见。在中国香港特别行政区，香港房屋协会多年前开始聘用作业治疗师，为居住于社区的老年人进行专业的家居安全评定、建议预防家居意外发生的措施和改善可引起危险的家居设备，建议部分老年人改变日常不适当的生活习惯等，并且一些非政府机构或志愿机构正在大力发展社区康复服务，其中包括一些在社区设立的持续复健中心，提供一站式的日间康复机构等。在中国，虽然目前还没有经过正规社区作业治疗培训的作业治疗师来开展相关工作，但是中国残疾人联合会及民政部门通过国家行政干预的措施，并依托初级卫生保健网络、基层社会保障网络建立了基层社区康复网络，其在社区康复中起着举足轻重的作用，目前已有一些机构组织在为残疾人服务。例如，基层社区康复管理网络和基层社区康复组织，居委会的康复点，福利企业、特教机构的康复站等。

作为社区卫生服务中心，应该能够提供常见的作业治疗，如手和上肢功能训练、简单日常生活活动训练、手工艺训练，有条件的可开展认知康复、职业康复、心理康复等。

（三）社区康复作业治疗的特点和方法

与综合医院康复科、专科康复医院相比，社区康复作业治疗有以下几个特点。

1. 地点范围广阔　在社区范围内进行，利用社区作业进行治疗活动，主要针对社区患者。作业治疗除了在社区卫生服务中心康复科，还可在患者家里进行环境改造和家庭康复宣教。

2. 作业活动多样　各种手工艺活动、游戏、园艺活动、木工、金工、日常生活活动训练，以及太极拳、广场舞等其他活动。

3. 社区交流紧密　邻里之间可以相互交流促进，提高生活的融入能力，从而达到回归生活、回归社会的目的。

4. 社区康复形式多样　除了个人的生活自理能力训练，尤其在社区，团体治疗是一种非常普遍有效的方法。

二、社区康复作业的评定与记录

（一）概念

社区作业治疗评定是作业治疗的前提。社区作业治疗评定是应用康复医学方法对残疾者或功能障碍者的残存功能或恢复潜力以及环境等进行评定，制订社区作业治疗计划，对作业治疗结果及随访结果进行综合分析的过程。

治疗师除了需要详细了解患者的功能障碍等情况，总结患者情况，还有了解其个人信息和兴趣爱好等，指导适合在社区中进行的治疗活动。这个过程即社区作业治疗评定。作业治疗评定与其他治疗评定有所不同，作业治疗评定更强调患者的整体状况，尤其强调患者的生活、工作和娱乐等。这里可以参考美国作业治疗师协会（American Occupational Therapy Association，AOTA）所提出的作业治疗实践框架（occupational therapy practice framework，OTPF），包括 ADL、IADL、娱乐、休闲、工作、教育、休息和睡眠、社会参与八个方面。

（二）目的

1. 确定功能障碍　明确作业治疗"诊断"，找出患者在社区中有哪些活动障碍和在身体上有哪些功能障碍，程度如何，包括确定障碍的部位、性质和程度。

2. 确定代偿潜力　是作业治疗中重要的环节。作业治疗师通过评定患者的代偿能力，推断其治疗预后，以预测患者经过治疗后可能达到的功能恢复水平。具体而言，作业治疗师需要判断患者在治疗后是否能够完全恢复、部分恢复，或者难以恢复到正常功能水平。这一过程不仅关注患者当前的功能状态，还需要考虑患者个人的需求和目标，即患者希望在治疗后能够完成哪些活动或达成哪些生活目标。

3. 制定治疗目标　根据评定的结果，正确地制定治疗目标，可以包括短期目标和中长期目标，从而在今后治疗中会有不同的侧重点，有效地利用人力和物力或者其他环境的资源，即确定该治疗可以进行到什么程度，或者何时应该停止治疗。

4. 确定治疗方案　在确定了损伤或残障的程度、掌握了解患者的整体情况后，以确定最佳治疗的方案。

5. 判断治疗效果　精准评定是判断治疗结果的依据。经过治疗之后，通过科学的评定来得出客观的结果，以利于进一步治疗或者改进。

（三）分类和步骤

社区作业治疗评定病患者及伤残人士，有以下评定方法，包括：身体功能、生活方式、自我照顾能力、家居安全情况、环境的互动情况、照顾者的照顾能力。

作业治疗评定贯穿作业治疗的全过程。在治疗过程中，实施作业治疗评定时，应遵循一定的步骤进行，其基本步骤包括以下几个方面。

1. 确定活动障碍的性质、部位和损害的程度。

2. 判断机体功能障碍的状态。

3. 根据评定结果得出作业治疗"诊断"，推断恢复潜力。

4. 有针对性制订出合适的治疗方案，选择正确的治疗手段。

5. 治疗中，定期评定患者情况，随时调整治疗方案以求最佳疗效。

6. 疗程结束时，应对患者进行活动和功能改善程度评定，从而确定疗效，为患者今后回归家庭和社会提出指导性的建议和方案。

作业治疗评定是作业治疗中重要的、必不可少的组成部分。临床上按照进行评定的时间，作业治疗评定可以分为初期评定、中期评定和末期评定三个阶段。

（四）评定方法的选择

1. 直接观察法　包括直接观察、量表测量和测验等。是评定者亲自观察或检测患者的躯体功能，评定其实际活动能力。评定时，患者根据治疗师发出的指令去实际操作。比如对患者说"可不可以帮我捡起地上的笔"，观察患者做得如何，要逐项仔细观察患者的动作情况，进行评定并记录。了解患者可以做什么，不可以做什么，做的程度如何。要尽力做到客观，避免主观，以防止患者高估或低估他们的能力。

2. 间接评定法　是指对不能直接观察的项目，通过询问的方式（可以询问患者或者家属）进行了解和评定的方法，包括电话询问和面谈等。询问内容比如了解患者能否控制大小便等。

（五）注意事项

正确地选择评定的方法是能否测出患者准确情况、实施正确治疗的关键。要选择合适的评定方法，必须注意以下几点。

1. 突出评定重点　应该根据评定目的选择适当的评定项目，根据自己专业水准，挑选重要的、有意义的、个性化的评定项目，不要所有项目都评定，也不能过于简单。单个评定只是提供一个侧面的情况，如关节活动评定、肌力评定等。这些评定结果却不足以为评定患者整体功能活动提供足够证据，因此作业治疗评定的重点应该放在与生活自理、学习、工作和休闲活动有关的综合性功能上，如日常生活活动能力评定、上肢活动能力评定（手功能评定）、生活质量评定等。

2. 熟悉评定方法　必须选择自己熟悉的评定方法，尽可能选择技术可靠、精确度高、重复性好的无创性方法。如使用仪器测定，应在该仪器处于正常工作状态下进行评定，并尽可能避免操作仪器时产生的误差。

（六）社区康复作业治疗的记录

作业治疗记录即用来记载作业治疗的评定、作业治疗的执行及所提供的作业治疗服务等。作业治疗文件记录根据作业治疗的不同阶段分为初始评定记录、治疗期间评定记录、进展记录和结束记录。

1. 初始评定记录　是当作业治疗师初次见到患者时所做的检查、评定的记录。

2. 进展记录　是治疗过程或提供给患者干预的记录，提供作业治疗师再检查及再评定的记录。

3. 治疗期间评定　是治疗过程中评定的记录，作业治疗师再检查及再评定的记录，与进展记录基本相似。

4. 结束记录　是患者在治疗结束后的最后评定及最后记录。

三、社区康复的治疗性作业活动

（一）概念

治疗性作业活动是利用社区康复资源进行有针对性的作业活动，其目的是维持和提高患者的功能、预防功能障碍或残疾的加重、提高患者的生活质量。治疗性作业活动具有如下特点。

1. 每一种活动都必须有其目的，可以达到一定的目标。

2. 选择的活动对患者来说非常重要，它的作用不能够忽视，其重要程度可随患者治疗的不同阶段而改变，即使只有在治疗的后期才能体现出其价值。

3. 每种作业活动都符合患者的需求并且患者能够接受，使患者能积极主动地参加相应的活动。

4. 作业活动不仅能维持和（或）提高功能，而且还能改善功能障碍或残疾所导致的活动限制，从而提高患者的生活质量。

5. 大多数作业活动与患者的日常生活和职业相关，有助于患者恢复和维持基本生活的自理能力和提高必要的职业技能。

6. 具有趣味性，患者更愿意主动参与有趣吸引人的作业活动，将有助于患者本人和作业治疗师共同达到患者和（或）家属的目标。

7. 活动量可适当调节，活动量可根据患者的功能现状和治疗需要而进行一系列的调整。

8. 作业活动是由作业治疗师根据其专业知识和临床判断力并结合患者的需要挑选的。因此，这种作业活动更能为患者所接受并达到良好的治疗效果。

（二）治疗作用

治疗性作业活动的目的在于帮助那些身体、精神、社会适应能力以及情感等方面有障碍的人，恢复、养成并保持一种恰当的、良好的、能体现自身价值和提高生活质量的生活方式，并从中得到身心上的满足。其治疗作用如下。

1. 躯体方面的治疗作用   根据所选择的活动不同可以改善患者的运动功能、感觉功能和 ADL 能力。

（1）增强肌肉力量，如木工、金工、足球、制陶、搬运、泥塑、投篮、通过特殊传感器控制的电子游戏（如 E-Link）等可提高肌力。

（2）增强身体耐力，如木工、金工、泥塑、篮球、跳舞、足球、绘画、书法、轮椅竞技、园艺等可增强身体耐力。

（3）改善关节活动度，如篮球、乒乓球、泥塑、舞蹈、绘画、编织、书法、插花、橡皮泥作业、编织、纺织等可改善关节活动度。

（4）减轻疼痛和缓解症状，如通过棋类游戏、牌类游戏、绘画、书法、泥塑、音乐、冥想等可转移注意力，减轻疼痛，缓解症状。另外也可在热疗下进行作业活动或利用热的媒介（如制作陶瓷）进行作业以减轻疼痛。

（5）改善灵活性，如棋类游戏、牌类游戏、拼图、书法、绘画、泥塑、编织、折纸、镶嵌等作业可改善手的灵活性。

（6）改善平衡功能，如篮球、舞蹈、足球、编织、套网、保龄球、跳房子、飞镖、跳绳、投掷游戏等改善平衡功能。

（7）促进感觉恢复，如利用不同材料进行的手工艺制作、棋类游戏、牌类游戏、触摸麻将等可促进感觉恢复。

（8）提高 ADL 能力，如穿衣服训练、起床比赛、家务活动等。

（9）提高 IADL 能力，如广场舞、歌唱比赛、包馄饨、买菜做饭等。

2. 心理方面的治疗作用   可以调节情绪，改善抑郁，陶冶情操振奋精神，增加自信。

（1）增强独立感和建立信心，如绘画、书法、泥塑、编织、折纸、镶嵌、手工艺制作等可增加自信。

（2）提高成就感和满足感，如木工、金工、制陶、泥塑、绘画、书法、编织、折纸、镶嵌、手工艺制作等可生产出产品的作业。

（3）改善精神状况和转移注意力，如音乐、棋类游戏、牌类游戏、绘画、书法、泥塑、编织、折纸、镶嵌、电子游戏、网游、手游等可调节情绪。

（4）平复情绪，促进心理健康，如木工、锤打、剪纸、泥塑、撕纸、发泄球等宣泄性活动，可使患者合理宣泄而促进心理健康。

（5）改善认知和加强知觉功能，如棋类游戏、牌类游戏、电子游戏、绘画、书法、音乐等可改善患者注意力、提高解决问题和执行的能力。

3. 职业方面的治疗作用

（1）提高劳动技能，促进就业。通过木工、金工、打字、手工艺制作、园艺等可提高劳动技能。

（2）提高职业适应能力，棋类游戏、牌类游戏、球类活动等集体性活动可增强竞争与合作意识，促进人际交往而改善邻里之间的关系，提高职业的适应能力。

（3）增强患者再就业的信心，通过木工、金工、制陶、泥塑、绘画、书法、编织、折纸、镶嵌、手工艺制作等治疗性作业活动生产出产品，可增强患者再就业的信心。

4. 社会方面的治疗作用

（1）可以改善社会交往和加强人际关系，如园艺、棋类游戏、牌类游戏、音乐等。

（2）促进重返社会，通过生产性活动、竞技性活动、游戏性活动等可促进患者适应社会环境，有利于他们早日重返社会融入社会。

（三）社区康复作业活动的应用原则

治疗性作业活动具有良好的治疗作用，但应注意的是这些活动一定是经过精心选择的，具有明确的目的性和针对性，如选择或应用不当则起不到治疗作用，甚至造成相反的结果，尤其是趣味性活动更应进行严格的分析和合理应用。因此，治疗性作业活动的目标应遵循以下原则。

1. 制定合理、有意义及明确的治疗目标。
2. 每一个治疗目标、治疗方案需要非常个性化。
3. 除了病患者和照顾者的治疗目标外，社区作业治疗还需关注环境的适配性目标。
4. 需要患者及家属同意进行环境改造。
5. 应邀请患者参与其中，使康复更贴近患者的需求及更加有效。

（四）社区作业治疗的评定范围

在选择活动前，首先应对患者的功能情况进行全面的评定，了解其功能状态和治疗目标。评定内容包括一般情况、躯体功能、心理功能、认知、言语状态、兴趣爱好、职业情况、康复需求等方面，可通过查阅病历、询问、观察、问卷、检查、测量等全面了解患者的功能情况和治疗需求，找出存在的问题和需解决的问题，并分析解决的先后顺序。

1. 一般情况　包括年龄、性别、文化程度、家庭情况、居住条件、经济收入、患病原因、部位、诊断、病情发展等方面。

2. 躯体功能　包括肌力、关节活动度、耐力、平衡、步行、转移、手功能、ADL、职业能力等。

3. 心理功能　包括伤病前后的情绪、行为、个性有无改变，有无抑郁、焦虑等症状。

4. 认知状态　感知、知觉、认知、言语等日常的表现，需了解注意、记忆、执行解决问题的能力以及有无交流障碍等。

5. 兴趣爱好　选择作业治疗活动前要了解患者的文化背景、生活经历、兴趣爱好、特长等。

6. 职业情况　工作环境、工作要求、具体工作任务、工作时间、职业兴趣、单位意向等。

7. 康复需求　患者对自身病情及预后情况的了解、对治疗的积极性和预期目标。

（五）治疗性作业活动

活动赋予生命以意义，人们生活在环境中，都在进行着不同的作业活动，活动是作业治疗的核心，治疗性作业活动是作业治疗常用的、有意义的、持续或有规律地进行的基本活动，它直接取自生活、工作和休闲或者其他方面，是作业治疗实用性和灵活性的体现，也是作业治疗师创造性和开拓性的能力的体现。

1. 生产性活动　生产性活动是指可以生产出产品的作业活动，包括木工、金工、制陶、缝纫等，是传统作业治疗所常用的活动。

2. 手工艺活动　社区的手工艺制作种类相当丰富，常用的有编织、刺绣、剪纸、折纸、粘贴画、插花、雕刻等。

3. 园艺活动　园艺活动包括种植花草、栽培盆景、园艺设计、游园活动等。利用园艺活动进行作业活动以达到愉悦心情、促进身心健康的训练方法。园艺疗法是对于有必要在其身体以及精神方面进行改善的人们，利用植物栽培与园艺操作，从社会、教育、心理以及身体诸方面对他们进行调节的一种有效作业治疗方法。

4. 艺术活动　艺术活动包括音乐、绘画、舞蹈、戏剧、书法、诗歌等，是作业治疗常用的活动（图 4-37、图 4-38）。

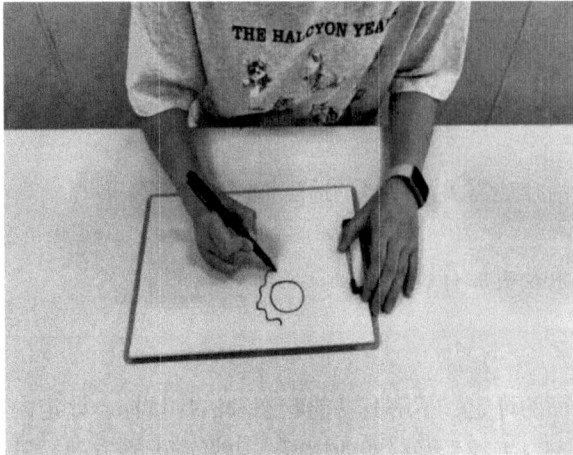

图 4-37 绘画

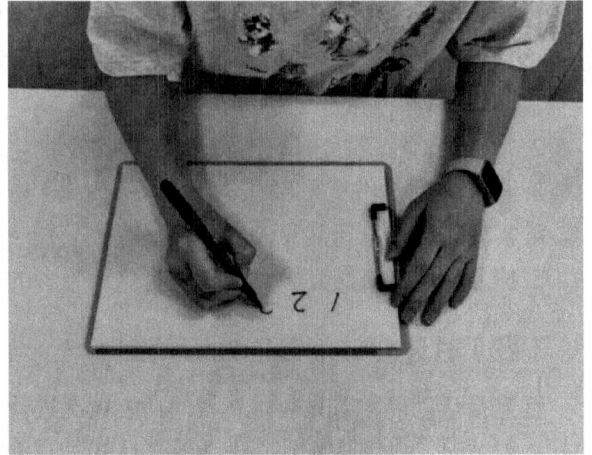

图 4-38 书写数字

5.体育活动 体育活动主要包括健身类、娱乐类和竞技类体育。常用于康复训练的体育活动有篮球、足球、排球、乒乓球、飞镖、太极拳、八段锦、五禽戏等。

6.娱乐活动 娱乐游戏是作业治疗最为常用的活动之一，诸如跳舞、唱歌等娱乐活动。在很久以前就被用来治疗疾病和帮助残障人士的康复，因极具趣味性而深受患者的欢迎。娱乐游戏种类繁多，包括棋类游戏、牌类游戏、拼图、迷宫、套网、电脑游戏以及大型互动游戏等（图 4-39、图 4-40）。

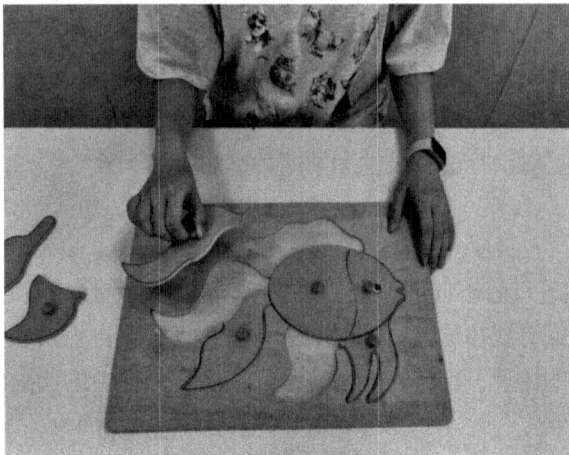

图 4-39 拼图游戏 1

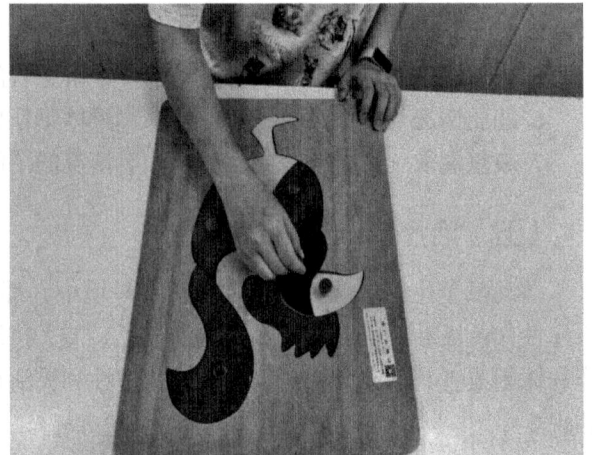

图 4-40 拼图游戏 2

四、日常生活活动训练

（一）日常生活活动训练的目的

日常生活活动训练是作业治疗中非常重要的内容之一，功能障碍患者重新生活就必须从最简单的、基本的日常生活活动开始，其目的如下。

1.重新学习或维持患者基本的日常生活活动，调动其本身兴趣并挖掘其潜力，使其达到生活自理，减少对他人的依赖。

2.提高患者的自我康复意识，充分发挥其主观能动性，提高信心，重新建立生活的自信。

3.对日常生活活动特定动作进行分析，发现患者存在的主要问题并解决问题，找出新的、实用的操作方法，省时省力地进行日常功能活动。

4.进一步改善患者的躯体功能，达到通过日常生活活动进行训练的目的，以适应日后回归家庭、重返社会的需求。

5.训练患者使用矫形器或者辅助器具，使其在辅助性装置的帮助下，达到最大限度的生活自理，从而改善 ADL 能力。

（二）自我照顾 ADL 训练

1. 穿、脱衣、裤子、鞋

（1）穿衣：①放好上衣。患者将上衣里面朝外（向上），衣领靠近身体向上置于膝盖上。②上肢和手穿进正确袖管。用健侧手帮助露出另一只的袖口，把患侧手穿进相应的袖口。③把衣领拉到一侧肩膀。将上衣沿患侧上肢拉上并拉到健侧肩膀和颈部，用健侧手把衣领从患侧拉到健侧，患者也可用牙咬住衣领的另一端。④穿上另一侧上肢。把健侧手和上肢穿进衣袖。患者用健侧手抓住上衣的后襟将其拉开平展。⑤系上纽扣。整理上衣使纽扣对准相应的扣眼，稳定纽扣边缘，用健侧拇指撑开扣眼套上对应的纽扣。（图 4-41）

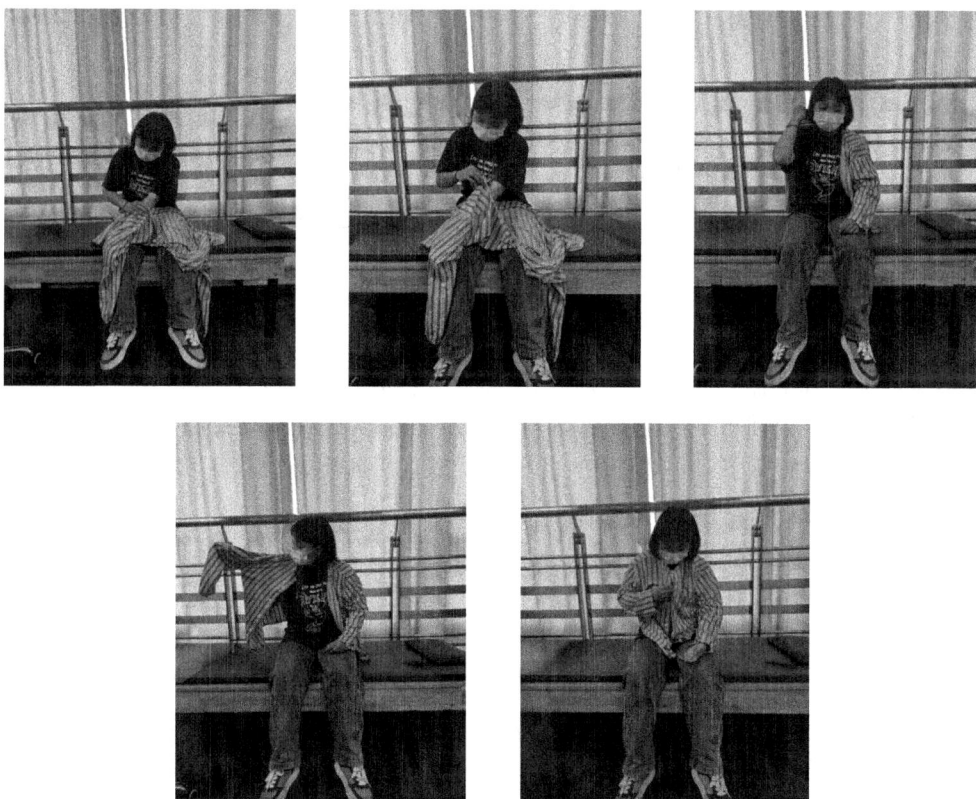

图 4-41　穿衣技巧

（2）脱衣：①解开纽扣。②把衣领脱到一侧肩膀。先将患侧上衣脱到患侧肩膀下，然后将健侧上衣脱到健侧肩膀下。③脱下一侧上肢。将健侧上肢和手脱出衣袖。④把另一侧上肢和手脱出衣袖。当健侧手脱出后，患者方可容易地将患者的衣袖脱下，完成脱衣。

（3）穿裤子：①摆好腿的位置以便健侧手能触碰到其踝部并穿上相应裤腿。坐在稳定的轮椅上，把裤子放在身旁，健侧手容易拿到的地方，教患者通过抓住其患侧小腿使其交叉放置于健侧大腿上，将患侧裤腿穿到患腿脚踝，如果可能，应拉到膝盖上防止裤子下滑。②将裤子拉到双腿的大腿部。将交叉的患腿再次轻轻放到地板上，把健侧腿裤子穿上。③将裤子拉到上腰部。让患者通过坐卧转移，躺到床上，并尽可能将患侧裤子拉到臀部附近。通过桥式运动或转身将臀部离开床面，把健侧裤子拉过臀部直到腰。（图 4-42）

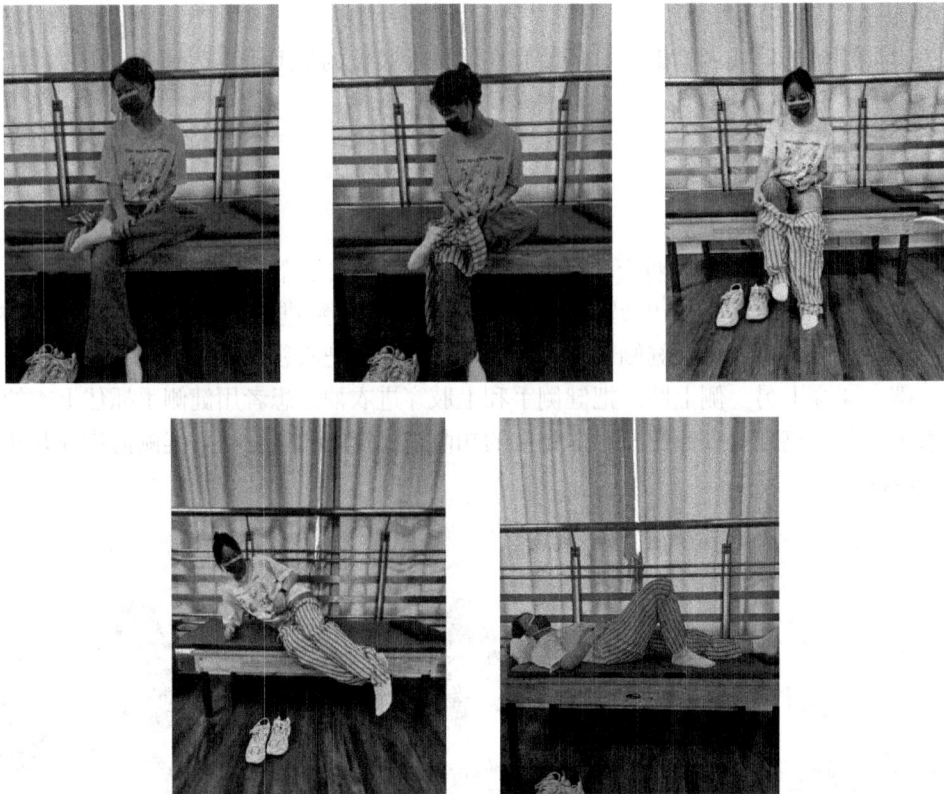

图 4-42 穿裤子技巧

（4）脱裤子：①将裤子脱下腰部。通过倾斜身体或将躯干从一侧向另一侧旋转使臀部离开座位，快速将裤子脱到臀部以下。②将裤子退到双腿的大腿部并脱出踝部，有两种方法。a.将裤子从腿上脱下，先脱健侧，然后用健侧足蹬踩下患侧裤子；b.用健侧足踩住患侧裤子，健侧手拉起患侧腿先脱掉患侧的裤腿，然后再脱掉健侧的裤腿。

（5）穿脱鞋：①将一腿放在另一腿的大腿上。把患侧脚的鞋子从地上拿起，鞋面向下放在床上或身体旁边的椅子上，将健侧腿放在身体的正中线，将患侧腿提起交叉放于健侧腿上。②摸到足跟并将足放入要穿的鞋内。拉开鞋面部分（有时拉开鞋跟才可以这样做），将患侧脚"穿进"鞋里，特别要当心小趾，然后穿脚掌，再用健侧手指勾上鞋跟。③穿上鞋。用健侧手系上鞋带或者粘使用魔术贴的鞋子，最后放下交叉的患腿。④脱鞋。解开鞋带（或拉开魔术贴），弯腰用健侧手帮助将患侧腿交叉于健侧腿上，脱掉患侧脚上的鞋子，或用健侧足蹬踩掉患侧足鞋跟，再用健侧手脱下鞋子（图4-43）。

2.修饰

（1）梳头：①拿起梳子。靠近一个梳妆台安全平稳坐下；照着放在面前的镜子，拿起放在台上的梳子，如果鼓励患者使用患侧手来梳头，建议使用加粗或者加长的手柄。②梳前面的头发。③梳后面的头发。

（2）洗脸：①打开和关上水龙头。靠近盥洗间或卫生间里的脸盆，将一条小毛巾放进脸盆，打开水龙头。②冲洗毛巾。③拧干毛巾。用一只手握紧小毛巾将其缠在水龙头上拧至足够干。④擦脸。平稳拿在手掌上并擦脸。

（3）刷牙、漱口：①口杯里装满水。靠近盥洗室或卫生间里的脸盆，打开水龙头将牙杯充满水后关上水龙头，将牙杯放在脸盆里或脸盆旁。②将牙膏挤在牙刷上。将牙刷放在湿毛巾或防滑垫上稳定，用健侧手打开牙膏的盖子，然后将牙膏挤到牙刷上。③刷牙。放下牙膏并用健侧手拿起牙刷刷牙（如果有可能，尽量用健侧手辅助患侧手来完成刷牙动作）。④彻底漱口。放下牙刷并拿起漱口杯漱洗，反复直至干净。

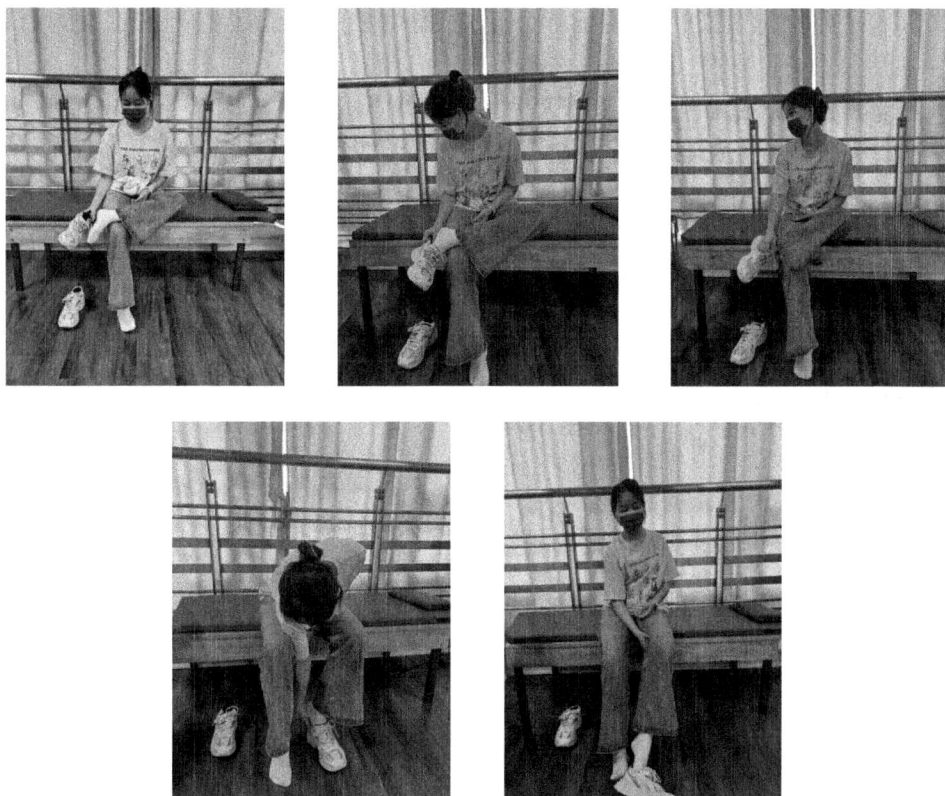

图 4-43　穿脱鞋技巧

3. 进食

（1）准备食物：在桌边坐稳，注意食物及餐具。

（2）维持餐具或食品、饮料杯的稳定：健侧手拿起餐具。

（3）把食物放进嘴里：把餐具放入有食物处的碗碟中，夹住食物，将食物运送到口部，张开嘴巴，将食物送入口中。

（4）吞咽：合上嘴，进行咀嚼和吞咽，放下餐具。

4. 如厕转移

（1）从床或椅子转移到厕所：从床上或椅子上坐起，独立或用助行器走到厕所。

（2）进入厕所并坐到坐厕上（建议马桶）：打开厕所门走进厕所，接近坐厕并从健侧转身，直到坐厕正好位于身后，抓住扶手，然后小心地坐到坐厕上。

（3）脱下裤子：详见脱裤子步骤。

（4）如厕后清洁并穿上裤子：上完厕所后用厕纸完成清洁工作，穿裤子步骤具体见穿裤步骤。

（5）从坐厕上站起再转移出厕所：拉起或撑住扶手，然后从坐厕站起，使用轮椅或合适的助行器转移出厕所。

5. 洗澡

（1）准备换洗的衣服：带上所有需要的物品等，把衣服装在一个塑料袋里带进浴室，将袋子挂在容易拿到的地方。

（2）转移到浴室：具体方法见如厕转移，浴盆底部及淋浴的地面铺上防滑垫。

（3）准备水：从水龙头里直接放出热水，将洗澡水准备于脸盆或水桶里或浴桶里。

（4）脱掉衣服：准备好水以后，按前述方法独立脱下衣服（具体步骤见脱衣服、裤子步骤，脱衣服时最好坐在浴椅上（防止跌倒）或放在浴缸上的木板上完成。

（5）坐在浴椅上或移进浴缸里：背对放上浴板的浴缸站好，坐上浴板，把患侧下肢搬入浴缸，把患侧下肢搬入浴缸后放入健侧肢体，滑入浴缸中央。

（6）淋湿身体：用健侧手淋湿身体。

（7）擦洗身体：使用按压式肥皂液，用健侧上肢和手上的香皂依次擦到肚子和后背，将有肥皂液的毛巾放在膝盖上，将患侧上肢放在毛巾上擦洗；用健侧手冲洗干净身体。

（8）擦干身体：患者可用干毛巾或海绵擦干身体，也可以坐在刚才脱下的衣服上，擦干身体。

（9）穿上上衣：患者可以选择只穿内衣并用大毛巾裹住身体从浴室出来，然后安全地坐下按穿衣步骤穿上其他放在床上的衣服。

（三）转移活动训练

转移活动是 ADL 中一个极其重要的活动，患者要获得最大的功能独立，通常由治疗师指导从转移活动训练开始。只要患者的病情稳定，病情不再进一步发展，甚至处于急性期都可以建议开始床上功能训练并允许床边坐起。

1. 床椅直接转移

（1）患者坐在床边，双足平放于地面上，轮椅或椅子置于患者健侧，与床呈 45° 角，制动，卸下近床侧扶手，移开近床侧脚踏板。

（2）用于抓住轮椅或椅子的扶手以提供支持，患者健侧手支撑于轮椅或椅子远侧扶手，患侧足位于健侧足稍后方。

（3）移动身体：患者向前倾斜躯干，健侧手用力支撑，抬起臀部，以双足为支点旋转身体移至轮椅或椅子。

（4）转动身体坐进轮椅或椅子：确认双腿后侧贴近轮椅或椅子后正对轮椅或椅子坐下。

2. 坐站转移

（1）坐于床边：患者坐于床边，双足分开，与肩同宽，双足垂直平放于地上。

（2）躯干前倾：运用 Bobath 握手，双手指向地上，躯干向前倾斜。

（3）重心前移：双膝前移超过足尖，臀部抬离床面，患侧下肢充分负重。

（4）站起：双腿用力，伸髋伸膝站起，躯干挺直，双手分开自然下垂置于体侧。

考点与重点　日常生活活动训练方法

五、社区康复的适宜辅助技术

（一）定义

社区康复辅助技术是指用来帮助社区残疾人、老年人进行功能代偿，以促进其独立生活并充分发挥他们潜力的多种技术、服务和系统的总称。

（二）助行器具辅助

人体支撑体重、保持平衡和行走的器具称为助行器（walking aids），也可称为步行器、步行辅助器等，包括大而稳定的助行架，小而不稳定的单足手杖等。主要作用是保持身体平衡，减少下肢承重，缓解疼痛，改善步态，改进步行功能等。

1. 分类　根据结构和功能，可将其分为两大类：杖类助行器和助行架。

（1）杖类助行器小巧、轻便，但支撑面积小、稳定性差，包括手杖、肘杖、前臂支撑拐、腋杖、多脚拐杖和带座拐杖。

（2）助行架比较笨重，但支撑面积大、稳定性好，包括标准型助行架、轮式助行架、助行椅及助行台。

2. 适应证　适用于偏瘫、下肢肌力减退（如脊髓灰质炎后遗症或下肢神经损伤）、平衡障碍（如颅脑外伤或多发性硬化）、下肢骨与关节病变（如骨性关节炎、下肢骨折、骨质疏松）、双髋用石膏固定或用其他方法制动者，以及单侧下肢截肢或佩戴假肢者、老年人、偏盲或全盲等伤残者。

3. 轮椅的使用　轮椅（wheelchair）是常用辅助移动工具之一，是步行功能减退或丧失者，和（或）为了减少活动时能量消耗者的常用代步工具。对于下肢截肢者，轮椅发挥着与假肢相同的作用。轮椅有许多种类：按驱动方式分为手动轮椅和电动轮椅，按构造分为折叠式轮椅和固定轮椅，按使用的对象分为成人轮椅、儿童轮椅、幼儿轮椅，按用途分为普通轮椅、偏瘫用轮椅、下肢截肢用轮椅、竞技轮椅等。普通轮椅一般由轮椅架、车轮、车闸、座椅、靠背、扶手等部分组成，根据使用者的具体情况有时还需要配备坐垫、靠背垫、轮椅桌等附件。

轮椅使用的适应证：凡借助轮椅能离开床，最大限度地恢复或代偿功能，提高独立性，扩大生活范围，参加各种社会及娱乐休闲活动者都属于使用轮椅的对象。轮椅对于双下肢截瘫者回归社会发挥着重要的作用。一般认为，具有下列情况者可以考虑使用轮椅。

（1）各种原因引起的步行功能减退或丧失者如截肢、下肢骨折未愈合、截瘫、严重的关节炎症或疾病导致下肢负重时疼痛者等，如不能使用手杖或其他助行器步行时应考虑使用轮椅。

（2）禁止步行者。并非患有运动系统疾病，但步行对全身状态不利者，常需暂时性使用轮椅代步，如严重的心脏疾病需要限制活动量者。

（3）独立步行有危险者，中枢神经疾患如严重的帕金森病步行困难者。

（4）高龄老人。随着人口的老龄化，长期卧床的老年人增多。通过使用轮椅不仅可以保持坐位，改善循环、呼吸等系统的功能，还可以用少量的上下肢活动来驱动轮椅，达到调节生活、提高生活质量的效果。

六、社区康复的环境改造

（一）定义

环境改造（environmental modification）是通过对环境的适当调整，使环境能够适应残疾人的生活、学习或工作的需要。环境改造是作业治疗的重要工作之一，也是患者能否真正回归家庭和社会的重要条件。对于部分重度伤残患者，环境改造是关系到他们能否生活自理和回归家庭和社会的重要内容。

（二）居家无障碍环境要求

作业治疗干预中最主要的是居家环境，居家环境无障碍的要求具体介绍如下。

1. 房屋外部的进出口通道

（1）供功能障碍者通行的门最好使用自动门，不宜采用旋转门和弹簧门，门锁的高度和开启的力度要符合患者的能力水平。门把手最好为向外延伸的按压式把手以利开关，最好不使用旋转把手。

（2）门口不宜有门槛，门扇开启后门口的净宽不得小于0.80m。

（3）有易进出的通道，如平坦的路面、没有或少台阶、合适的扶手等。通道中无障碍物，光线充足，照明良好。

（4）如进入室内需安装斜坡，其长度与高度之比不应小于12∶1，表面防滑处理，两侧安装扶手。

（5）注意门把手、锁、钥匙、邮箱和门镜，这些配置应当适宜个人独立操作（如杠杆式把手比旋转式把手更易操作）。

2. 房间内的门、楼梯和过道

（1）确认门的高度和宽度，以及旋钮和铰链类型的高度，确定门的摆动方向。

（2）室内走廊宽度，至少0.9m宽，1.2m为理想宽度。

（3）吃饭、睡觉和自我修饰的活动区域最好在同一楼层，避免使用楼梯。

3. 电梯、楼梯

（1）电梯的深度和宽度至少为1.5m，门宽不小于0.80m，电梯迎面应有镜子，以便功能障碍者观看自己是否已经完成进入。

（2）楼梯至少应有1.2m的宽度，每阶高度不应大于0.15m，深度为0.30m，两侧均应有0.65～0.85m高的扶手，楼梯需进行防滑处理。

4. 走廊

（1）供轮椅行人的走廊应有1.2m的宽度，单拐步行时通道所需宽度应为0.70～0.90m，双拐步行时需0.90～1.20m。

（2）顺利通过一辆轮椅和一个行人的走廊至少需宽1.4m，轮椅旋转90°所需空间至少为1.35m×1.35m；以车轮为中心旋转180°时需要1.7m×1.7m的空间；偏瘫患者用轮椅和电动轮椅旋转360°时需有2.1m×2.1m空间，转90°需有1.5m×1.8m的空间。

5. 卫生间

（1）供功能障碍者使用的卫生间门应该向外开，以保证室内有足够的空间，更重要的是，一旦功能障碍者发生意外，外面的人容易打开门施救，而不至于因轮椅或辅助器具挡在门前，在外无法开启。

（2）大便池一般采用坐式马桶，与轮椅同高（0.40～0.48m），两侧安装扶手，两侧扶手间的距离为0.80m左右，扶手可采用固定式的，也可以是可移动的，移开一侧以便轮椅靠近。

（3）洗手盆底最低处不应低于0.69m，以保证使用轮椅者的大腿部可进入池底下面，便于接近水池洗手和洗脸。池深不必太深，0.1m左右即可，水龙头最好采用长手柄式，以便操作，排水口应位于患者够得到的地方；镜子中心应在离地1.05～1.15m高处，以便乘轮椅患者应用。

（4）在靠近浴位处应留有轮椅回转空间，卫生间内的轮椅使用面积不应小于1.20m×0.80m。在浴盆的一端，应设宽0.30m的洗浴坐台。在大便器及浴盆、淋浴器邻近的墙壁上应安装扶手。

6. 厨房

（1）操作台板的高度应适合轮椅使用者的需要，高度一般不应大于0.79m，从地面到膝部的间隙为0.70～0.76m，台板的深度至少应有0.60m。

（2）操作台板应有利于将重物从一个地方移到另一个地方。桌子应能使轮椅使用者双膝放到桌下，其高度最好可以调节。如有必要，可配备一个带有脚轮的推车，以方便转移物品。

（3）轮椅进入的房间至少要有1.5m×1.5m的空间供轮椅转动，厨房桌面或餐桌的高度在可供轮椅进入的前提下不能高于0.8m。

7. 客厅和餐厅

（1）椅子、沙发高度要适中，方便坐下或者站立。

（2）减少使用地毯（如果可能的话，应该去除地毯，或者在地毯下面放防滑垫）。

（3）最好能从椅子或者沙发上操作电视机或者开关餐厅和客厅的灯。

（4）房间里的小通道不应出现混乱的电线。

8. 卧室

（1）电话和房间内的灯要在床上力所能及的地方。

（2）房间内要干净整洁，清理杂物，去除地毯、绳子。

（3）能够较轻易地接触衣柜和梳妆台的抽屉。

（4）通过一辆轮椅的走道净宽度不宜小于1.20m。床应固定不动，床前至少要有1.5m×1.5m的空间供轮椅转动。

（5）床的高度应与轮椅的座位高度接近。非轮椅使用者，床的高度应以患者坐在床边，髋、膝关节保持约90°时，双脚可以平放在地面为宜。床垫要柔软度适宜、舒适，应在床边设置台灯、电话及必要的药品。

9. 窗户

（1）房间内的所有窗户要能够上锁并且易于操作。

（2）窗台离地面高度不应高于 0.3m，躺在床上的人可以看到户外。

10. 电源和开关控制

（1）所有房间应有足够的插座，以消除延长电线的需要。

（2）电源插座、开关、电话应安装在方便、安全的位置，电源插座不应低于 0.5m，开关高度不应高于 1.2m。

（3）注意电路的铺设（如避免一个插座过载或电线裸露且穿过过道）。

11. 空调、灯光、通风设备和安全

（1）室内外的照明要好，室内温度应能够调节，对于存在体温调节障碍者，如脊髓损伤患者和烧伤患者，室温的调节十分重要。

（2）供视力残疾者使用的入口、地面，宜铺设有触感提示的地面材料或涂刷色彩艳丽的地面提示图标。

第四节　言语与吞咽康复疗法

📋 **案例**

患者，男性，45 岁，程序员。2 周前突发脑干梗死，临床表现为言语含糊、右侧鼻唇沟变浅、流涎，饮水偶有呛咳。现转入社区康复，临床诊断脑梗死，功能障碍诊断为构音障碍，吞咽功能障碍。

问题：该患者适合什么康复治疗计划，具体怎么实施？

一、失语症的治疗

失语症治疗的目标是利用各种方法改善失语症患者的语言功能和交流能力，使之尽可能地像正常人一样生活。

（一）基础治疗

1. Schuell 刺激法　是对损害的语言符号系统应用强的、控制下的听觉刺激为基础，最大限度地促进失语症患者语言功能的恢复，是失语症的基础治疗方法，具体如下。

（1）刺激：针对较严重的失语症患者采用的刺激应较强，增加刺激次数，采用多感官刺激，如听觉、视觉和触觉刺激相结合，并采用文字、图片、手势等多种线索；内容形式宜简单，如应首选生活常见名词类、采用二选一的形式等；针对轻中度的失语症患者以听觉刺激为主，训练任务难度可增加，如增加理解内容长度、采用多选一的形式等。

（2）刺激提示：患者接受刺激后若数秒内没有反应或出现错误时可进行提示。重症患者提示项目包括描述、手势、词头音等，轻症患者一般采用单一提示即可。

（3）反应评价：患者按时正确回答、延迟反应和自我更正记为"+"，误答记为"–"。根据患者反应可适当增减治疗课题难度。

（4）反馈：正强化可提高患者的兴趣和增强其信心，当患者误答时及时给予纠正。

2. 阻断去除法　一般与 Schuell 刺激法结合使用。将未受阻断的语言形式作为"前刺激"，引出有语义关联的另一语言形式从而引出正确反应，使"阻断"去除。如 Wernicke 失语患者的听理解损伤较为严重，训练时可先将阅读作为训练目标，即通过"看"来去除"听"受到的阻滞。

3. 旋律语调疗法　适用于右脑音律功能完好的患者，运用语言中的音乐成分（旋律、韵律和重音），通过患者未受损的歌唱能力，促进言语输出。方法是治疗师引导患者跟着唱目标词，同时让患者打节奏，诱导患者逐渐用歌唱来回答简单问题。根据患者歌唱的独立程度，治疗师逐渐减少音调、提醒等帮助，从而逐渐过渡到言语表达。

4. 交流效果促进法　目的在于使失语症患者最大限度地利用其残存功能（言语的或非言语的），使用有效的交流方法，使其能与周围人建立有意义的联系，尤其是促进日常生活中所必需的交流能力。操作方法是将一叠图片正面向下置于桌上，治疗师与患者交替摸取，不让对方看见自己手中图片的内容。然后运用各种表达方式（如描述、手势、绘画、书写等）将信息传递给对方。接收者通过猜测、反复询问等方式进行适当反馈，治疗师可根据患者的能力提供适当的示范。

5. 代偿手段的利用和训练

（1）姿势语言的训练：姿势语言主要包括手势、点头、摇头等，训练可从常用姿势入手，强化姿势语言的应用，最终要求患者能够自行运用动作表达相应的需求。

（2）交流板的应用：用于语言交流十分困难的患者，但应有文字及图画的认识能力。内容包括日常生活用品与动作的图画等，对有阅读能力的患者，可以在交流板上补充一些文字。

（3）计算机及辅助仪器训练：应用高科技辅助代偿仪器。

考点与重点　常用语言训练方法

（二）训练过程

1. 听理解训练　治疗师提供听觉刺激。

（1）词语的听理解：要求患者指出治疗师所说的目标物品或动作，如"请找出苹果"。

（2）句子的听理解：治疗师可给出是非题或者指令要求患者作答或者做动作，如"上海夏天下雪吗？"或让其遵循如下指令"请你把牙刷放进杯子里"。

（3）短文的理解：可以让患者听一小段新闻或者故事后，让患者做判断或者选择。

2. 口语表达训练

（1）语音训练：患者模仿治疗师发音，告诉患者发音时下颌、唇、舌的位置。练习时可面对镜子，以便纠正不正确的口型。

（2）命名训练：按照字–词–句的顺序进行。给患者出示图片，要求患者命名、描述或治疗师就图片上的内容提问患者进行作答。

（3）复述训练：从单字、双字的词组开始，逐步过渡到句子、短文。

（4）短篇训练：叙述训练、对话训练。

3. 朗读与阅读训练　朗读与阅读生活常用材料，如菜单、地图、账单等。阅读报纸、书籍、信件等并理解书面文字。

4. 书写训练　抄写训练、听写训练、写名字、写日记或写信。

不同的语言障碍模式及严重程度侧重的训练课题不同，医师或治疗师应有所侧重地选择合适的训练课题（表 4-3）。

表 4-3　不同语言障碍模式和严重程度的训练课题

言语症状	障碍程度	训练课题
听理解	重度	卡片二选一、词图匹配
	中度	在重度的基础上增加难度，执行口头命令、听短句判断正误
	轻度	在中度的基础上，选用的句子和文章更长，内容更复杂
言语表达	重度	交流版、复述（拼音、词组）、名词命名、动词命名
	中度	复述、阅读、称呼、动作描述（情景画、漫画说明）、日常用语表达
	轻度	事物的描述，日常交流
阅读理解	重度	看图、读字或词图匹配（日常物品），简单动作
	中度	情景画、动作、句子、文章阅读，执行简单的文字指令，读短文回答问题
	轻度	执行复杂的文字指令，读文章后回答问题
书写	重度	汉字补全、临摹、抄写
	中度	听写（日常生活用品词组、短文），书写说明
	轻度	听写（长文章），描述性书写、日记、信件

二、构音障碍的治疗

（一）呼吸治疗

呼吸障碍的临床表现主要包括说话气短、吃力、异常停顿、病理性硬起音或气息音等，归纳起来主要有呼吸方式异常、呼吸支持不足、呼吸与发声不协调三类。

1. 调整患者姿势，提高呼吸支持必要时可采用颈托或躯干固定器，帮助患者调整姿势，以帮助提高呼吸支持。

2. 生理腹式呼吸训练，帮助患者建立腹式呼吸模式，患者言语过程中，治疗师可以用手给患者腹部适当施压，以提高其呼吸支持和言语响度。

3. 缓慢平稳呼气训练，治疗师教患者进行深吸气和缓慢、平稳的呼气。

4. 最长声时的训练，嘱患者深吸气，尽可能长地、平稳地发音，如"啊"。

5. 逐字增加句长的训练，如在患者能够说清楚"苹果"的基础上，逐渐地增加句子字数，让患者练习"大苹果""甜甜的大苹果""吃甜甜的大苹果""我爱吃甜甜的大苹果"等。

（二）发声治疗

发声障碍主要表现为音调异常、响度异常或音质异常。音调异常的常见临床表现有音调过低、音调过高（如男声女调）、音调变化单一、音调变化过大等；响度异常的常见临床表现有响度过强和响度过弱；音质异常可分为功能性和器质性两类障碍，大多数都是功能性的。

1. 改善音调训练　采用音调梯度训练法、乐调匹配法、手指按压法、视听反馈技术等，进行提高、降低等改变音调的训练。

2. 改善响度训练　采用响度梯度训练法、用力搬椅法、张嘴法、掩蔽法、视听反馈等技术，进行提高、降低等改变响度的训练。对于言语响度过低的患者，还可以考虑佩戴便携式扩音器，以帮助患者更好地进行言语沟通。

3. 改善音质训练　采用喉部按摩法、咀嚼法、哼鸣法、气泡式发音法、半吞咽法、吸入式发音法、吟唱法、清浊音训练，来帮助患者改善粗糙、嘶哑、气息、费力等异常音质。

（三）共鸣治疗

好的音色源自正确的共鸣聚焦。如果患者存在聚焦障碍，如舌位太前、太后（水平）或太高、太低（垂直），说明整个共鸣系统处于比较紧张的状态。这样一方面容易导致说话疲劳，另一方面会形成较差的音质，进而影响言语的清晰度。共鸣障碍分为口腔共鸣异常、鼻腔共鸣异常和共鸣音质异常三种类型。口腔共鸣异常主要有三大类：前位聚焦、后位聚焦和喉位聚焦。鼻腔共鸣异常主要有两大类：鼻音功能亢进和鼻音功能低下。在临床中以鼻音功能亢进及后位聚焦障碍最为典型。

1. 改善鼻音功能亢进　主要包括增加口腔共鸣训练、减少鼻腔共鸣训练及提高软腭上抬训练。

（1）增加口腔共鸣训练：可以采用张嘴法和口腔共鸣训练等方法，帮助增加患者口腔开合度，提高口腔共鸣和言语响度。

（2）减少鼻腔共鸣训练：可以在患者鼻孔处放置镜子或者使用鼻内镜、鼻部气流传感器等方式，帮助患者在认识鼻腔气流和鼻腔共鸣的基础上，减少鼻腔共鸣。

（3）提高软腭上抬训练：①鼻吸口呼法及叹气法促进软腭抬高。②推撑法。患者双手支撑在桌面用力推压，同时吸气后屏气，大声发"啊"。③发声。重复发"啊－啊"音，每次发音后停顿 3～5 秒。④辅音－元音组合练习。如重复"啪－它"（发 p、t 要用力）。⑤鼻音－非鼻音组合练习。如"慢－办"。⑥给予软腭正确的感觉输入，如用冰刺激、酸刺激、气脉冲的空气流、电动牙刷的振动刺激等。

2. 改善后位聚焦障碍　当患者存在后位聚焦现象时，应当采用前位音法来治疗。前位音法指通过发一些发音部位靠前的音，来体会发音时舌位靠前的感觉，帮助减少发音时舌位靠后的现象，从而达到治疗后位聚焦的目的。治疗师嘱患者发双唇音（b、p、f 等）或者舌尖音（t、d、l 等）开头的词语，如"爸爸打饭"。

（四）构音训练

1. 口部运动训练　在做口部运动时，治疗师不能只追求患者运动产生而忽略了患者存在感觉异常的现象。只有帮助患者建立正确的感觉输入途径，患者才会产生正确的运动输出。

（1）颌运动训练：①给予下颌提肌、下颌牵肌正确的感觉输入，如牵伸、敲打、深压刺激等，也可使用冰刺激、气脉冲的空气流、电动牙刷的振动刺激等。②下颌关节的上抬、下拉运动训练，包括被动训练、主动训练和抗阻训练。

（2）唇运动训练：①给予口轮匝肌正确的感觉输入，如牵伸、敲打、深压刺激等，也可使用冰刺激、气脉冲的空气流、电动牙刷的振动刺激等。②圆唇、展唇、双唇闭合、唇齿接触运动训练，包括被动训练、主动训练和抗阻训练。

（3）舌运动训练：①给予舌部肌肉的感觉输入，如用冰刺激、酸刺激、气脉冲的空气流、电动牙刷的振动刺激等。②舌尖前伸、舌尖下舔颌、舌尖上舔唇、舌尖上舔齿龈、舌尖左舔嘴角、舌尖右舔嘴角、舌尖上舔硬腭、舌两侧缘上抬、舌面上抬模式、舌后部上抬运动训练，包括被动训练、主动训练和抗阻训练。

2. 构音语音训练　采用发音部位图、最小音位对等方法，通过治疗师的说明和示范，辅以缓慢的语速，帮助患者掌握正确的构音和自我监控的技能。

（五）韵律训练

通过使用听觉延迟反馈技术、节拍器或者轻敲手指等方式，帮助患者控制语速。在患者语速减慢的基础上，配合使用重读训练，可以使其在言语表达过程中正确地使用重音。

三、吞咽障碍的治疗

（一）间接训练

间接训练的目的是预防失用性功能低下、改善吞咽器官的协调性。间接训练由于不使用食物，安全性好，因此适用于从轻度到重度的各类吞咽困难患者。其常用方法如下。

1. 口唇闭锁　可增强口轮匝肌的随意性运动，改善食物或水从口中漏出。患者面对镜子进行紧闭口唇的练习。对于无法自主闭锁口唇的患者，可予以辅助。当患者可主动闭紧口唇后，可口含一系线的纽扣，由治疗师牵拉，患者紧闭口唇做对抗。其他练习包括噘嘴－龇牙、抗阻鼓腮等。

2. 下颌开合　当肌肉高度紧张时，可进行冷刺激、按摩和牵拉疗法，使咬肌放松；当咬肌肌力降低时，可对咬肌进行振动刺激和轻拍。为强化咬肌肌力，可让患者以臼齿咬紧压舌板与治疗师做对抗练习。

3. 舌部运动　可促进舌对食团的控制及其向咽部输送能力。治疗师可用纱布包住患者舌尖轻拉，然后让患者用力缩舌；通过舌尖轻舔口唇周围，练习舌的灵活性。

4. 咳嗽训练　咳嗽有利于排出吸入或误咽的食物，促进喉部闭锁，减少误吸误咽。

5. 呼吸训练　吞咽障碍患者有时会在吞咽时吸气引起误吸，因此正确的呼吸训练对吞咽困难患者非常必要。

6. 门德尔松手法（Mendelsohn maneuver）　治疗师按摩患者颈部、上推其喉部，来促进吞咽。利用训练患者在吞咽运动时喉部提升动作的改善来提高吞咽时下咽的力量，延长环咽肌的开放时间，增加食物下咽的完整性，减少食物在梨状隐窝处的残留。当喉部上抬不够、食管入口处扩张困难时，可用此手法来强化喉部上抬。

7. 舌制动训练（Masako 治疗）　患者上下门齿轻咬舌尖，用力做吞咽动作。这种方法可促进舌底部和后咽壁的接触，对会厌谷有大量食物残留的患者尤其有效。

8. 声门上吞咽训练　又称屏气吞咽。具体做法是从鼻腔深吸一口气，然后屏住呼吸进行空吞咽，吞咽后立即咳嗽。

9. 冰刺激　能有效强化吞咽反射，提高对食物知觉的敏感度，促进吞咽启动的正常化。将冰棉棒蘸少许柠檬酸水，轻轻刺激软腭、腭弓、舌根及咽后壁，然后嘱患者做吞咽动作，如出现呕吐应终止刺激。

10. 电刺激　能强化无力肌肉，对其进行感觉刺激，延缓肌肉萎缩，通常与其他吞咽障碍康复方法联合使用。

考点与重点　*常用吞咽障碍的间接训练方法*

（二）摄食训练

摄食训练（直接训练）适用于意识状态清醒、全身状态稳定、能产生吞咽反射、少量吸入或误咽能通过随意咳嗽咳出的患者。

1. 体位　治疗师应该根据患者的吞咽生理选择最适合患者的体位。一般认为进食最佳体位为坐位或半坐位卧位，一般采取躯干与地面成 45° 及以上的角度最安全。对不同的吞咽障碍症状，不同的体位会帮助患者改进吞咽功能。

2. 食物的选择　根据吞咽障碍的程度和阶段，本着先易后难的原则来选择食物形态，一般选择柔软、密度及性状均一，有适当黏性、不易松散，易于咀嚼，通过咽及食管时容易变形，不易在黏膜上滞留的食物进行训练。

3. 一口量　即摄食时，最适于患者吞咽的每次入口量。一口量过多易引起误咽，过少则会因为刺激强度不够，难以诱发吞咽反射。一般先以小量（3～4mL）开始，逐步摸索合适的量。

4. 进食速度　一般每餐进食速度控制在 45 分钟以内为宜。

5. 辅助吞咽动作　有助于咽部滞留食物的去除。

（1）空吞咽与交互吞咽：适用于咽肌无力残留分布于全咽的患者。每次进食吞咽后，应反复做几次空吞咽，使食块全部咽下，再进食。

（2）交互吞咽：让患者交互吞咽固体食物和流食，或每次吞咽后饮少许水（1～2mL），既有利于刺激诱发吞咽反射，又能去除咽部残留食物。

（3）转头吞咽：适用于一侧舌肌和咽肌麻痹的患者，当患者头部转向患侧时，患侧梨状隐窝受到挤压，健侧喉部空间相对增大，有利于食物进入食管。

（4）低头吞咽：适用于吞咽启动延迟、舌根部后缩不足、呼吸道入口闭合不足的患者。

（5）点头样吞咽：适用于舌根部后推不足或咽上缩肌无力导致会厌谷残留的患者。当颈部后屈，会厌谷变得狭小，残留食物可被挤出，反复进行几次，动作似点头，同时做空吞咽动作，便可除去残留食物。

（三）摄食－吞咽障碍的其他训练

1. 综合训练　有摄食－吞咽障碍的脑卒中患者仅有口腔功能训练是远远不够的，应提倡综合训练，包括肌力训练、排痰训练、摄食动作的训练，注重食物的选择与调配，进食前后口腔卫生的保持，辅助摄食工具的选择和运用等。凡是与摄食相关的细节都应考虑在内。

2. 物理治疗　可利用电刺激疗法增强吞咽相关肌肉的肌力，促进吞咽动作的协调性，达到改善吞咽功能的目的。

第五节　传统康复疗法

📋 **案例**

患者，女性，52 岁，家庭主妇。近半年来感到右肩部持续疼痛，并逐渐出现活动受限的情况，尤其在夜间翻身或进行日常家务如提重物、擦窗户时，疼痛加剧，严重影响了她的生活质量。她曾尝试自行按摩和使用止痛药膏，但效果不佳。最近，经邻居推荐来到社区健康中心寻求帮助。

问题： 哪些传统的康复疗法可以用于患者的康复过程？

中国传统康复疗法是康复医学中的重要组成部分，它在中医学理论指导下，具有独特的理论与治疗方法。数千年来，在历代医家的努力下，它不断得到发展，为中华民族的传承作出了有益的贡献，并在世界范围内产生了广泛的影响。中国传统康复疗法包括针灸、推拿、拔罐、刮痧、传统运动疗法等。

一、针　灸

（一）概述

针灸起源于新石器时代，是针刺和艾灸的合称，针刺是利用针具，刺激一定的穴位，通过经络的作用发挥治疗疾病的方法。艾灸是用艾绒等药物，烧灼穴位，将热力透入肌肤，以温通气血，达到防治疾病目的的方法。针刺和艾灸均属于外治法，临床上常互相配合应用，故称针灸。

（二）治疗作用

根据中医经络理论，针灸治疗作用主要体现在以下几个方面。

1. 疏通经络 经络具有运行气血、沟通机体表里内外、调节脏腑组织功能活动的作用，通过针刺和艾灸作用于人体相应的腧穴、经络，从而调整气机，疏通经络，调和气血，以治疗疾病。

2. 调和阴阳 中医学认为人体是有机的整体，处于一种阴阳相对平衡状态，这个平衡状态一旦被破坏，就容易产生疾病，针灸调和阴阳的作用就是可使机体从阴阳失衡的状态向平衡状态转化，是针灸治疗的最终目的。它是通过经络阴阳属性、经穴配伍和针刺手法完成的。

3. 扶正祛邪 针灸扶正祛邪的作用就是针刺时运用不同强度的手法产生不同的功效，根据补虚泻实的手法，增强和提高机体抵抗疾病的能力，从而达到病除正安的目的。

（三）治疗原则

根据中医理论，疾病的变化是阴阳表里、寒热虚实八纲的变化，结合疾病的病位、病性，确定治疗方法。用针刺，还是灸法，或是针灸并用；用补法，还是泻法，或是补泻兼施。

1. 辨证施治 是中医理论的核心体系，是指对疾病进行辨别其表里、寒热、虚实、阴阳及有关脏腑、经络后，再对证施治。针灸疗法中应用最多的辨证施治是经络辨证，即根据经络的分布规律与疾病发生的部位来辨别其属于哪个脏腑经络的病变，并实施针刺、艾灸或针灸并用等。

2. 补虚与泻实 虚实表示人体正气与邪气的状况。补虚即扶助正气，对虚证因其正气不足而采取补法。泻实即祛除邪气，对邪气亢盛的实证采取泻法。《灵枢·九针十二原》记载："虚则实之，满则泄之，宛陈则除之，邪胜则虚之"，是针对虚证、实证制订的补虚泻实的治疗原则。

3. 清热与温寒 寒和热表示了疾病性质的两个对立方面，任何疾病都会表现或寒或热的变化，而治疗上要逆其性质而治之。

4. 治标与治本 治标即为治疗疾病外在的症状，治本即治疗疾病的病因。一般临床上"急则治其标，缓则治其本"或"标本兼治"。

5. 局部与整体 在病变部位附近取穴为局部治疗，根据辨证取有关脏腑经络的穴位为整体治疗。临床上常两者兼治。

（四）常用的针刺方法

最常用的是毫针刺法，头针、水针、电针等可放在其他针法中，按照体针、头针、水针、电针的分类比较少见。毫针是九针之一，长三寸六分，针细如毫毛。现在的毫针主要是不锈钢针，是针刺治病的主要工具，临床上应用最广，大凡能刺灸的腧穴，均可使用毫针进行针刺。

1. 针法

（1）体针：临床应用最广，主要工具是毫针，一般腧穴均可使用毫针进行针刺。临床上根据部位不同而选择长短、粗细不同的针具。

（2）头针：在头部的特定区域运用针刺防治疾病的一种方法。主要用于脑源性疾病而达到治疗疾病的作用。

（3）水针：又称穴位注射，将药水注入穴位内，有针刺和药物的双重刺激作用。

（4）电针：是在针刺产生针感后，接上电针治疗仪，选择所需的波形、频率，调节刺激强度使患者出现酸、胀、麻、重的感觉。其治疗范围广泛，常用于各种痛证和麻痹性疾病、脏腑功能失调、神经功能损伤、瘫痪、软组织损伤等。

2. 注意事项

（1）必须熟悉人体解剖结构，进针时应掌握好针刺的角度、方向和深度。为防止发生意外，针刺治疗必须由具有专业资质的人员操作。

（2）针刺前选择合适、舒适的体位，过度劳累、饥饿、精神紧张的患者，不宜立即针刺，以免晕针。体质虚弱的患者，针刺刺激不宜过强。

（3）针刺应避开血管，以防损伤血管出血。有自发性出血倾向或损伤后出血不止的患者，皮肤感染、溃疡、瘢痕部位，不宜针刺。

（4）进针时有触电感、疼痛明显或针尖触及坚硬组织时，应退针而不宜继续进针。

（5）针刺过程中，如果患者出现面色苍白、头晕恶心、心慌出汗、手足冰凉等晕针现象，切忌惊慌失措，应立即起针，迅速将患者置于头低脚高的平卧位。轻者静卧片刻或喂服温糖水，即可恢复。有意识不清者可用指甲按压人中穴，必要时需采取其他急救措施。

（五）灸法

灸是灼烧的意思，灸法主要是借灸火的热力给人体以温热性刺激，作用于经络腧穴，以达到防病治病目的的一种治疗方法。灸法具有方便、有效、价廉和安全等优点。"针所不为，灸之所宜"，对于临床上通过针法治疗无效或效果不显著的疾病，可使用灸法，以弥补针刺疗法的不足，提高疗效。

1. 灸材

（1）艾绒：是新鲜艾叶，经阳光暴晒后捣碎，去渣筛选后的绒状物。艾绒的质量，对施灸效果有一定的影响，因新艾富含挥发油，燃烧时火力过猛，故一般以三年左右的陈艾为佳。

（2）艾条：将艾绒用宣纸卷成圆柱形，也可以在其中加入药物。不添加药粉的称为清艾条，掺入中药药粉的称为药艾条。

2. 灸具

（1）温灸盒：是一种特制的木质容器，内可放置艾绒或艾条，点燃艾后，将温灸盒固定放置于施灸部位，直到局部发红，适用于面积较大部位的施灸，此法多用于妇女及惧怕常规灸治者。

（2）温灸筒：把特制的艾炷一端点燃后置于温灸筒中，用专用胶布固定温灸筒于施灸部位。温灸筒的出气孔和升降盖可共同调节灸温；同时，用胶布固定可避免跌落引起烫伤的风险，更加安全可靠。因其体积较小，既可对单个穴位使用，也能多穴共同循经施灸。

3. 操作方法

（1）艾条灸：是将艾条点燃后置于穴位或病变部位上进行熏灼的方法。一般每个穴位或部位灸15～20分钟，使患者感觉局部温热而无灼痛，以局部皮肤潮红为度。①定点灸，将艾条一端点燃，手握中末端，将燃烧端距离施灸部位2～3cm进行熏灸。②雀啄灸，艾条燃烧端和施灸部位距离不固定，时远时近，像鸟啄食一样。③回旋灸，艾条燃烧端和施灸部位虽保持一定的距离，但位置不固定，均匀地做左右或反复旋转移动。

（2）隔物灸：在艾炷和施灸部位皮肤之间垫一衬隔物的施灸方法，一般可灸3～7壮。因衬隔物性质的差异，而有不同的功效，最常见的隔物是姜、盐、附子饼等。①隔姜灸，将新鲜生姜切成厚度0.5cm左右的薄片，中间用针穿刺数孔，放在施灸部位，上置艾炷并点燃，患者有温热和轻微灼痛感。如灼痛无法忍受，可将姜片向上提离施灸部位，旋即再次放下，反复进行直到局部皮肤出现红晕而不起水疱为度。生姜有解表散寒、温中止呕之功，隔姜灸对风寒湿引起的疼痛、麻木有效。②隔盐灸，只适用于脐部。患者仰卧露脐，在脐孔处撒盐填平脐孔，上置艾炷施灸，如果患者脐部凸出，可用湿面条围脐如井口，再填盐于脐中。隔盐灸适用于因受寒引起的腹痛、腹泻、四肢冷等。③隔附子饼灸，用黄酒将附子粉调和作饼，厚约0.5cm，如一元硬币大小，上置艾炷点燃。附子有补肾助阳的作用，隔附子饼灸可治疗各种阳虚病症。

（3）温针灸：是针刺和艾灸相结合的一种方法，适用于既需要针刺，又需要施灸的患者。在针刺得气后，将针留在体内一定的深度，在针柄上穿置长约1.5cm的艾炷，或在针尾搓捏少许艾绒，点燃施灸，直到艾尽起针，该方法可借助针身，将艾燃烧的热力传入体内。

（4）器具灸：①灸盒灸，把温灸盒置于胸、腹、背、腰等面积较大的部位上并固定，将艾条一端点燃后，插入灸盒尾部的圆孔中，调节燃烧端和施灸部位至合适的距离，保持舒适的灸温，每次治疗

15～30分钟。②灸筒灸（百笑灸），用专用胶布固定温灸筒于施灸部位，拔出灸盖，安装好灸炷，点燃后扣回灸筒上，左右旋转灸盖，调节出气孔大小或升降灸盖，使灸温适中，每次治疗约20分钟。施灸完毕，用镊子取出灸炷，放入盛水容器，确保灰烬熄灭。治疗中途也可根据施灸情况，关闭出气孔，以停止施灸。

4. 注意事项

（1）施灸时要防止艾火和灰烬脱落，以免烧损衣物和烫伤皮肤。对颜面五官、阴部、大血管分布的部位，局部感觉障碍及糖尿病患者应慎灸。

（2）一般情况下，过度劳累、过饱、过饥、对艾灸恐惧者禁灸。

（3）施灸前选择合适、舒适的体位，灸疗过程中要随时了解患者的反应，及时调整施灸的温度。一旦灸后局部出现水疱，轻者不必处理，任其自然吸收。若水疱较大，可用消毒针从疱底刺破，排出水液，尽量保持水疱皮肤不擦破，再涂以甲紫溶液，或外贴玉红膏。若出现局部红肿、化脓等症状，应及时就医。

（4）灸疗结束后，必须及时熄灭未燃尽的艾绒或艾条，并确保不复燃，以防发生事故。

（5）晕灸虽不常见，但在施灸时，如果患者突然出现面色苍白、头晕恶心、心慌出汗、手足冰凉等症状或体征，切忌惊慌失措，应立即停止灸疗，迅速将患者置于头低脚高的平卧位，轻者静卧片刻或喂服温糖水，即可恢复。有意识不清者可用指甲按压人中穴，必要时需采取其他急救措施。

二、推　拿

（一）概述

推拿古称按摩、按跷，是一种古老的医治疾病的方法。早在《黄帝内经》中，按摩就是主要的外治方法之一。推拿治疗疾病是通过手法作用于人体的经络、穴位等特定部位，以调节人体的病理生理状况，来达到治疗的目的，属于中医外治法范畴。手法产生疗效有两个主要因素，一是手法的质量，二是施行手法部位的经络和穴位的特异作用。对手法的基本技术要求是持久、有力、均匀、柔和，从而起到治疗效果。

（二）治疗作用

1. 调整人体阴阳平衡　中医学认为人体是一个对立统一的有机整体。以阴阳学说来概括人体内的物质和功能变化，中医认为"阴阳者，天地之道也"，人体内阴阳处于相对平衡，机体才能健康。若"阴阳失调"出现阴阳偏盛、偏衰，机体就会产生疾病和功能异常。推拿治疗以各种方法，来改善疾病过程中的阴阳失调，或泻其有余，或补其不足。使"阴平阳秘"，机体功能恢复正常。

2. 调整经络气血　中医认为经络是运行全身气血，联络脏腑肢节，沟通表里上下的通路。机体一旦经络不通就会发生疾病，手法治疗是针对疾病障碍的不同，选用不同的经络、穴位施术，达到疏通经络气血，消除疾病的目的。

3. 调整筋骨　中医学认为，突然外力可致筋伤骨错或筋斜。推拿的手法治疗能使筋伤理顺、骨错归正，使其恢复正常功能。

（三）常用手法

1. 擦法　是临床最为常用的手法之一，是用小鱼际和手背在体表滚动的治疗方法。操作要领：由腕关节的伸屈运动和前臂的旋转运动复合而成，伸屈腕关节由第2到第4掌指关节背侧为轴来完成，前臂的旋转运动则以手背的尺侧为轴来完成，擦法的吸定点是上述两轴的交点，以肘部为支点，前臂做主动摆动，带动腕部做屈伸和前臂旋转的复合运动。

2. 按法　是用手指、掌或肘尖，按压于穴位或身体上，逐渐用力按而留之的方法。操作要领：垂直按压，固定不移；由轻到重，以患者能忍受为度；稳而持续，忌用暴力；手法结束时逐渐减轻力度，不可突然松手。一般在穴位上按时，不要移动，只是按压的力度有所增减；而在经络线上按压时，则要沿经络路线进行缓慢的螺旋形移动。

3. 摩法 是用手指或掌，贴附于身体表面部位，有节律地做环行摩擦的手法。操作要领：手指或掌轻放于体表，环旋摩动而不带动皮下组织，动作连贯而有节律。

4. 推法 是用指、掌或肘部着力于一定的部位或按经络的循行方向进行单方向的直线移动。操作要领：要直线推动，不可偏斜或跳跃；推前，治疗部位可适当涂抹推拿介质，以保持皮肤滑润，避免损伤皮肤。

5. 拿法 捏而提起谓之拿，是以拇指与其他四指对称用力内收提起并捏揉的手法。操作要领：术者用拇指和示指、中指的指腹，或用拇指和其余四指的指腹，对合紧夹治疗部位并相对平稳地夹挤肌肉片刻，然后放松，如此一紧一松连续不断地在一定的部位和穴位上进行有节律的提捏。操作时用力要由轻到重，在放松肌肉的瞬间，手指不可离开皮肤，使动作有序连贯。

6. 揉法 是用大鱼际、掌或指吸定在施术部位做环旋摆动，以带动治疗部位皮下组织的手法。揉法可分为鱼际揉法、掌揉法、指揉法。操作要领：着力点宜吸定于受术部位，带动皮下组织一起揉动；前臂主动摆动，带动指掌做环旋摆动；用力轻柔和缓；摆动宜协调而有节律，速度均匀，每分钟120～160次。

7. 捏法 是以拇指与其他手指相对用力提起肌肤捻捏的手法。有三指捏和五指捏两种。操作要领：用拇指与示指、中指的指腹，或用拇指与其余四指的指腹夹住肢体，相对用力做一紧一松的挤压，动作均匀而有节律性。

8. 擦法 是用指、掌或鱼际肌附于体表治疗部位，做直线来回摩擦运动的手法。操作要领：用掌或大小鱼际直接贴附于体表，稍稍用力下压，做快速直线往返擦动，不可歪斜；操作时宜涂抹适量的推拿介质；操作后，皮肤出现潮红和温热。术者要呼吸自然，不可屏气。

9. 拍法 是用虚掌平拍体表部位的手法。操作要领：术者手握空拳，手指自然并拢，腕关节放松，运用前臂力量，带动腕和虚掌；动作灵活而富有弹性，平稳而富有节奏，拍打时声音清脆，但局部不能有疼痛感。可用单掌拍打，亦可用双掌交替拍打。

考点与重点 常用推拿手法

（四）注意事项

1. 在手法操作过程中，施术者要全神贯注，同时还要密切观察和询问受术者对手法的反应，随时调整手法的力度。首次治疗患者可能会有轻度酸胀感，这是治疗后穴位或关节的正常反应。

2. 患者应肌肉放松、呼吸自由，这样既能使体位维持较长时间，又有利于手法操作的体位，常用的体位有仰卧位、俯卧位、侧卧位、端坐位。

3. 要熟练掌握推拿手法技巧，操作时手法用力均匀、柔和，有利持久，禁用暴力，以防组织损伤。

4. 空腹、剧烈运动后，或体质极度虚弱者、糖尿病患者，或合并皮肤破损溃烂等情况，不宜做推拿治疗。

5. 推拿中应仔细观察患者的情况，如出现头晕目眩、恶心、自汗等反应，应立即停止推拿，并做相应处理。

三、拔 罐

（一）概述

拔罐亦称拔罐疗法、火罐法、吸筒法，古称角法，是指运用各种罐具，通过排去其中的空气所产生的负压，使之吸附于皮肤表面，造成被拔部位局部充血、瘀血，以刺激经络腧穴，达到相应治疗的方法。

（二）拔罐的作用

拔罐具有祛风散寒、疏经通络、消肿散结、清热解毒、行气止痛的功效，因其操作简单、安全无创，所以应用广泛。现代研究认为，传统的拔罐疗法具有机械刺激和温热刺激的双重作用，罐内形成的负压可使局部毛细血管充血、扩张、破裂，使表皮紫黑，所产生的类组胺物质随体液流向全身，刺激器官增强活力，提高机体抵抗力。同时，机械刺激通过皮肤和血管感受器，经反射传到中枢，可矫正人体的兴奋和抑制状态，加强对身体各部分的调控，提高白细胞的吞噬作用，促进人体功能恢复。

（三）器具

最常用的是竹罐和玻璃罐。竹罐吸力较强，不易破碎，可做药罐，但清洗消毒不方便，易裂口。玻璃罐则吸力适中，能较好地观察罐内体表情况，清洗消毒容易，但是易破碎。

（四）操作方法

1. 排气方法

（1）火罐法：利用燃烧消耗罐内氧气，并借助火焰的热力使罐内气体膨胀而排出部分空气，罐内形成负压，吸拔于体表。目前医疗机构最常用的拔罐方法是闪火法。操作时，用镊子或止血钳等夹住蘸有适量95%酒精的棉球，点燃后在罐内停留1～3秒，或绕内壁1～2圈，迅速退出并及时将罐扣在体表部位。起罐时，一只手拿住罐子，另一只手按罐口边的皮肤，待空气缓缓进入罐内后，罐即落下。为安全起见，不建议家庭使用此法。

（2）抽气罐法：将抽气罐紧扣在需要拔罐的部位，用抽气筒将罐内空气抽出，形成负压。此法安全、操作简便、吸力可自行控制，为家庭最常见的拔罐方式。

2. 拔罐形式

（1）单罐法：单罐独用，一般用于治疗病变范围较局限的疾病。

（2）多罐法：多个罐并用，一般用于治疗病变范围较广泛的疾病。

（3）闪罐法：罐子吸拔在皮肤上后，立即取下，如此反复操作多次，至局部皮肤潮红，若罐子已热，可换罐继续操作。

（4）留罐法：罐子在吸拔部位留置一段时间，直至局部皮肤潮红、充血、瘀紫或发疱。

（5）走罐法：选用口径较大、罐口平滑厚实的玻璃罐，在罐口或走罐所经过的皮肤上涂一些润滑油脂。将罐拔吸后，以手握住罐底，在推动方向的后部着力，罐前部略提起，缓缓向前推动，在皮肤表面上下、前后、左右或循经络，来回推行数次，以皮肤潮红为度。

（五）注意事项

1. 应选择肌肉丰满、皮下组织充实及毛发较少的部位，吸拔力应以能忍受的疼痛度为宜，吸拔时间控制在5～10分钟。夏季、年老体弱或皮肤湿度较大的患者应适当减少吸拔时间。由于负压吸拔的作用，局部组织可隆起于罐口内，患者有局部牵拉胀痛、灼热感，起罐后，局部皮肤会有红、紫、皮疹等现象，无须处理，数天后可自行消失。

2. 初次进行拔罐治疗者，宜选俯卧位，保证全身放松，减小吸拔强度和缩短吸拔时间，如果患者有无法忍受的紧、痛和烧灼等不适感，应立即起罐，并观察局部皮肤有无破损；空腹、饱餐后、过度疲劳、体质虚弱、对拔罐恐惧、对疼痛过度敏感、精神过度紧张、焦虑、有出血倾向者，局部破损溃烂及颈部等处不宜拔罐。

3. 拔罐过程中叮嘱患者不要移动体位，以免罐具脱落。拔罐部位如出现水疱，小的不需处理，大的可用消毒的缝衣针刺破，放出水疱内液体，视情况覆以消毒纱布或创可贴，以防感染。如局部出现红肿、起脓疱等感染现象，应立即采取医疗措施。

4. 起罐时切不可强力起拔，以免损伤局部皮肤。

5. 晕罐现象很少见。如果患者突然出现面色苍白、头晕恶心、心慌出汗、手足冰凉等症状或体征，甚至出现昏迷，切忌惊慌失措，应立即起罐，迅速将患者置于头低脚高的平卧位，轻者静卧片刻或服温糖水，即可恢复。重者可用指甲按压人中穴，必要时需采取其他急救措施。

四、刮　　痧

（一）概述

刮痧疗法是流传于我国民间，采用光滑硬质的器具，辅以某些介质，在人体表特定的部位进行刮拭，从而达到强身祛病目的的一种物理外治方法。它可疏通经络、活血化瘀、清热排毒，具有操作简单、易学易用、适应证广等特点。经过历代的不断实践和总结，刮痧在技术上有了质的飞跃，并在防疾祛病、养生保健中发挥越来越大的作用。

（二）器具

1. 刮痧工具

（1）水牛角

性味：辛、咸。

功效：清热解毒，活血化瘀，凉血定惊。

（2）玉石

性味：甘、平。

功效：醒脑益智，清心镇惊，排毒养颜，滋阴补养，消暑解热。

2. 刮痧介质　为了使刮痧过程流畅，同时也为了减少刮痧过程中受术者体表皮肤的疼痛或不适感，减轻施术者劳动强度，刮痧前必须在刮板或者刮痧部位涂抹润滑剂。润滑剂从最初的水、油发展到现在专用的刮痧油、刮痧乳等，在润滑的同时，也具有辅助的治疗作用。

（1）刮痧油：以香油为底，配以延胡索、红花、川芎、生姜、冰片、薄荷等具有消炎镇痛、活血化瘀、发散行气等功效的中药熬制而成，为目前最常用的刮痧润滑剂。

（2）刮痧乳：以乳剂为底，配以活血化瘀的多味中药和维生素 E 等，具有滋润皮肤、祛皱消斑、养颜增白的作用，多用于头面部的刮痧。

（三）操作方法

1. 握板方法　刮痧板的长边靠近手心，其中一角对着掌心中央（劳宫穴），拇指和其余四指分别放在刮痧板两侧。

2. 刮拭顺序　自上而下，按照头面部、颈肩部、项背部、胸腹部、腰骶部、上肢、下肢的先后顺序，也可根据病痛部位定点刮拭。

3. 刮拭手法

（1）补法：刮拭按压力度小、速度慢、被刮部位感觉轻，出痧点数量少，适用于虚证患者和皮下脂肪、肌肉较为薄弱的部位。

（2）泻法：刮拭按压力度大、速度快、被刮部位感觉重，引起轻微疼痛，出痧点数量多，适用于发热、体态壮实的实证患者和皮下脂肪、肌肉厚实的部位。

（3）平补平泻法：刮拭按压力度和速度、被刮部位感觉、出痧点数量均介于补法和泻法之间，适用于一般的亚健康状态人群。

4. 刮拭方法　刮拭速度和力度要均匀，讲究稳、匀、深，要有适度的按压力。

（1）面刮法：用刮板长边接触刮拭部位并向刮拭方向倾斜 45°～ 60°，单方向刮拭，用于胸、腹、背、四肢等平坦面积较大的部位。

（2）角刮法：用刮板的一角接触皮肤，向刮拭方向倾斜 45°～ 60°，单方向刮拭，用于肌肉丰厚处的经脉或腧穴等。

（3）点按法：用刮板的一角接触皮肤并和皮肤垂直呈 90°，按压数秒，迅速抬起，力度逐渐加重，以患者能忍受为度，用于腧穴按压。

（4）拍打法：用刮板平面连续有节奏地拍打病患部位，逐渐加重拍打力度，至患者能忍受的最大限度。常用于四肢、腘窝和肘关节内侧部位。

（5）按揉法：用刮板的一角与皮肤接触，倾斜 20°～ 30°，刮板不离开皮肤，做旋转按揉，用于腧穴和压痛点、敏感点等部位。

（6）摩刮法：用刮板的面或一角和皮肤呈 90° 接触，短距离来回刮拭，主要用于头面部。

（四）注意事项

1. 空腹、饱餐后、过度疲劳、体质虚弱、对刮痧恐惧、精神紧张、焦虑、对疼痛过度敏感者，不建议刮痧。

2. 选择患者感到舒适的体位施刮，每个部位刮拭 20 ～ 30 次，刮拭时间一般不超过 30 分钟，时间不宜过长，手法不宜过重，不可强求出痧。

3. 刮痧过程中需注意患者的反应，并避风保暖，刮痧后建议饮用一杯温开水，用于利尿排毒，刮痧当天不提倡洗澡。

4. 出痧部位需等待前次痧消退后再刮第二次，不要带痧刮痧。

5. 局部皮肤红肿、破损、化脓、溃烂、瘢痕部位，关节红肿、积液部位，以及不明原因的皮下结节、肿块、良恶性肿瘤等处不宜刮痧。

6. 在刮拭过程中，有些患者会出现面色苍白、头晕恶心、心慌出汗、手足冰凉等晕刮现象，甚至出现神志昏迷。一旦出现上述之一的症状或体征，切忌惊慌失措，应立即停止刮痧，迅速将患者置于头低脚高的平卧位，轻者静卧片刻或服温糖水，即可恢复。重者可用指甲按压人中穴，必要时需采取其他急救措施。

五、传统运动疗法

传统运动疗法是躯体运动与意念、呼吸的调节相结合的医疗体操，主要有太极拳、八段锦、易筋经等。

（一）太极拳

太极拳运动强度较小，其特点是：轻松柔和，连贯均匀，圆活自然，协调完整。动作要求头正中位、向上顶，下颌内收，自然闭合，舌舔上腭，眼神随身体的转动视前手或平视前方，神态自然，注意力集中；含胸拔背，松腰正脊，以腰为轴，敛臀；髋膝微屈，前进时足跟先着地，后退时足掌先着地再慢慢踏实，练时要特别注意重心的移动、脚的位置和腿弯的程度；沉肩坠肘，下肢运动配合上肢弧形动作，练时速度要均匀，架势要高低一致，连贯徐缓，如行云流水，上下相随、内外一体；同时意守丹田，动作与自然的腹式呼吸配合。太极拳练身又养神，对保持关节活动度和柔韧性，克服精神紧张，降低血压，延缓衰老有较为确定的作用。

（二）八段锦

八段锦是形体活动与呼吸运动相结合的健身法。其术式简单，运动量适中，不受环境场地的限制，适用于年老体弱及慢性病患者进行康复锻炼。八段锦由八节动作组成。练功的七言歌诀为："两手托天理三焦，左右开弓似射雕，调理脾胃需单举，五劳七伤向后瞧，摇头摆尾去心火，两手攀足固肾腰，攒拳怒目增气力，背后七颠百病消。"可根据病情需要选择练八段中的部分内容，如通常胸闷不适、郁闷或焦虑不安选1、2段；腹胀和消化不良选3段；头痛、失眠、健忘和耳鸣或早泄者选5～7段；腰背酸痛、头晕目眩选4、7段。

（三）易筋经

易筋经是一种动静结合的体操，可达到内练气功、外练筋骨的作用。主要适用于失眠、健忘、头痛、胸痹、胃肠痛、风湿症和骨关节疾患的康复治疗。

八段锦和易筋经均以刚为主，有站势、马步、弓步等基本姿势，配合肢体的运动，可以根据个人体质的不同决定动作的幅度、次数和持续时间，运动量相对较大。通过训练可增强肌力，改善关节活动度，又可增强体质，调整内脏功能，尤其适合骨科疾病恢复期患者的康复练习。

训练宜于饭后1小时在空气清新的环境中，身着宽松衣裤进行，持之以恒地练习才能发挥疗效。饥饿和饱食后不宜练。练功后如精神、食欲、睡眠、病情好转，说明活动量恰当；如练功后以上诸方面状况变差，表明运动量过大，应减量进行。

中医的另一优势是重视预防，包括无病防病，既病防变。养成健康的生活方式，注意寒温、精神、饮食、劳逸等方面的调摄，避免不健康的生活方式和环境因素的刺激。不仅可以预防疾病的发生，同时可预防已发的疾病复发。

第六节　心理康复疗法

📋 **案例**

患者，女性，62岁。因一次意外摔倒导致下肢骨折，经过手术治疗后，虽身体逐渐康复，但她却陷入了长期的情绪低落中。患者担心自己再也不能像以前那样自由行走，害怕成为家人的负担，这种焦虑与抑郁情绪严重影响了她的康复进程和生活质量。社区康复团队注意到了患者的心理变化，决定介入心理康复治疗。

问题：1. 患者面临的主要心理问题是什么？
　　　2. 心理康复治疗如何帮助患者改善现状？
　　　3. 心理康复治疗在社区康复中的重要性体现在哪里？

一、心理康复治疗定义

心理康复治疗是指在社区康复框架内，运用心理学原理和方法，针对康复对象因疾病、残疾或功能障碍所产生的心理问题、情绪困扰及行为障碍进行的一系列干预措施。其目的在于促进康复对象的心理调适，增强自我认知与应对能力，提高生活质量，从而加速身体功能的全面恢复，实现身心和谐统一。

心理康复治疗强调个体化、综合性原则，结合康复对象的实际情况，通过心理咨询、心理疏导、行为疗法、认知重构、家庭支持等多种手段，帮助康复对象建立积极的心态，克服心理障碍，积极参与到康复过程中。

> **考点与重点**　心理治疗方法的比较和选择

二、心理康复常用方法

（一）行为治疗

1. 概述　行为治疗是基于行为学习理论的一种心理治疗方法，它关注可观察的行为，并假设行为是通过学习获得的，因此也可以通过学习来改变。行为治疗强调通过奖励和惩罚等条件作用手段，帮助康复对象改变不良行为，建立新的、更具有适应性的行为模式。俄国著名生理学家巴甫洛夫的条件反射理论、美国著名心理学家和行为主义理论创始人华生的模拟恐怖实验、美国著名心理学家斯金纳的操作条件反射理论被概称为行为理论。

2. 主要治疗方法

（1）系统脱敏法：又称交互抑制法、对抗条件作用。应用经典性条件反射原理，逐步使正常反应加强、不正常的反应消失，从而达到行为矫正的目的。也就是让患者分步骤地接触使他发生敏感反应（如焦虑、恐惧、厌恶等）的事或物，由反应程度轻的步骤过渡到反应程度重的步骤，使他逐渐习惯而消除敏感。此法常用于恐怖症、焦虑症等。

（2）厌恶疗法：又称处罚消除法。其根据巴甫洛夫的经典条件反射原理发展而来，咨询者帮助咨询对象将要消除的行为或症状同某种使之厌恶的或处罚性的刺激结合起来，通过厌恶性条件作用，达到消除或减少不良行为的目的。此法常用于戒烟、戒酒或药瘾，以及矫正性变态、强迫症和某些不良行为。

（3）行为塑造法：是根据斯金纳的操作条件反射原理而设计出来的，目的是通过强化（即奖励）而形成某种期望出现的良好行为。当患者出现某种预期的良好行为表现时，马上给予奖励，从而使该行为得到强化。此法常用来纠正不良习惯，对行为障碍有疗效。

（4）模仿法：又称示范法、观摩法，是根据美国心理学家班杜拉的社会学习行为理论而创立发展出来的。社会学习理论认为，人有许多复杂的行为是不可能通过经典条件反射和操作条件反射的作用来简单地加以控制或改变的，必须通过观摩、示范或学习，进行模仿才能获得。

（二）认知疗法

1. 概述　认知疗法基于这样一种观念，即人的情绪和行为受到其思维方式的影响。通过识别和改变负面、扭曲的思维模式，可以改善情感状态和行为反应。认知疗法强调个体的认知过程在情感和行为中的中介作用，通过调整认知结构，帮助康复对象建立积极的自我对话和适应性行为。认知疗法起源于 20 世纪 60 至 70 年代的美国，主要代表人物包括阿伦·贝克（Aaron T.Beck）和艾伯特·艾利斯（Albert Ellis）。贝克以抑郁症状的治疗为背景，提出了认知疗法的基本概念和方法；而艾利斯则通过合理情绪疗法进一步推动了认知行为疗法的发展。

2. 主要治疗方法

（1）合理情绪疗法（rational emotive therapy，RET）：由艾利斯创立，强调情绪困扰并非由外界事件本身引起，而是由于个体对这些事件的非理性信念和解释所导致。RET 的核心理论是 ABC 模型，即诱发事件（A）、信念（B）和情绪及行为反应（C）。治疗目标是识别并纠正康复对象的非理性信念，建立合理的、现实的信念体系，从而改善情绪和行为。具体技术包括逻辑思辨、情绪挑战和角色扮演等。

（2）贝克认知疗法：侧重于识别、评定和改变康复对象的负性自动思维、中间信念和核心信念。负性自动思维是指个体在面对特定情境时自动产生的消极想法；中间信念涉及个体对自我、他人和世界的概括化信念；核心信念则是个体关于自己最基本的、深层次的信念。治疗过程包括识别负性自动思维、检验这些思维的真实性、挑战非理性信念、建立积极的自我对话及通过行为实验验证新的认知模式。治疗常借助家庭作业、角色扮演、等级任务训练等行为措施来增强疗效。

（三）心理咨询与心理疏导

通过面对面的交流，帮助康复对象识别和理解自己的情绪问题，提供情绪释放的渠道，引导其采用积极应对策略。

（四）家庭参与及支持

鼓励家庭成员参与康复过程，通过家庭会议、教育讲座等形式，增强家庭成员的理解和支持，构建有利于康复的家庭环境。

（五）沙盘治疗

沙盘治疗是一种创造性心理治疗方法，它利用沙、水和各种微缩模型等材料，让康复对象在沙盘中自由构建自己的内心世界，从而表达潜意识中的冲突、愿望和情感。沙盘治疗有助于康复对象探索自我、处理情绪问题，并促进其自我成长。

（六）正念治疗

正念治疗是一种基于正念冥想的心理治疗方法，它强调对当下经验的非评判性觉知，即有意识地关注并接受自己的感受、想法和身体感觉，而不加以评判或反应。正念治疗有助于康复对象提高自我觉察能力，减少情绪困扰，增强心理韧性。

（七）放松疗法

放松疗法旨在通过一系列的训练和技术，帮助个体达到身心的放松状态，从而减轻焦虑、紧张和压力等负面情绪。这种方法的核心在于引导个体学会自我调节，通过放松身体来带动心灵的平静。在放松疗法中，常用的技术包括深呼吸、渐进性肌肉松弛、冥想、瑜伽等。

（八）社会技能训练

本训练旨在提高康复对象的人际交往能力、问题解决能力和自我表达能力，促进其更好地融入社会。

心理康复治疗在社区康复中发挥着至关重要的作用。通过综合运用心理咨询、认知疗法、行为治疗、沙盘治疗、正念治疗等多种方法，我们可以有效地帮助康复对象改善心理状态，增强自我认知与应对能力，提高生活质量。同时，家庭参与及支持也是心理康复治疗不可或缺的一部分，它有助于构建有利于康复的家庭环境，促进康复对象的全面康复。

链接

未来已来：人工智能在心理康复治疗中的革新应用

随着科技的飞速发展，AI 正逐步渗透至心理康复治疗领域，带来前所未有的变革。AI 技术能够精准捕捉患者情绪变化，为患者提供量身定制的治疗方案，极大地提升了治疗的针对性和有效性。智能聊天机器人作为患者的虚拟陪伴，随时提供情感慰藉，有效缓解患者孤独感。同时，AI 与虚拟现实技术的结合，更是创造了沉浸式治疗体验，帮助患者直面内心恐惧，加速康复进程。未来，AI 将成为心理康复治疗不可或缺的一部分，引领我们步入一个更加高效、便捷、个性化的心理治疗新时代。

第七节 社区常用护理技术

📋 **案例**

患者，男性，75岁。因"左侧肢体活动不利6个多月，加重3天"，以"脑梗死后遗症"收入社区康复中心。患者神志清楚，神色疲惫，语言含混不清，轮椅推入病房，查体：肌力左上肢0级，左下肢1级，右上肢5级，右下肢5级。

问题：1.如何协助患者从轮椅转移到床上？
　　　2.请为患者制订行走训练计划。

社区康复护理技术是在社区康复过程中，护士根据康复治疗方案，围绕全面康复目标，针对病、伤、残者的整体进行生理、心理、社会等方面的康复指导，使他们自觉地坚持康复锻炼，缓解病情，预防并发症，以达到最大限度的康复。本节主要介绍体位转移、日常生活技能训练、放松训练等。

一、体位摆放与体位转移

（一）体位摆放

体位摆放是指根据治疗、护理及康复的需要对患者所采取并能保持的身体姿势和位置。其是社区康复护理工作中的重要部分，护士应根据疾病的种类及疾病的发展阶段，指导并协助患者正确摆放体位。

体位摆放的目的是预防、减轻脑卒中患者典型痉挛模式的出现，增加偏瘫侧正确感觉输入，早期诱发分离运动，促进运动功能恢复，预防卧床并发症的发生。

1. 偏瘫患者的体位摆放

（1）患侧卧位：患侧在下，健侧在上，头部垫枕，患臂外展前伸旋后，患侧肩部尽可能前伸，以避免受压和后缩，上臂旋后，肘与腕均伸直，掌心向上；患侧下肢轻度屈曲位放在床上，健腿屈髋屈膝向前放在长枕上，健侧上肢放松，放在胸前的枕头或躯干上。

（2）健侧卧位：健侧在下，患侧在上，头部垫枕，患侧上肢伸展位置于枕上，使患侧肩胛骨向前外伸，前臂旋前，手指伸展，掌心向下；患侧下肢向前屈髋屈膝，并完全由枕头支撑，注意足不能内翻悬在枕头边缘。

（3）仰卧位：头部用枕头良好支撑，患侧肩胛和上肢下垫一长枕，上臂旋后，肘与腕均伸直，掌心向上，手指伸展位，整个上肢平放于枕上；患侧髋下、臀部、大腿外侧放垫枕，防止下肢外展、外旋；膝下稍垫起，保持伸展微屈。

（4）床上坐位：患者背部给予多个软枕垫实，使脊柱伸展，达到直立坐位的姿势，头部无须支撑固定，以利于患者主动控制头的活动。患侧上肢抬高，放置于软枕上，也可给予一个横过床的可调节桌子，桌上放一软枕，让患者的上肢放在上面。髋关节屈曲近90°；患侧肘及前臂下垫软枕，将患侧上肢放在软枕上。

2. 脊髓损伤（高位）患者抗痉挛体位摆放

（1）仰卧位：头部垫枕，将头部两侧固定，肩胛下垫枕，使肩上抬前挺，肘关节伸直，前臂旋后，腕背伸，手指微曲，髋、膝、踝下垫枕，保持中立位。

（2）侧卧位：头部垫枕，上侧上肢保持伸展位，下肢屈曲位，将下侧的肩关节拉出以避免受压和后缩，臂前伸，前臂旋后，肢体下均垫长枕，背后用长枕靠住，以保持侧卧位。

3. 骨关节疾病患者的功能位摆放

（1）上肢功能位：肩关节屈曲 45°，外展 60°（无内、外旋）；肘关节屈曲 90°；前臂中间位（无旋前或旋后）；腕关节背伸 30°～45° 并稍内收（即稍向尺侧屈）；各掌指关节和指间关节稍屈曲，由示指至小指屈曲有规律地递增；拇指在对掌中间位（即在掌平面前方，其掌指关节半屈曲，指间关节轻微屈曲）。

（2）下肢功能位：下肢髋伸直，无内、外旋，膝稍屈曲 20°～30°，踝处于 90° 中间位。

（二）体位转移

1. 一人协助床上平移

（1）视病情将床头摇平，或放平床头支架，将枕头横立于床头，以避免患者碰伤。

（2）患者仰卧屈膝，双足支撑于床面上，单手或双手拉住床头栏杆。

（3）操作者一手稳住患者双脚，另一手在臀部提供上移的助力，协助患者移向床头。

（4）放回枕头，恢复床头原位或按需要抬高床头，整理床铺，使患者舒适并维持功能位。

2. 卧位移动

（1）床上横向移动：患者仰卧，健侧足伸到患侧足下方，勾住患侧足向一侧移动；双臂置于躯干两侧，手掌向下，健侧下肢屈曲，足底置于床面，与肩一起支起臀部移向同侧。同法向另一侧移动。

（2）床上翻身：向健侧翻身时，双手手指叉握，患侧手拇指置于健侧手拇指之上（即 Bobath 式握手）；在健侧上肢帮助下，双上肢伸直，肩关节前屈、上举；将健腿置于患腿下方，在身体旋转同时，用健腿带动患腿翻向健侧。向患侧翻身时，健侧下肢屈曲，将 Bobath 式握手的双上肢向左右侧摆动，当摆向患侧时，顺势将身体翻向患侧。

3. 转移训练

（1）从仰卧位到坐位训练：患者仰卧，患侧上肢放于腹上，健侧足放于患侧足下呈交叉状。协助者位于患者健侧，双手分别扶于患者双肩，缓慢帮助患者向健侧转身，并向上牵拉患者双肩，患者同时屈健肘支撑身体。随着患者躯体上部被向上拉的同时患者伸健肘，手撑床面。健侧足带动患侧足一并移向床沿，两足平放于地面，整理成功能位。

（2）从坐位到站立训练：先将足跟移动到膝关节重力线的后方；双手十指交叉相握，患侧拇指在上；双臂前伸；上身前倾，臀部离开座椅；手突然上举，利用手臂上举的惯性，完成站立动作。

（3）从床到轮椅的转移训练：①从床移到轮椅。轮椅置于患者健侧，与床呈 30°～45°，刹闸；患者床边坐起，以健侧手抓床档并支撑身体站起，身体大部分重量放于健腿；健侧手扶住轮椅远侧扶手，以健腿为轴旋转身体，缓慢而平稳地坐于轮椅上。健侧足抬起患侧足，健侧手将患肢放于踏板上，松闸，驱动轮椅后退离床。②从轮椅移到床。驱动轮椅至床边，患者健侧靠床，与床呈 30°～45°，刹闸；健侧手提起患侧足，将踏板移开，身体前倾并移至轮椅前缘，双足着地，健侧足略后于患侧足；健侧手抓住扶手，身体前移，健侧肢体支撑身体站起，转向坐至床边；推开轮椅，双足置于床上。

4. 立位移动

（1）扶持行走训练：护士位于患者患侧扶持，也可给患者系上安全辅助腰带，便于扶持的同时避免限制患者的双手活动。主要适用于有平衡障碍的患者。

（2）独立行走训练：患者两脚保持立位平衡状态，行走时一脚迈出，身体向前倾斜，重心由对侧下肢转移到该侧下肢，两脚交替迈出，整个身体前行。患者可利用平行杠练习双侧下肢交替支撑体重，矫正步态，改善行走姿势。

（3）腋杖行走训练：训练前应先进行双上肢、腰背部和腹部肌力的增强训练，并训练坐起和坐位平衡，方可进行持腋杖行走训练。腋杖的长度为身高减去 41cm；患者肘关节屈曲 30°，腕关节背伸，足小趾前外侧 15cm 处至背伸手掌面的距离为腋杖把手的高度，也为手杖的高度。向前行走时，患者将腋杖置于足小趾前外侧 15cm 处，屈肘 20°～30°，双肩下沉，腕关节背伸时的手掌面为把手位置；提起腋杖置于身体前方，将身体重心置于腋杖上，腿稍弯曲，用腰部力量摆动身体向前。

（4）手杖步行训练：①三点步行。患者使用手杖时先伸出手杖，再迈患侧足，最后迈健侧足的步行方式为三点步行。此种步行方式因迈健侧足时有手杖和患侧足两点起支撑作用，因此稳定性较好，除一些下肢运动障碍的患者常采用外，大部分偏瘫患者习惯采用此种步态。根据患者基本情况，练习时按健侧足迈步的大小，又可分为后型、并列型和前型。②两点步行。手杖和患侧足同时伸出并支撑体重，再迈出健侧足。手杖与患侧足作为一点，健侧足作为一点，交替支撑体重，称为两点步行。此种步行速度快，当患者具有一定的平衡功能或是较好地掌握三点步行后，可进行两点步行练习。

（5）上下楼梯训练：①扶栏杆上下楼梯训练。偏瘫患者健侧手扶栏杆，上楼时，健侧足踏上一级，患侧足踏上与健侧足并行；下楼时，患侧足先下一级，然后健侧足再下与患侧足并行。②持手杖上下楼梯训练。上楼时，先将手杖立于上一级台阶上，健侧足踏上，再患侧足；下楼时，先将手杖立于下一级台阶上，患侧足先下，然后健侧足下。

考点与重点　手杖的步行训练

二、日常生活活动能力训练

（一）概述

日常生活活动（ADL）包括运动、自理、交流、家务活动和娱乐活动等。自理内容主要包括进食、更衣、如厕、个人清洁等。根据患者的功能状况，针对性地进行自我照顾性日常生活活动能力训练，或通过代偿手段维持和改善患者的 ADL 能力，最终发挥患者的最大潜能。

1. 训练环境与常用设备　刚开始训练时，最好在专门的训练室，模拟典型的家庭环境布置，配备床、椅、衣柜、个人卫生用品、坐便器、浴盆、厨房用具和清洁卫生工具等日常生活常用设施，还可以因地制宜、就地取材选取训练工具，有条件的情况下可配置环境控制系统。

2. ADL 训练的方法与步骤

（1）评定功能状况：通过康复评定了解患者运动功能障碍部位与程度，日常生活活动能力缺失的程度；评定患者的整体情况，保证训练的安全。

（2）确定训练目标：训练的目标由患者提出，或由患者和护士协商决定。

（3）选择训练方法：根据患者不同的功能状况，选择适当的教学方法。如可采用视、听教学，也按照运动学习的步骤分阶段实际操作。

3. 训练原则　ADL 训练需要反复实践，并在实际应用环境中检验训练效果。①针对性：严格按照患者疾病特点、病程、评定结果、患者意愿等制订个体化康复训练计划，并根据患者功能状况变化及时调整训练方案。②渐进性：训练强度由小到大，时间由短到长，动作的复杂性由易到难。③持久性：训练时间越长，动作的熟练程度越高，效果越好。④综合性：在训练中，既重视局部的训练，也要重视全身功能状况的改善，还要注意患者的心理健康状态。⑤安全性：不管采取任何训练方式，都应以保证患者安全为前提。

（二）进食障碍训练

饮食是人体摄取营养的必要途径。合理的饮食和营养可以满足人体需求，提高机体免疫力。康复对象存在不同程度的功能障碍，都会直接或间接地影响进食和营养的补充，因此有必要指导患者进行进食障碍训练。

1. 训练条件　①患者意识清楚，全身状况稳定。②体位能够保持稳定。③能产生吞咽反射、咳嗽反射，根据患者的功能状况选择适当的餐饮用具。

2. 训练方法

（1）进食训练：①患者取坐位，身体靠近餐桌，患侧上肢放在桌面，手臂正确的位置可以帮助患者进食时保持对称直立的坐姿；若不能坐起尽量取健侧30°～60°坐卧位，颈和头稍前屈，用枕头垫起偏瘫侧肩部。②将食物及餐具放在便于使用的位置，使用防滑底的餐饮具或在餐具下安装吸盘或放置防滑垫防止其滑动，使用盘档防止饭菜被推出盘外。③用健侧手握持筷子，把筷子放进碗内，拨动筷子把食物送进口中，咀嚼、吞咽食物。④帮助患者用健侧手把食物放在患侧手中，再由患侧手将食物放于口中，以训练健、患侧手功能的转换。⑤对丧失抓握能力、协调性差或关节活动受限者，可使用加长加粗的叉、勺或佩戴橡皮食具持物器等协助进食。⑥有吞咽障碍的患者须先进行吞咽动作训练，再进行进食训练。

（2）饮水训练：①杯中倒入适量的温水，放在易取的位置。②可用患侧手持杯，健侧手协助稳定患侧手，端杯至口边，饮水。③使用加盖及有饮水孔的杯子，必要时可用吸管饮水。

3. 注意事项　①创造良好的饮食环境，排除干扰用餐的因素等。②根据康复对象的吞咽和咀嚼功能选择食物，进食后观察口中有无残存食物，必要时床旁备吸引器。③鼓励患者尽可能自己进食，护士须陪伴患者，必要时给予辅助。

（三）穿脱衣物训练

对有身体功能障碍而不能完成衣物穿脱动作的康复对象，只要能保持坐位平衡，有一定的协调性和准确性，即应当指导患者利用残存功能来解决衣物穿脱问题，以恢复生活自理能力。以下以偏瘫患者为例，指导穿脱衣物训练。

1. 训练条件　①患者能够保持坐位平衡。②患者健侧具备基本的活动能力，有一定协调性和准确性。

2. 训练方法

（1）穿、脱套头上衣：①先将患侧手穿上袖子并拉到肘部以上，再穿健侧衣袖，最后套头、整理。②脱衣时先将衣服脱至胸部以上，再用健侧手将衣服拉住，从背部将头脱出，脱健侧手后再脱患侧。

（2）穿、脱开衫上衣：先穿患侧，再穿健侧，步骤如下。①把袖子穿在患侧的手臂上，继而把衣至患侧的肩上。②健侧手转到身后把衣服沿患肩拉至健肩。③把健侧的手臂穿入另一侧衣袖。④把衣服拉好，系好扣子。脱衣顺序与穿衣顺序相反，先脱健侧，再脱患侧。

（3）穿、脱裤子：①穿裤时将患腿屈髋、屈膝放在健腿上，套上裤腿后拉到膝以上，放下患腿，全脚着地，健腿穿裤腿并拉到膝以上，抬臀或站起向上拉至腰部，整理系紧。②脱裤时顺序与穿裤顺序相反，先脱健侧，再脱患侧。

（4）穿、脱袜子和鞋：①穿袜子和鞋时先将患腿抬起放健腿上，用健侧手为患侧足穿袜子和鞋，放下患侧足，双足着地，重心转移至患侧，再将健侧下肢放到患侧下肢上方，穿好健侧的袜子和鞋。②脱袜子和鞋时顺序相反。

3. 注意事项　①衣物穿脱动作的训练，须在掌握坐位平衡的条件下进行。②在衣物选择上，应当选用大小、松紧、薄厚适宜，易吸汗，又便于穿脱的衣服、裤子、鞋子、袜子，纽扣、拉链和鞋带使用尼龙搭扣，裤带选用松紧带等。③必要时可使用辅助用具，如纽扣牵引器、鞋拔等。④偏瘫患者在衣物穿脱顺序上，注意穿衣时先患侧后健侧，脱衣时先健侧后患侧。

（四）如厕训练

1. 床上便器训练　患者躯体有移动障碍，神志清楚，可用床上便器。由旁人固定下肢，患者做桥式运动，把便器放入或拉出。

2. 从轮椅转移到坐便器上的如厕训练　患者的轮椅靠近坐便器，拉住车闸，竖起脚踏板；身体移向轮椅座前缘，健侧靠近扶手，站起转向将两腿后面靠到坐便器的前缘，站稳；解开裤子，并脱到臀部以下（但不要过膝），再坐到便器上；便后清洁时，臀部与手呈相反方向移动，方便擦拭，用手拉裤子后站起整理。再按上述相反的动作坐到轮椅上返回。

3. 注意事项　①患者能保持身体的稳定，扶手必须坚固耐用；开始训练如厕动作时旁边要有人进行保护。②厕所的构造应无障碍，地面防滑，宽度能进出轮椅。安置坐便器，坐便器与轮椅高度最好相当，高约 50cm，两旁有扶手及呼叫装置。

（五）个人卫生训练指导

个人卫生包括洗手、洗脸、拧毛巾、刷牙、修剪指甲及沐浴等。

1. 训练条件

（1）患者体温、脉搏、血压等生命体征稳定。

（2）患者能保持坐位平衡 30 分钟以上，有一定的转移的能力。

（3）健侧肢体肌力良好，可独立进行修饰、洗浴。

（4）浴室温度适宜，设施安全。

2. 训练方法

（1）洗脸、洗手训练：①患者坐在洗脸池前，用健侧手打开水龙头放水，调节水温，洗脸、患侧手和前臂。②洗健侧手时，患侧手贴在水池边伸开放置或将毛巾固定在水池边缘，涂过香皂后，健侧手及前臂在患侧手或毛巾上搓洗。③拧毛巾时，可将毛巾套在水龙头上，然后用健侧手将两端合拢，再向一个方向拧干。

（2）刷牙训练：借助身体将牙膏固定（如用膝夹住），用健侧手将盖旋开，刷牙由健侧手完成；还可采用助具协助，如牙刷环套使用。

（3）剪指甲：将指甲剪固定在桌子上，一端突出桌沿，将需修剪的指甲伸入剪刀口内，用患侧手掌下压指甲剪柄即可剪去指甲。双手力量均差者可用下颌操作指甲刀。

（4）洗澡：①盆浴。患者坐在浴盆外椅子上（最好是木质椅子，高度与浴盆边缘相等），脱去衣物，先用健侧手把患腿置于盆内，再用健侧手扶住盆沿，健腿撑起身体前倾，抬起臀部移至盆内椅子上，再把健腿放于盆内。另一种方法是患者将臀部移至浴盆内横板上，先将健腿放入盆内，然后帮助患腿放入盆内。洗浴后，出浴盆顺序与入浴盆顺序相反。②淋浴。患者坐在椅子上，先开冷水、再开热水调节水温，可用健侧手持毛巾擦洗或用长柄的海绵刷协助擦洗背部和身体的远端。如果患侧上肢肘关节以上有一定控制能力，可将毛巾一侧缝上布套，套于患臂上协助擦洗。可将毛巾压在腿下或夹在患侧腋下，用健侧手拧干。

3. 注意事项　①洗澡水温 38 ～ 42℃。②出入浴室时应穿防滑的拖鞋。③洗澡时间不宜过长，浴盆内的水不宜过满。

三、呼吸训练与排痰技术

（一）呼吸训练

呼吸训练的目的是训练呼吸肌，改善患者的疲劳、乏力和呼吸困难，提高对体力活动的耐受性，增强体质。使患者建立有效的呼吸模式，预防和减少由于缺氧、二氧化碳潴留等原因造成的肺功能损害，使一些呼吸困难和慢性呼吸衰竭的患者能够自理日常生活，提高患者的生存质量。呼吸训练的基本方法包括腹式呼吸训练、呼吸肌训练、缩唇式呼吸训练等。

1. 腹式呼吸训练　患者取舒适体位（坐、卧位皆可），放松全身肌肉，吸气方式不变，用口快速呼气数次，然后闭嘴用鼻深吸气，吸气时使膈肌尽量下移，吸至不能再吸时稍屏气 2～3 秒，再用口呼气。呼气时口唇拢缩成鱼口状，或形似吹口哨状，缓慢呼气，呼气时还可以用双手按压肋下或腹部，收缩腹肌，使气呼尽。深呼吸练习频率为 8～10 次 / 分，持续 3～5 分钟，每日练习数次。

2. 呼吸肌训练　呼吸肌训练可以改善呼吸肌力量和耐力，缓解呼吸困难症状。①增强吸气肌训练：用抗阻呼吸器（具有不同粗细直径的内管），在吸气时产生阻力，呼气时没有阻力。开始训练时，每次 3～5 分钟，每日 3～5 次，以后可增加至每次 20～30 分钟；并可采用逐渐缩小抗阻呼吸管直径的方法，以增加吸气时的阻力。②增强腹肌训练：患者仰卧位，腹部放置沙袋做加压挺腹训练，加压重量开始为 1.5～2.5kg，以后可以逐步增加至每次腹肌训练 5 分钟；也可仰卧位反复进行两下肢向胸部的屈髋屈膝动作，以增强腹肌。

3. 缩唇呼吸训练　患者取坐位，双手扶膝，闭嘴经鼻吸气后，将口唇收拢为吹口哨状，让气体缓慢地通过缩窄的口形徐徐吹出。一般每次呼气持续 4～6 秒，吸气呼气时间比为 1:2。每天练习 3～5 次，每次 15～20 分钟，以患者耐受为宜。缩唇呼吸训练可延长患者呼气时间、降低呼吸频率、保持气道内正压，预防气道过早闭合。

（二）排痰技术

1. 体位引流　是指通过采取适合的体位，使病变部位处于高位，引流支气管开口处于低处，借重力作用使支气管内分泌物流向引流支气管开口处，而被排出体外。目的是促进呼吸道分泌物排出，降低气流阻力，改善日常的通气功能，增加肺活量。适用于神志清楚、体力较好，因各种原因支气管分泌物较多者，如肺脓肿、支气管扩张等有大量痰液排出不畅时。禁用于呼吸衰竭、有明显呼吸困难和发绀者、近 1～2 周内曾有大咯血史、严重心血管疾病或年老体弱不能耐受者。

（1）引流前准备：向患者解释体位引流的目的、过程和注意事项，测量生命体征。听诊肺部，明确病变部位。引流前 15 分钟遵医嘱给予支气管舒张药，备好排痰用纸或一次性容器。

（2）引流体位：引流体位的选择取决于分泌物留的部位和患者的耐受程度，原则上抬高病灶部位的位置，使引流支气管开口向下。有利于分泌物随重力作用流入支气管和气管排出。首先引流肺上叶，然后引流肺下叶后基底段。如果患者不能耐受，应及时调整姿势。头部外伤、胸部创伤、咯血、严重心血管疾病患者和状况不稳定者，不宜采用头低位进行体位引流。

（3）引流时间：根据病变部位、病情和患者状况，每天 1～3 次，每次 15～20 分钟，一般饭前进行，早晨清醒后立即进行效果最好。如需在餐后进行，为了预防胃食管反流、恶心和呕吐等不良反应，应在餐后 1～2 小时进行。

（4）引流的观察：引流时应有护士或家人协助，观察患者有无出汗、脉搏细弱、头晕、疲劳、面色苍白等表现，评定患者对体位引流的耐受程度，如患者出现心率 > 120 次 / 分、心律失常、高血压、低血压、眩晕或发绀，应立即停止引流。

（5）引流的配合：在体位引流过程中，鼓励并指导患者腹式呼吸，辅以胸部叩击或震荡等措施，协助患者在保持引流体位时进行咳嗽，也可取坐位以产生足够的气流促进排痰，提高引流效果。

（6）引流后护理：引流结束后，帮助患者采取舒适体位，给予清水或漱口液漱口。观察患者咳痰的性质、量及颜色，听诊肺部呼吸音的改变，评价体位引流的效果并记录。

2. 深呼吸和有效咳嗽　患者尽可能采用坐位，先进行深而慢的呼吸 5～6 次，后深吸气至膈肌完全下降，以达到必要的吸气容量。屏气 3～5 秒，继而缩唇，缓慢地通过口腔将肺内气体呼出（胸廓下部和腹部应该下陷），再深吸一口气后屏气 3 ～ 5 秒，身体前倾，从胸廓进行 2 ～ 3 次短促有力的咳嗽，咳嗽同时收缩腹肌，或用力按压上腹部，帮助痰液咳出。也可让患者取俯卧屈膝位，借助膈肌、腹肌收缩，增加腹压，咳出痰液。再缓慢深吸气，重复以上动作，连续 2 ～ 3 次后，嘱患者静卧休息。对胸痛不敢咳嗽的患者，应避免因咳嗽加重疼痛，如胸部有伤口可用双手或枕头轻压伤口两侧，使伤口两侧的皮肤及软组织向伤口处皱起，可避免咳嗽时胸廓扩展牵拉伤口而引起疼痛。疼痛剧烈时可遵医嘱给予止痛剂，30 分钟后进行深呼吸和有效咳嗽。

3. 胸部叩击 胸部叩击适用于久病体弱、长期卧床、排痰无力者。禁用于未经引流的气胸、肋骨骨折、有病理性骨折史、咯血、低血压及肺气肿等患者。

（1）方法：患者侧卧位或在他人协助下取坐位，叩击者两手指弯曲并拢，使掌侧呈杯状，运用腕力从肺底自下而上、由外向内、迅速而有节律地叩击胸壁，振动气道，每一肺叶叩击 2 ～ 5 分钟，每分钟 80 ～ 100 次，以松动支气管内的分泌物，使之易脱落排出。还可用振动排痰机进行叩击。

（2）护理要点：宜用单层薄布保护胸廓部位，避免直接叩击引起皮肤发红。叩击时避开乳房、心脏、骨突部位（如脊柱、肩胛骨、胸骨）及衣服拉链、纽扣等。叩击力量适中，以患者不感到疼痛为宜；每次叩击时间以 5 ～ 15 分钟为宜，应安排在餐后 2 小时至餐前 30 分钟完成，以避免治疗中发生呕吐；操作时应密切注意患者的反应。操作后患者休息，协助做好口腔护理，去除痰液气味；询问患者的感受，观察痰液情况，复查生命体征，关注肺部呼吸音变化。

4. 胸部振动 操作者双手重叠，置引流部位胸壁，嘱患者深呼吸。吸气时，手掌随胸廓扩张而抬起，不施加任何压力；呼气时，手掌紧贴胸壁，施一定压力振动，以震荡患者胸壁，连续振动 5 ～ 7 次，再叩击；如此重复 2 ～ 3 次，再嘱患者咳嗽排痰。

5. 吸痰法 适用于无力咳出黏稠痰液、意识不清或排痰困难者。可经患者的口、鼻腔、气管插管或气管切开处进行负压吸痰。注意事项：每次吸引时间少于 15 秒，两次抽吸间隔时间大于 3 分钟；吸痰动作要迅速、轻柔，将不适感降至最低；在吸痰前、中、后适当提高吸入氧的浓度，避免吸痰引起低氧血症；严格执行无菌操作，避免呼吸道交叉感染。

考点与重点 进食训练的方法

? 思 考 题

1. 请列举社区康复中常用的 3 种物理治疗技术（如运动疗法、电疗等），并结合具体案例说明每种技术的适用人群及康复目标。

2. 某社区有一名脑卒中后偏瘫患者，存在肢体功能障碍和抑郁情绪。请结合社区资源为该患者制订一份综合康复计划。

本章数字资源

3. 社区康复中常采用传统疗法与现代康复技术结合的模式。请分析如何在经济条件有限的社区实现两者的有效融合。

第五章　社区常用康复器材及辅助器具的使用

第一节　社区常用康复器材及辅助器具

📋 **案例**

患者男性，44岁，于2年前从高空坠落致脊髓损伤（ASIA：T12A），在医院经过1年的康复，现在可以完成基本的生活自理。现准备从医院出院回家。

问题：1. 针对他的情况，请问患者回家该进行哪些康复训练？

2. 针对这些康复训练，该选择哪些康复器械？

一、概　　述

1. 康复器材（rehabilitation equipment，RE） 是指在康复治疗过程中，用于辅助患者进行恢复性训练或提高运动功能、恢复身体机能的设备。康复器材可以帮助患者通过运动训练、物理治疗等方式，改善其肌肉力量、关节活动度、平衡性和协调性等功能，从而促进其身体健康和生活质量的提升。常见的康复器材包括步态训练器、功能性电刺激设备、运动训练器、力量训练器械等。

2. 辅助器具（assistive products，AP） 简称辅具，是功能障碍者个人使用的，用于改善功能障碍者的活动与参与的任何产品，包括器械、仪器、设备、工具和软件等。

二、康复器材及辅助器具的选择

康复器材和辅助器具是社区康复中必不可少的，是社区康复能够有效顺利实施、改善功能障碍者生活质量的保障。如何选择和配备康复器材和辅助器具，也是社区康复的一项主要内容。不同年龄、疾病和功能障碍，身处不同环境和经济状况下，其康复治疗方案和使用的康复器材和辅助器具也不同。在社区康复中选择康复器材和辅助器具，应该从以下几个方面考虑。

1. 根据使用人的功能障碍及具体情况选择。

2. 根据康复训练项目及计划选择。

3. 根据使用场景情况进行选择，如在室内移动应考虑轮椅尺寸、室外步行需考虑安全性等。

4. 根据专业人员情况配置选择，如部分康复器材需要在专业人士的指导下使用，部分辅具需要经过培训后才能独自使用。

5. 根据经济能力选择，根据质优价廉、实用有效的原则配置。

6. 在满足各种要求的情况下，尽可能便捷、美观。

7. 充分尊重使用者主观意愿。

考点与重点　康复器材和辅助器具的定义

第二节 社区常用康复器材及辅助器具的使用

📋 **案例**

患者男性，55岁，一年前发生脑梗，经过一年的康复训练，仍遗留右侧上下肢协调运动障碍。患者现可完成基本的生活自理，在拐杖的辅助下可完成室内100米步行，平时爱好散步、去公园下棋和阅读报刊。

问题： 1.请问患者回家该进行哪些康复训练？

2.针对患者的训练和日常爱好，该选择哪些康复器械和辅助器具？

一、社区常用康复器材种类、功能和使用

（一）运动疗法康复器材

1.训练床 是供患者坐、卧其上进行多种康复训练的床或者训练台。常见有固定式、电动式（图5-1）、折叠式等。

（1）综合基本动作训练：坐、卧位训练，用于脊髓损伤、偏瘫、脑瘫、类风湿关节炎等四肢活动不便的患者。

（2）平衡训练：可以进行坐位、手膝位、跪位的平衡训练。

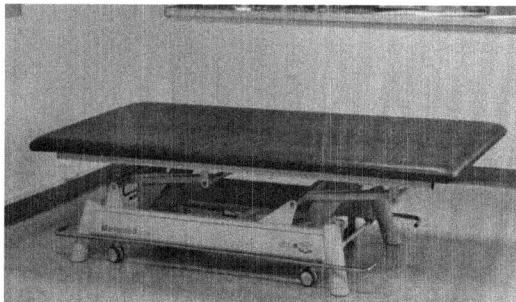

图5-1 电动式训练床

（3）训练辅助：治疗师在训练台上对患者进行一对一的多种徒手训练。训练时可与瑜伽球、哑铃、弹力带、沙袋等配合使用。

2.运动垫 是供患者坐、卧其上进行多种康复训练的垫子。运动垫和训练台在用法上有许多相似之处，更为简便且可起到跌倒防护作用，可以在一定程度上互相替代使用。

3.平行杠 是一种训练患者步行功能的装置，由两个平行的扶手杆、立柱和基座组成（图5-2）。

（1）站立训练：帮助已经完成坐位平衡训练的患者从座位上站起来，训练站立位平衡和直立感觉，提高站立功能。

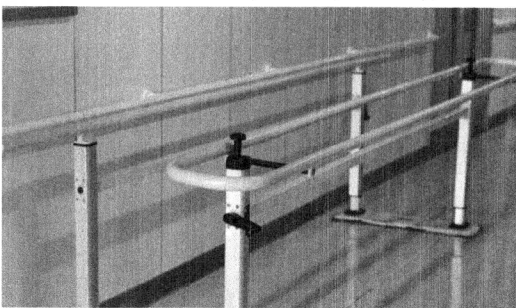

图5-2 平行杠

（2）步行训练：用于所有步行功能障碍者，患者练习步行时，手扶平行杠，可以帮助下肢支撑体重，保证身体稳定，防止跌倒或减轻下肢负重。

（3）肌力训练：患者利用平行杠做身体上举运动，可以训练挂拐杖步行所需要的背阔肌、上肢伸肌肌力，也可以用于步行所需股四头肌、臀中肌、腰大肌、斜方肌肌力训练。

（4）训练辅助：可以将平行杠作为保护装置，与平衡板、弹力带、沙袋等配合使用，在相应的训练中起辅助作用。

4.阶梯 是训练患者步行功能的装置（图5-3）。常见种类：三侧式、双侧直线式、双侧拐角式和单侧式。

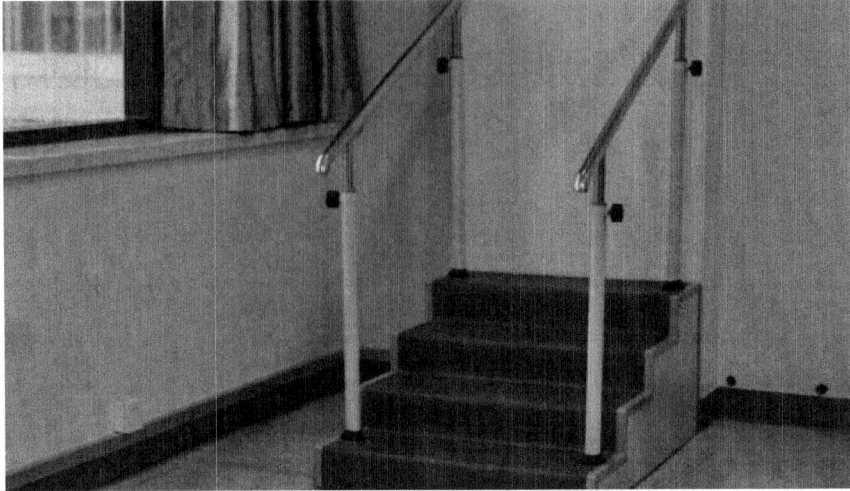

图 5-3　阶梯

（1）上下台阶训练：利用阶梯扶手，进行上下台阶的步行训练。

（2）肌力训练：通过上下台阶，对躯干和下肢肌肉进行肌力增强训练。

（3）关节活动度训练：可用手抓住双侧扶手，将患腿放置在台阶上，进行弓箭步等动作，起到增加下肢髋、膝、踝活动度的目的。

5. 姿势矫正镜　是供患者对身体异常姿势进行矫正训练的大镜子，可以映照全身。常见类型：固定墙壁式姿势矫正镜、移动式姿势矫正镜（图 5-4）、三面镜式姿势矫正镜等。

（1）步态、姿势的矫正：用于各种原因导致的步态、姿势异常的患者。由姿势矫正镜提供的视觉反馈，使患者自己来观察步态、姿势异常程度，并加以纠正。

（2）运动控制训练，提供运动反馈：如在平衡训练中用于脑性瘫痪和其他运动控制不佳者。向患者提供反馈，帮助控制头、颈、躯干的不自主运动，改善运动控制。

6. 肋木　是靠墙壁安装的、具有一组横杆的平面框架（图 5-5）。常见分类：墙壁固定式、立架式、多功能组合式。

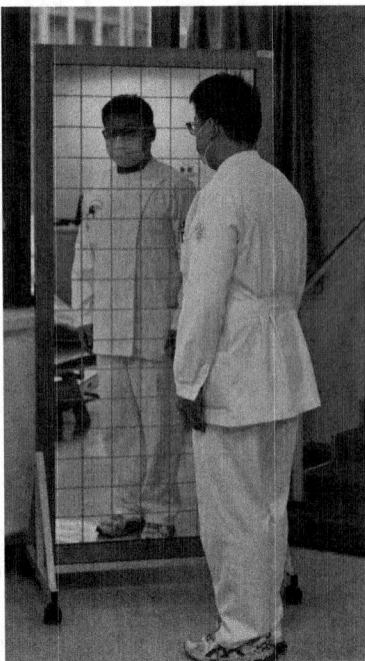

图 5-4　移动式姿势矫正镜

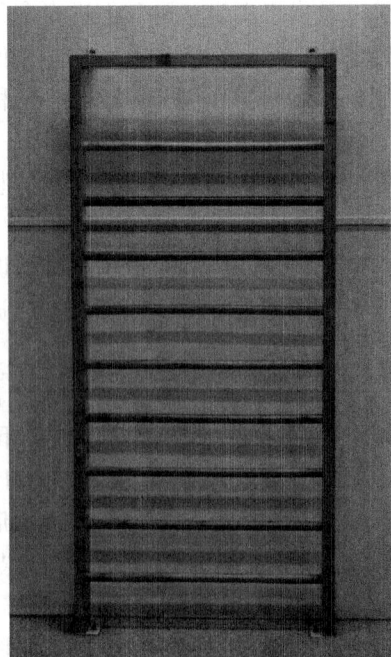

图 5-5　肋木

（1）矫正姿势，防止畸形：用于弛缓性驼背、脊柱侧弯、帕金森病（前屈姿势）、腰痛（骨盆倾斜）的患者。利用肋木保持正常姿势体位，防止异常姿势的进展并进行矫正。

（2）肌力、耐力训练：利用自身体重让肌肉做等长或等张性收缩，以维持和提高肌力、耐力。

（3）关节活动度训练：利用肋木做缓慢有节律的运动，既可以做主动运动，也可以借助部分体重做自身被动运动，用于肩周炎、关节炎、关节外伤（扭伤、挫伤、脱位、骨折）等疾病所导致的关节挛缩、活动受限的病伤残者。

（4）训练辅助：利用肋木运动时固定身体，可以防止代偿性运动。

7. 电动站立床　又称倾斜台，是能够把患者从平卧位逐步转动到 0°～90° 任一倾斜位置来进行训练的装置（图 5-6）。

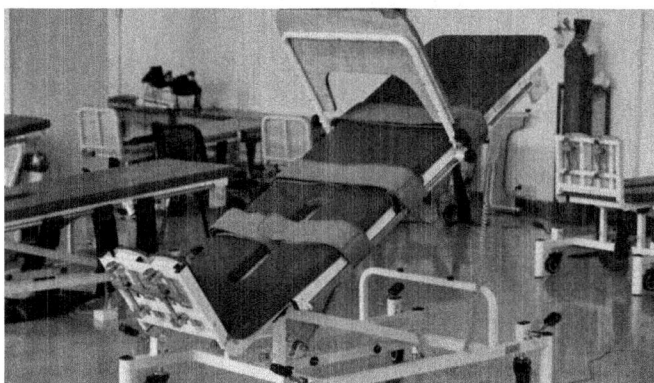

图 5-6　电动站立床

（1）站立适应训练：长期卧床的患者无法直接坐起或站立，易出现体位性低血压，通过逐步增大倾斜角度，使身体功能逐渐适应重心的升高。

（2）部分负重训练：通过角度调节患者负重的重量，适用于骨折、骨质疏松、疼痛等患者。

（3）健康保持训练：重度偏瘫、四肢瘫痪和其他重症患者，可以利用电动站立台（这些患者无法使用站立架）做健康保持训练，作为日常生活的一个内容，长期坚持倾斜台站立训练，可以预防因为站立功能障碍所导致的多方面身体并发症，如骨质疏松、关节挛缩、肢体变形等。

8. 踝关节矫正站立板　是一种矫正下肢姿势、防止出现畸形的装置。常见种类：墙固定式、手扶式（图 5-7）、简易式。

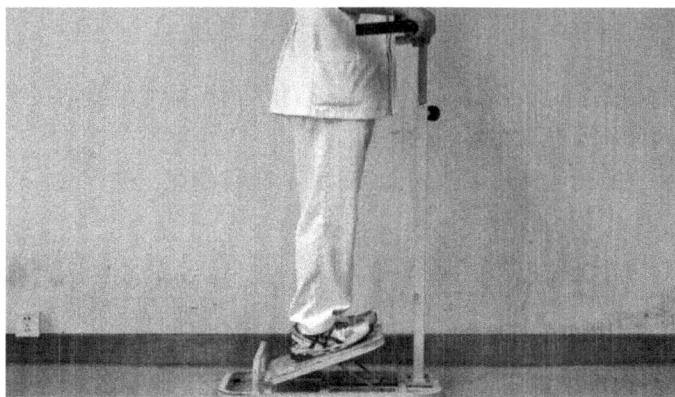

图 5-7　手扶式踝关节矫正站立板

（1）矫正姿势、防止畸形：用于偏瘫等踝关节肌肉控制异常的患者。使用者取站立位，手扶平杠，脚踩在踝关节矫正板上，在身体自身体重的作用下，强制踝关节保持在某一角度功能位，并保持一段时间，可以起到预防畸形、矫正某一异常姿势的作用。

（2）站立训练：存在站立功能障碍的患者，利用踝关节矫正板保持在站立位，进行站立功能训练。

9. 支撑训练器　是供患者在床上或者训练台上用手支撑以抬起身体的U形或三角形小支架（图5-8）。常见种类：防滑型、高支撑训练器、低支撑训练器等。

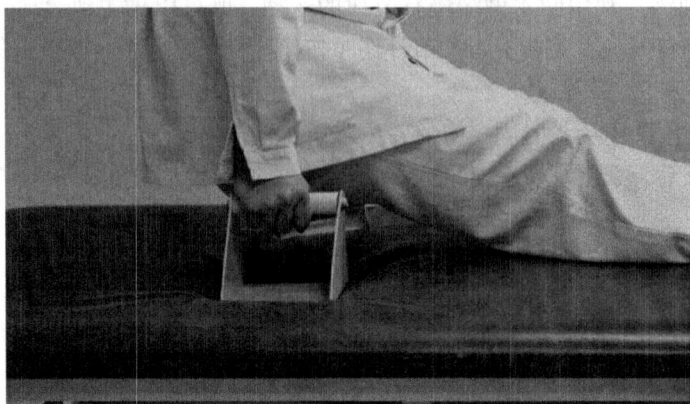

图5-8　支撑训练器

（1）上肢肌力训练：可用来训练上肢肌力，常用在脊髓损伤患者的训练中。

（2）转移训练：可用于训练床上坐位下的平移、床椅转移和床椅转移中需要的重心转移训练。

10. 平衡板　是一块可晃动的木板，用于平衡功能训练（图5-9）。常见种类：圆形平衡板、长条形平衡板等。

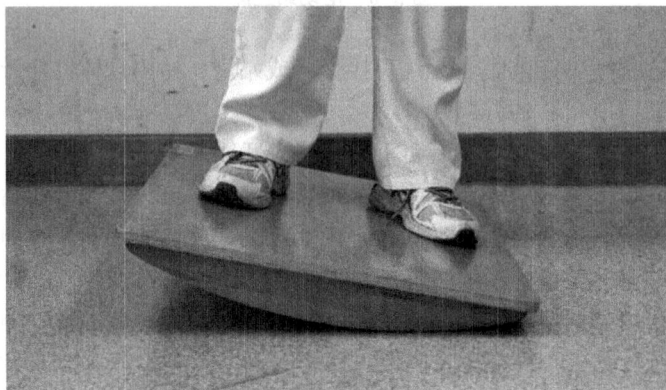

图5-9　平衡板

（1）坐位、立位平衡训练：用于各种平衡失调患者的平衡训练。坐或站在平衡板上，努力保持重心位置平衡，使平衡板不致倾斜，改善患者的平衡功能。

（2）重心转移训练：在平衡板运动过程中会产生重心转移变化，进行重心转移训练以改善步态及平衡功能。

（3）本体感觉训练：可在平衡板上借助不稳定平面，进行髋、膝、踝的本体感觉训练。

11. 轮椅、拐杖、助行架　辅助人体支撑体重，保持平衡和行走功能，用于站立训练、步行训练（详见后文个人移动辅助器具）。

（二）作业疗法康复器材

1. 砂磨台　是一种供患者模仿木工砂磨作业、进行上肢功能训练的台子（图5-10）。常见种类：升降式、固定式等。

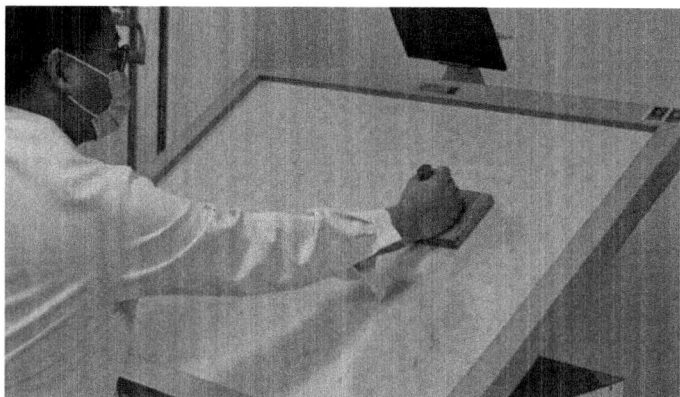

图 5-10　砂磨台

（1）协调性训练：中枢神经系统存在功能障碍的患者，模仿木工作业中用砂纸磨木板的操作，进行上肢伸展运动，以改善上肢粗大动作的协调性。患者从坐位开始训练，逐渐过渡到立位姿势。

（2）关节活动度训练：上肢伸展运动，同时可以训练上肢关节活动度。

（3）肌力训练：砂磨台木板底面不加砂纸、加砂纸、加不同粒度的砂纸，可以在砂磨作业训练中获得不同的运动阻力，起到训练上肢的作用。

2. 钉盘　是一种训练患者上肢协调功能的钉板。常见种类：木钉盘（图 5-11）、金属钉盘等。

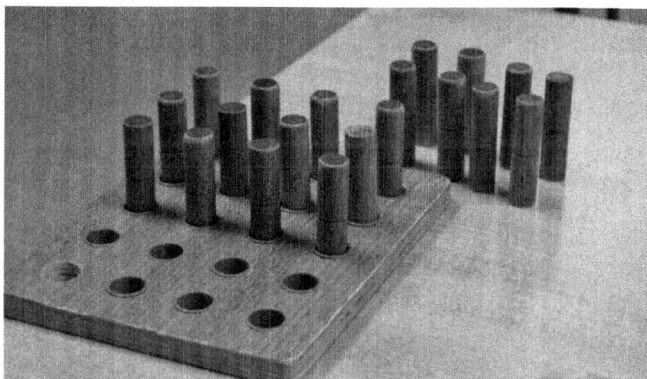

图 5-11　木钉盘

木钉盘用于偏瘫、脑瘫、四肢瘫患者手功能训练、协调性训练。手持木钉，把钉插入钉盘的孔中，可以练习手细微动作的协调性和手眼之间的协调性。

3. 滚筒　是一种训练患者上肢功能的长圆柱状器械。常见种类：泡沫塑料滚筒、木滚筒（图 5-12）等。

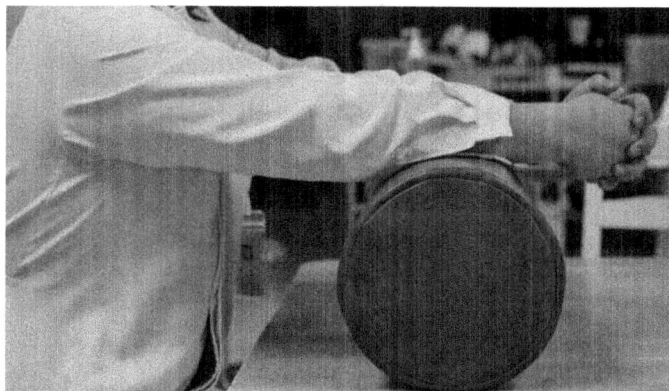

图 5-12　木滚筒

（1）协调性训练、关节活动度训练：坐在训练桌前、双臂压于滚筒上，在桌上推动滚筒前后滚动，可以训练上肢粗大动作的协调性以及上肢的关节活动度。

（2）综合基本动作训练：脑瘫患儿可以利用滚筒进行多种综合基本动作训练。如患儿俯卧位，滚筒置于患儿胸下，其双上肢伸直放在滚筒前，可以训练患儿的抬头功能；可以进行躯干旋转能力训练，患儿骑跨在滚筒上，通过左右旋转躯干或躯干左右屈曲，以手触碰地面来增强躯干的旋转功能。

4. 套圈　是一种由若干靶棍和环圈构成的装置，环圈可于远处抛掷而套于靶棍上。常见种类：木质套圈（图 5-13）、金属套圈、布质套圈等。

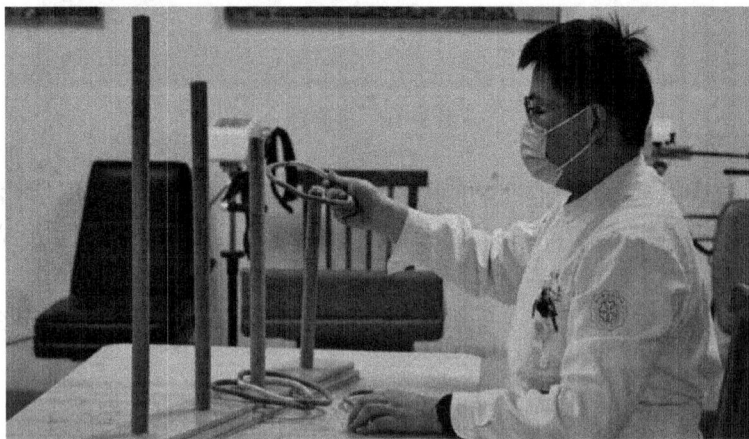

图 5-13　木质套圈

（1）上肢协调性、肌肉力量训练：患者进行套圈运动和拿下套圈时，需让上肢协调完成肩关节前屈、外展、内收，肘关节屈曲、伸展，手抓握、放松，可在过程中训练上肢协调性和力量。

（2）视觉训练：可将套圈放置在不同的距离，以训练患者的视觉距离感和运动协调能力。

5. 分指板　是一种训练手指分开和伸展、保持手指于正确位置的器械（图 5-14）。常见分类：塑料分指板、木质分指板、扇形分指板等。

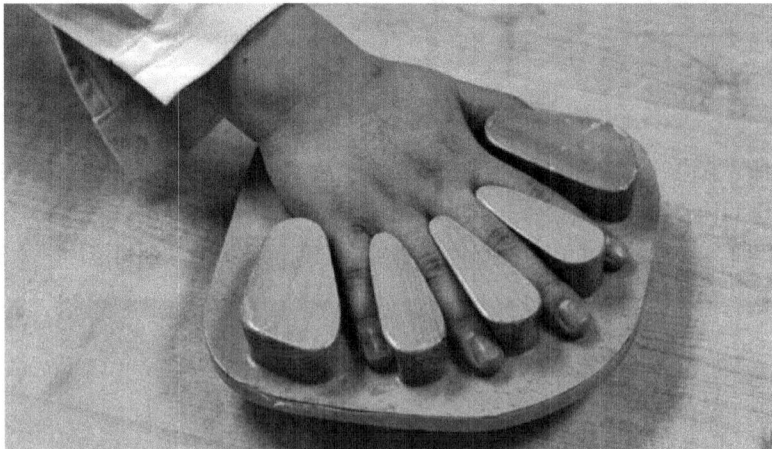

图 5-14　分指板

使用方法：牵伸手指、将手指分开和伸展、保持手指于正确位置，防止畸形。

（三）言语及认知康复器材

1. 交流板　又称沟通板，是为了改善患者与其他人交流，将磁性板、图片板、写字板、文字板等引用与交流的工具用于提高患者的交流能力（图 5-15）。

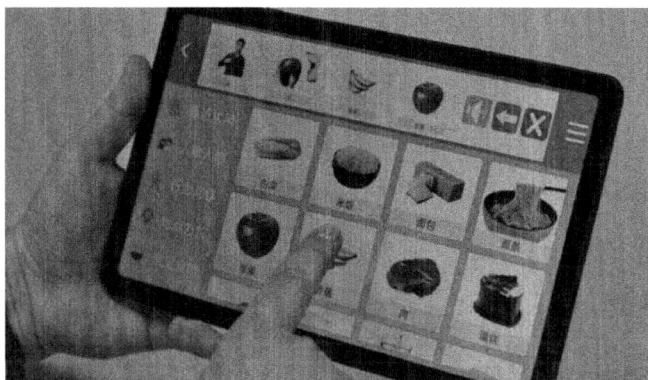

图 5-15　交流板

2. 言语训练卡片　用于听、说、读、写障碍的言语功能训练。常见种类：纸质训练卡片、电子训练卡片等。

（1）命名训练：可出示各种动物、事物、人物、场景的卡片，让患者说出名称，进行命名训练。

（2）记忆力训练：按照顺序出示卡片，令患者记住顺序，过一段时间让患者重复刚刚的顺序。

（四）物理因子器材

常见的物理因子治疗器材有电疗仪、光疗仪、磁疗仪、超声治疗仪、艾灸仪、热疗仪、蜡疗仪、生物反馈治疗仪等。

二、社区常用辅助器具种类、功能和使用

（一）个人生活自理辅助器具

1. 进食辅助器具　如可转动的餐具、加大手柄的餐具、握柄有角度的餐具等，防洒碗、防洒碟、碗固定器及多用途固定器，辅助饮用器具，如易握水杯、吸管及吸管架等。

2. 家务活动辅助器具　长柄拾物器、各种固定在墙上、桌旁、床旁、厕具旁的扶手，食物固定支架、瓶罐固定器、固定式开瓶器。

3. 如厕辅助器具　坐便椅、各种厕所座椅、厕具座椅、支架及承托系统、便盆及尿壶，失禁专用尿垫、男用尿套、集尿器、尿布、垫子、失禁警报系统等。

4. 清洗辅助器具　有轮或无轮淋浴椅、淋浴垫、入浴担架等入浴辅助器具、有手柄的洗澡布或刷子、有把手的肥皂盒、电动和非电动牙刷等。

5. 穿戴辅助器具　穿袜器、鞋拔子、系扣器、穿衣棒、拉锁环等。

6. 梳洗辅助器具　长柄梳、长柄刷、牙膏固定器、台式指甲钳等。

7. 阅读书写辅助器具　打字自助器、持笔器、翻页器、抓握式键盘和鼠标控制器、电子交流辅助设备等。

（二）个人移动辅助器具

1. 拐杖　手杖（单足手杖、多足手杖）、肘拐、前臂支撑拐、腋拐、三角拐、四脚拐、五脚拐。

（1）手杖长度选择方法：①站立位测量。肘关节屈曲 25°～30°，腕关节背伸，测量小趾前外侧15cm 处至背伸手掌面的距离；或者测量股骨大转子至地面的距离。②卧位测量。测量尺骨茎突至足后跟的距离，再加 2.5cm 鞋跟高度。

（2）三点步步骤：①起始姿势：站立时，双手握住手杖，手杖应放置在功能较弱的一侧。确保你的站立姿势直立，膝盖微弯，脚掌平稳着地。②第一步：手杖与患肢一起前移。先将手杖（或助行器）与

患肢（较弱的一侧）同时前移。这样可以分担患肢的重量，减轻其负担。在这一过程中，重心转移到手杖上，帮助保持身体稳定。③第二步：健康腿前移。接着将健康的一侧腿（较强的一侧）前移，脚跟着地。此时，身体的重量应该转移到健康腿上，患肢和手杖保持支撑。④第三步：恢复到起始姿势。健康腿稳定后，恢复站立姿势，准备进行下一步。此时可以略微调整重心，确保平衡。如果需要，可以调整手杖的位置，使其始终在支撑一侧。

2. 助行器　普通助行架、轮式助行架、助行椅、助行台。

3. 轮椅车　手推轮椅、手动轮椅、电动轮椅、机动轮椅车、手摇三轮车。

4. 升降装置　自动提升用具、提升装置、升降台、吊兜、座椅升降机、上下楼轮椅等。

（三）家务及家庭用辅助器具

1. 床具　如手动及电动可调式床具、床的附件、床上用品、防压疮垫。

2. 桌子　可调式工作台或工作桌、床上小桌板等。

3. 椅子　手动或电动提升椅、高座位椅、老人座椅、儿童椅、三角椅、脚凳、套凳、可调椅、固定后倾椅、手动后倾椅等。

4. 姿势保持辅助器具　俯卧板、站立架、站立箱、背托垫、颈托垫、电子座位系统、坐姿保持。

5. 防压疮辅助器具　体位垫、空气床垫、泡沫床垫、水型床垫等。

（四）休闲娱乐辅助器具

休闲娱乐辅助器具有改进的纸牌固定器、游戏手柄、相机快门、运动轮椅等。

（五）矫形器

矫形器包括肩带、腰围、矫形鞋、矫形鞋垫、上下肢矫形器等各种适用于社区功能障碍患者的矫形器，需在专业人员的帮助下进行选择、适配和训练。

（六）假肢

假肢包括假手、上下肢假肢等，各种适用于社区功能障碍患者的假肢，需在专业人员的帮助下进行选择适配和训练。

考点与重点　社区常用康复器材种类、功能和使用

？ 思 考 题

1. 康复器材和辅助器具在提高患者生活质量中各起到什么作用？
2. 社区康复的训练开展方式和医院康复科（康复中心）有什么异同？

本章数字资源

第六章　神经系统常见疾病的社区康复治疗及社区护理

第一节　脑　卒　中

📋 **案例**

患者，女性，42岁，因"右侧基底节区出血"住院治疗，后病情平稳，回家自行康复。目前患者留有左侧肢体活动不利。查体：患者神清，听理解可，语利，对答切题，可在一人辅助下步行，有高血压病史2年余，血压控制尚可，为130/85mmHg。

问题： 1. 针对患者现有功能障碍，应进行哪些康复评定？

2. 为患者制订社区康复计划。

一、概　　述

脑卒中（stroke），俗称中风，是由脑血液循环障碍导致突然性神经功能丧失，故也称脑血管意外（cerebrovascular accident，CVA）、急性脑血管病。通常起病急骤，突发头痛、头晕、意识障碍等症状和偏瘫、失语及感觉减退等局灶性神经功能缺损的特征。脑卒中按其病理过程可分为两大类：由血液供应中断引起的称为缺血性脑卒中（脑血栓形成、脑栓塞、腔隙性脑梗死）；由脑血管破裂或者血管结构异常引起的则称为出血性脑卒中（脑出血、蛛网膜下腔出血）。

脑卒中是神经系统的常见病和多发病，以发病率高、死亡率高、致残率高、复发率高的四高特点严重威胁人类的健康。在我国，多年来其发病率、死亡率、致残率在疾病谱中一直处于前三位。随着社会人口老龄化，脑卒中发病率将会继续上升，对社会和家庭造成沉重负担。

二、社区康复评定

脑卒中是中枢神经系统损伤，涉及的功能障碍较为广泛，从躯体功能到心理以及社会功能均可能有不同程度的受累。因此在对患者进行社区康复之前，需要进行全面的康复评定，以明确患者的功能障碍程度、康复的潜力、康复可能达到的功能水平等。脑卒中患者的社区康复评定包括躯体结构和功能、活动和参与能力以及个人和环境等背景性因素。

（一）运动感觉功能评定

1. 运动功能评定　运动障碍的评定通常采用Brunnst关节活动度评价法（表6-1）、Fugl-Meyer评价法等。

表 6-1　Brunnst 关节活动度偏瘫运动功能评价

级别	阶段与特点	上肢	手	下肢
I 级	阶段 I：患者肌肉呈弛缓状态，肌张力消失	弛缓，无任何运动	弛缓，无任何运动	弛缓，无任何运动
II 级	阶段 II：出现肌张力、痉挛和联合反应，患者试图主动活动时出现不伴有关节活动的微弱肌收缩	出现痉挛 出现联合反应，不引起关节运动的骨骼肌收缩	出现轻微屈指动作	出现痉挛 出现联合反应，不引起关节运动的骨骼肌收缩
III 级	阶段 III：患者可随意引起不同程度的共同运动或其组成成分，痉挛明显，达到病程中极值	痉挛加剧，可随意引起共同运动或其成分	能全指屈曲，钩状抓握，但不能伸展，有时可由反射引起伸展	痉挛加剧 1. 随意引起共同运动或其成分 2. 坐位和立位时髋、膝可屈曲
IV 级	阶段 IV：共同运动模式开始被打破，出现脱离共同运动模式的分离运动，痉挛减轻	痉挛开始减弱，出现一些脱离共同运动模式的运动 1. 手能置于腰后 2. 上肢前屈 90°（肘伸展） 3. 肩 0°，屈肘 90° 前臂能旋前、旋后	能侧方抓握及拇指带动松开，手指能半随意、小范围伸展	痉挛开始减弱，开始脱离共同运动出现分离运动 1. 坐位，足跟触地，踝能背屈 2. 坐位，足可向后滑动，使其背屈大于 0°
V 级	阶段 V：分离运动进一步改善，可以完成较难的功能活动，痉挛明显减轻	痉挛减弱，共同运动进一步减弱，分离运动增强 1. 上肢外展 90°（肘伸展，前臂旋前） 2. 上肢前平举并上举过头（肘伸展） 3. 肘呈伸展位，前臂能旋前、旋后	1. 用手掌抓握，能握圆柱状及球形物，但不熟练 2. 能随意全指伸开，但范围大小不等	痉挛减弱，共同运动进一步减弱，分离运动增强 1. 立位，髋伸展位能屈膝 2. 立位，膝伸直，足稍向前踏出，踝能背屈
VI 级	阶段 VI：共同运动模式完全消失，痉挛基本消失或轻微可见，协调运动、运动速度大致正常	痉挛基本消失，协调运动大致正常 V 级动作的运动速度达健侧 2/3 以上	1. 能进行各种抓握 2. 全范围的伸指 3. 可进行单指活动，但比健侧稍差	协调运动大致正常。下述运动速度达健侧 2/3 以上 1. 立位，伸膝位髋外展 2. 坐位，髋交替地内、外旋，并伴有踝内、外翻

2. 肌张力评定　采用改良 Ashworth 肌张力评定量表进行评定。

3. 关节活动度评定　通常使用角度尺进行关节活动度评定。

4. 感觉功能评定　评定患者的浅感觉、深感觉以及复合感觉

5. 平衡功能评定　运动功能障碍较重的患者，常选用简易的三级平衡法；运动功能较好，移动能力尚可的患者，一般选择 Berg 平衡量表。

（二）认知功能评定

部分脑卒中患者存在一定程度的认知障碍，对于这一类患者，通常选用简明精神状态量表（MMSE）进行认知功能筛查。

（三）心理社会功能评定

通过观察法、访谈法、量表法以及必要的心理测验等形式对患者心理状态进行评定。

（四）日常生活活动能力评定

常选用改良的 Barthel 指数（MBI）评定患者的基本自我照顾活动能力；FIM 量表（功能独立性评

定量表）全面评定患者在生活自理、移动能力、社交及认知等多维度的功能表现。

（五）社会参与评定

主要评定患者参与家庭和社会活动的程度，能否恢复工作和生活质量的好坏。常用量表有健康调查简表。

三、社区康复目标

脑卒中的社区康复目标，是通过医疗康复手段，充分利用社区及家庭资源，最大限度地促进患者功能障碍的恢复，防止失用综合征，减轻后遗症；充分强化和发挥残余功能，通过代偿和（或）使用辅助技术，以及环境的改造等，最大限度地提高患者生活自理能力，帮助患者回归社会。

四、社区康复治疗技术

脑卒中患者的社区康复，除了延续部分医疗康复的内容，更多的是需要生活模式重整、协助其回归家庭和社区。

（一）运动治疗

脑卒中患者运动康复训练主要针对患者的躯体功能障碍，改善躯体的运动能力，预防并发症及继发改变，使其在日常生活中达到最佳程度的功能独立。

内容包括：正确体位摆放、体位转换、桥式运动、转移（卧-坐-站）、行走、穿衣、进食清洁、洗澡、如厕和肢体功能锻炼体操等。

1. 良肢位摆放　预防或减轻脑卒中痉挛模式。

（1）健侧卧位：患者感觉最舒适的体位，具有抗偏瘫上肢屈肌痉挛和下肢伸肌痉挛的作用，同时便于治疗师对偏瘫肢体的治疗操作。

具体为患者头部垫枕，躯干向健侧侧卧，与床面垂直，患侧上肢充分前伸，肩前屈100°左右，肘伸展，整个患侧上肢由软枕支撑；患侧下肢向前屈、屈膝并由软枕支撑，避免足内翻；健侧上肢自然舒适放置即可；健侧下肢髋、膝微屈，自然放置即可。

（2）患侧卧位：该体位有利于患肢整体伸展，可控制痉挛发生，既可增加患侧的感觉刺激，又不影响健侧的正常使用。是患侧在下、健侧在上的侧卧位，是最有利于病情恢复的体位。

具体为患者头部垫枕，躯干向患侧侧卧，稍后仰，后方垫一枕支撑；患侧肩胛带充分前伸，肩前屈约90°，肘伸展，前臂旋后，腕自然背伸；患侧伸展，膝微屈位；健侧上肢可置于体侧，健侧下肢屈髋、屈膝，置于软枕上。

（3）仰卧位：由于受颈紧张反射和迷路反射的影响，仰卧位时患者的异常反射活动较强，同时，仰卧位也容易引起骶尾部、足跟外侧或外踝部发生压疮，因此，脑卒中患者应以侧卧为主。

必须采取仰卧位时，头部放在软枕上，稍偏向健侧，面部朝向患侧，枕头高度适当，胸椎不得出现屈曲。患侧臀部下方垫一个薄枕使患侧骨盆前伸，防止髋关节屈曲外旋。患侧肩胛骨下方垫一个薄枕使肩胛骨向前突。上肢肘关节伸展，置于头上，腕关节背伸，手指伸展。下肢大腿及小腿中部外侧各放一楔形垫，防止髋关节外展外旋，腘窝处垫一薄枕防止膝关节过伸展，足底避免接触任何支撑物，以免足底感受器受刺激，通过阳性支撑反射加重足下垂，软瘫阶段足底可放支持物维持踝背屈90°。

2. 体位变化　为了防止关节挛缩和维持某一种体位时间过长而导致的压疮，应及时变换体位。定时翻身（每2小时1次）是预防压疮的重要措施，开始以被动为主，待患者掌握翻身动作要领后，由其主动完成。

（1）向健侧翻身：首先在仰卧位下，用健侧足从患侧腘窝处插入，并沿患侧小腿伸展，将患侧足置于健侧足上方，上肢 Bobath 握手，伸展肘关节，上举至肩关节屈曲 90° 后向左右两侧摆动，利用躯干的旋转和上肢摆动的惯性向健侧翻身。

（2）向患侧翻身：双手 Bobath 握手，伸展肘关节，肩关节前屈 90°，健侧下肢屈髋屈膝，脚踩在床面上，头转向偏瘫侧，健侧上肢带动患侧上肢向偏瘫侧转动，并带动躯干向偏瘫侧转动，同时健侧脚用力蹬床面，使骨盆和下肢转向偏瘫侧。

3. 桥式运动　桥式运动不仅可以促进下肢的分离运动，还可以增强躯干肌肌力，尤其是腰背肌肌力，可防止躯干和下肢共同运动模式形成，促进分离运动产生，以利于后期的步行训练。桥式运动包括双桥运动、单桥运动和动态桥式运动。

（1）双桥运动：患者仰卧位，上肢放体侧或双上肢 Bobath 握手并伸肘伸腕、肩前屈 90°，双下肢屈髋屈膝，双足平踏于床面。患者双足跟用力踩床，伸手将臀部抬离床面，下肢保持稳定，维持该姿势并酌情持续 5 ～ 10s。如患髋外展外旋不能支持，可帮助将患膝稳定，协助患者向前向下拉和压膝关节，另一手放臀下辅助患者抬臀离开床面。

（2）单桥运动：当患者能够完成双桥动作后，可让患者伸展健侧腿，或将健腿置于患膝上，患侧腿完成屈膝、伸髋、抬臀的动作。也可让患者患侧腿屈髋屈膝，健腿伸展悬空或搭于患侧股骨远端，患侧下肢支撑将臀部抬离床面。

（3）动态桥式运动：为了获得下肢内收和外展控制能力，患者仰卧屈膝，双足踏在床面，双膝平行并拢，健腿保持不动，患腿做交替的幅度较小的内收和外展动作，并学会控制动作的幅度和速度。然后患腿保持中立位，健腿做内收外展练习，并与双桥运动结合起来。

注意事项：当患侧腰背肌收缩不充分，身体向偏瘫侧倾斜时，可用手拍打患侧腰背肌，使其收缩、上抬臀部。注意患者在抬起臀部时应避免通过弓背、头部用力完成。

4. 转移　转移包括由卧位到坐位的转换（卧 - 坐转换）和由坐位到站位的转换（坐 - 站转换）、床到轮椅的转移、轮椅到马桶间的转移等。患者应具备满意的静态和动态坐位平衡和维持坐位的能力，具备基本的活动能力，有一定协调性和准确性，注意地面防滑，床和椅子的高度以 45cm 为宜。

（1）卧 - 坐转换

1）主动自健侧坐起："扣手→翻到健侧→搬腿→手撑床→坐起"。患者十指相扣，先翻身到健侧→健腿搬动患腿到床边→上身前倾，健侧肘撑床，上肢慢慢伸直撑床→坐起。

2）辅助自健侧坐起：照护者站在健侧，双手分别放在患侧肩部和髋部→帮助患者转动肩胛和骨盆→翻到健侧→搬动双腿到床边→照护者一手托健侧腋下，向前上方助力，一手放于患侧髂骨处向后下方助力→辅助坐起。

3）自卧位躺下时按照相反顺序做即可。

（2）坐 - 站转换

1）主动站起："扣手→伸手向前够→弯腰→站"。患者双手相扣→双上肢伸直向前→弯腰→站起。

2）主动坐下："扣手→弯腰→弯腿→坐"。患者双手相扣→先弯腰→再弯腿→慢慢坐下。

3）辅助站起：患者动作同前，照护者坐于患侧，双腿膝盖夹住患侧膝关节（防止站起和坐下过程中膝关节弯曲摔倒）。

（3）床到轮椅的转移：床到轮椅的转移活动适用于从床到椅子之间的转移，也适用于高度相差不大的床和轮椅之间的转移。

1）主动转移："轮椅健侧 45°→健侧站起→转身→坐下"。轮椅置于患者的健侧床旁，与床呈 45° 角→患者健侧手抓轮椅扶手→支撑站起→健侧手抓另一侧扶手→转身坐入轮椅。

2）辅助转移：照护者站于患者前方—双手自腋下穿过，抓住患者后方裤腰→双腿膝盖顶住患侧膝盖前方（防止膝关节弯曲摔倒）→帮助患者站起→转身坐入轮椅。

5. 站立训练　站立训练是为步行做充分的准备。开始训练时应由照护者在患者患侧给予膝部的支持，酌情逐步减少支持。患者可先扶持站立或平行杠内站立，逐渐脱离支撑，重心移向患侧，训练患侧的负重能力。能独自站立后，再进行站立三级平衡训练。

（1）正确站立姿势：站立时保持颈部直立、面向正前方，躯干端正，双肩水平放置，骨盆左右水平，伸髋、伸膝、足跟着地，使重心均匀分布于双侧下肢。

（2）双下肢负重站立训练：照护者站在患者的患侧，要求患者站立姿势同上，照护者给予患膝一定帮助，防止膝关节屈曲或膝过伸，要求双侧下肢同时负重或以患侧为主，防止重心偏向健侧。

（3）患侧下肢负重：健腿屈髋屈膝，足离地面，患腿伸直负重，其髋膝部从有支持逐步过渡到无支持。

（4）健腿支撑患腿活动训练：主动抬起患肢，分别做屈髋屈膝踝中立上抬、屈伸膝背屈踝关节、伸髋屈膝踝跖屈抬起等下肢训练。照护者位于患者患侧，帮助控制髋关节防止外旋、保持膝关节中立位、防止足内翻。

（5）站立平衡训练：患肢能单腿完全负重后即可进行站立平衡训练。重心分别做前后、左、右向移动，移动幅度由小逐渐增大，照护者位于患侧给予适当的辅助，使患者逐渐达到三级平衡。

6. 步行

（1）扶持步行："站在患侧→手扶腋窝、胸和手→左、右、左、右往前走"。照护者站于患者的患侧→上肢穿过腋窝下，手放于患者胸前，另一手拉患侧手，帮助减少患侧肢体负重→扶持患者慢慢行走。

（2）拄拐步行："拐→患腿→健腿"。

患者健侧手持拐杖→按照拐杖→患侧腿→健侧腿的顺序步行。

7. 上下楼梯　"好腿上，坏腿下"，偏瘫患者上下楼梯应该健腿先上→患腿跟上；患腿先下→健腿跟下。

（二）作业治疗

日常生活活动能力训练

（1）更衣训练：偏瘫患者双上肢不能配合穿衣动作，常为单手操作，根据需求可适当对衣服裤子、鞋袜等进行改造。

1）穿脱套头衫：患者取坐位，先穿患侧，后穿健侧。患者健侧手将衣服背向上置于膝关节上，分清衣服前后、衣领、袖子等。将患侧手插入同侧衣袖内，并将手腕伸出衣袖，将健侧手插入另一衣袖中，并将整个前臂伸出袖口，健侧手将衣服尽可能拉向患侧肩部，将头套入领口并伸出，整理好衣服。脱套头上衣与穿衣相反，先脱健侧，再脱患侧。

2）穿脱开衫：患者取坐位，先穿患侧，后穿健侧。患者健侧手将衣服置于膝关节上，分清衣服前后、衣领、袖笼等，健侧手由颈后部抓住衣领拉至健侧肩部，再将健侧手插入另一衣袖中。健侧手系好纽扣并整理好衣服。偏瘫患者脱开衫与穿衣相反，先脱健侧，再脱患侧。

3）穿脱裤子：患者取坐位，将患腿屈髋屈膝放在健腿上，健侧手穿上患侧裤腿，向上提拉，放下患腿，然后穿上健侧裤腿。站起，将裤子提至腰部并整理好裤子。脱裤子的顺序与上述穿裤子的顺序相反，先脱健侧，再脱患侧。

4）穿脱袜子：先将患侧腿交叉放在健侧腿上或前面的凳子上，找好袜子上下面，用拇指和示指将袜口张开，身体前倾将袜子套入脚上。再抽出手指整理袜底、袜面，将袜腰拉到踝关节处，最后从脚跟处向上拉平整理。用同样的方法穿上另一只袜子。脱袜子比穿袜子简单，动作模式类似。

（2）进食训练：选择合适的餐具，如加粗手柄的勺子、改良过的勺子或筷子、防滑用具等，方便患者抓握。

进食时，先将食物放在患者容易拿到的位置，让患者用患侧手或双手握住餐具，健侧上肢辅助患侧上肢送食品入口。如果患者存在吞咽困难，可先进行吞咽训练，如练习吞咽口水、吞咽糊状食物等，待吞咽功能有所改善后，再进行正常进食。经过康复训练，患侧手依然没有主动运动者可以进行利手交换训练，即鼓励患者用健侧手持叉或筷子进食。

（3）洗漱训练：包括洗脸、刷牙、洗手、剃须、梳头等活动，要求患者具有较好的平衡功能、上肢和手的协调运动，必要的时候可以借助辅助器具或进行适当的改造。患者用患侧手或双手握住手柄，进行刷牙。洗脸时，可将毛巾搭在水龙头上，患者用患侧手或双手将毛巾浸湿，然后洗脸。拧毛巾时可将毛巾绕在水龙头上用单手拧干或在水龙头上装上把手，便于单手操作；使用按压式水龙头、加长把柄的水龙头等；用背面带有吸盘的刷子固定于洗手池旁，将手在刷子上来回刷洗，清洁健侧手；亦可将毛巾放在洗脸盆边上进行健侧手清洗等。如果患者不能独立完成洗漱，家属或康复人员可在旁边给予辅助。

（4）洗澡训练：进入浴室时做好防滑准备，如更换防滑拖鞋、铺防滑垫等。偏瘫患者可以取坐位和站位的淋浴，也可使用浴缸。使用淋浴时，患者坐在简易洗澡椅上，打开水龙头，水温调至合适后才可以冲洗身体。洗澡过程中可用长毛巾或带长柄的海绵刷涂上肥皂后擦洗后背。

（5）如厕训练：是 ADL 中最难处理的问题之一，也是患者迫切希望能够自己解决的问题之一。患者站立在坐便器或坐便椅前，两脚分开，一手（患侧手）抓住扶手，一手（健侧手）解开腰带，脱下裤子，身体前倾，借助扶手缓慢坐下。便后处理，进行自我清洁。一手拉住裤子，一手拉扶手，身体前倾，伸髋伸膝，站立后系上腰带。如果患者不能独立完成如厕，家属或康复人员可在旁边给予辅助。

（6）家居活动：为了提高患者独立生活能力和生存质量，可以指导患者做一些力所能及的家务劳动。这样不仅对增强身体耐力、促进肢体功能恢复有益处，而且通过身心的努力和劳动所取得的成果，可以令患者有满足感，对恢复患者的自信心有积极意义。

（三）认知训练

（1）注意力训练：可采用数字划消训练，让患者在一组数字中，划去指定的数字，如划去所有的"5"。

（2）记忆力训练：可采用图片记忆训练，让患者观看一组图片，然后将图片拿走，让患者回忆图片的内容。

（3）思维能力训练：可采用拼图训练，让患者将一幅拼图分成若干小块，然后将小块打乱，让患者重新拼好。

认知训练每天进行 1～2 次，每次 20～30 分钟，根据患者的认知水平灵活调整难度。认知训练开始时简单一些，随着患者能力的提高，逐渐增加难度。

（四）言语 / 吞咽治疗

脑卒中伴有言语障碍的患者应进行言语交流训练，提高与人沟通和交流的能力，必要时可以借助交流板等辅助装置改善患者的实用性交流能力。对有意识障碍的患者，先采用非经口摄取营养的方法；一旦意识清楚，能听从指示且全身状态稳定时，可根据吞咽障碍及障碍类型进行针对性处理。

（五）传统康复治疗

中国传统医学在脑卒中康复治疗中发挥非常重要的作用，主要有中药、针灸、拔罐、艾灸、按摩及传统运动疗法等手段。

五、社区康复护理

1. 心理护理　脑卒中患者由于病后遗留残疾，常有自卑、忧郁、无所作为或被社会遗弃的心理，甚至有轻生念头。训练者在进行康复技术指导的同时，要密切注意患者的心理活动，加强交流，了解其心理需求，给予患者充分和必要的心理疏导，帮助他们建立有利于康复治疗的最佳心理状态，树立与疾病斗争的信心，从中认识到自我存在的价值。

2. 饮食护理　根据患者的病情和身体状况，合理安排饮食，遵循低盐、低脂、低糖、高纤维的饮食原则。对于吞咽困难的患者，应给予半流质或糊状食物，食物的质地要均匀，避免过稀或过稠，防止误吸。进食时，要让患者坐直，头稍向前倾，缓慢进食，避免大口吞咽。对于能正常进食的患者，应保证营养均衡，每天摄入足够的蛋白质、碳水化合物、脂肪、维生素和矿物质。

3. 并发症护理

（1）偏瘫肩：肩关节半脱位、肩痛、肩手综合征是脑卒中的常见并发症。在康复过程中应当避免牵拉患肢，尽可能给予支撑或固定；适当给予患侧肩胛带负重训练；患侧上肢抬高，避免手腕掌屈位。

（2）压疮：定时翻身（每2小时1次），保持床铺平整、皮肤清洁，骨骼突出部位用软垫保护和皮肤按摩，小便失禁时及时更换尿布或床单。

（3）尿路感染：保持会阴清洁，摄入足够水分，保持尿 pH 呈酸性。因尿潴留而留置导尿管者应定期冲洗膀胱、更换消毒导尿管、定期放尿，注意无菌操作。

（4）呼吸道感染：注意口腔清洁，定期翻身、拍背、排痰，保持呼吸道通畅。

（5）骨质疏松：注意适当的运动锻炼，定期检查骨密度。

（6）心肺功能减退：给予适当强度的有氧训练，保持心肺功能。

六、康 复 工 程

脑卒中后的康复工程主要包括矫形器、辅助器具、助行器、轮椅、无碍设施等。

1. 矫形器　矫形器是装配于脑卒中患者身体外部，通过力的作用，以预防、矫正畸形，补偿功能和辅助治疗的器械。在脑卒中的康复治疗中，矫形器的适当应用可起到很好的辅助治疗作用。

（1）上肢矫形器：脑卒中患病初期，可使用肩吊带保护，预防肩关节脱位或半脱位；使用各种固定型手矫形器或腕手矫形器，可以预防由于肌力不平衡引起的屈指、拇指内收、屈腕等畸形；使用固定型肘矫形器，防止极度屈曲痉挛引起的肘关节畸形。

（2）下肢矫形器：应用于脑卒中患者的下肢矫形器最常见的是踝足矫形器，可以对抗或减少因小腿三头肌痉挛引起的足下垂内翻，防止膝关节过伸，改善步态。

2. 辅助器具　辅助器具是指为了提高脑卒中患者的自身能力，使其能较省时、省力地完成一些原来无法完成的日常生活活动，以增加其生活独立性的辅助器具。辅助器具主要与上肢功能和日常生活活动有关。辅助器具的使用不仅是一种积极的治疗手段，而且还有助于树立患者重返社会的信心。

表 6-2　脑卒中患者常用辅助器具

类别	举例
个人卫生	长柄刷、固定型指甲刷、长柄指甲剪、单手挤牙膏器、加粗用泡沫柄
进食	粗柄餐具、弯柄勺子、防滑垫、防洒碗、万用袖带
穿衣	绳式拉链拉扣、魔术贴式鞋、防滑袜、扣纽扣器、长柄持物器、穿袜器、鞋拔
如厕	扶手式坐便器、坐便加高垫
洗澡	沐浴凳、沐浴椅、浴缸扶手、沐浴香皂固定手套、长柄泡沫沐浴刷、毛巾固定器、卧式洗头盆
转移类	床旁用扶手、移动搬运器
步行类	矫形绷带、踝足矫形器、拐杖、手杖、助行器、轮椅、电动轮椅
工具性日常生活活动	开瓶器、持物器、面包固定器、书写辅具、改良厨房餐具、长柄钥匙、键盘手杖等

续表

类别	举例
姿势维持 / 摆放辅助器具	坐姿矫正椅、防压疮坐垫、气垫床
交流沟通辅助器具	交流板
休闲娱乐辅助器具	持牌器

3. 助行器　助行器是指辅助脑卒中患者支撑体重、保持平衡和行走的工具。

（1）拐杖：脑卒中患者由于平衡能力欠佳，一般选用四足手杖，更为稳定。先确定手杖高度，患者穿鞋站立，肘关节屈曲150°，小趾前外侧15cm处至腕关节背伸时手掌面的距离即为手杖的高度。

（2）步行器：也称助行器，由金属杆围成三面，底下有四个脚支撑，一般用铝合金材质制成，自身很轻，它能提供前、左、右三个方向的稳定和保护，可将患者保护在其中，步行器可减轻患侧下肢的负荷，便于站立或步行，其支撑面积大，稳定性好，比拐杖和手杖更加稳固。

4. 轮椅　轮椅适用于即使借助矫形器、拐杖和步行器等各种步行辅助器也难以步行或不能持续长距离步行的脑卒中患者，是此类患者移动的主要工具。乘坐轮椅者承受压力的主要部位是坐骨结节、大腿及腘窝部、肩胛区，在选择轮椅时要注意这些部位的尺寸是否合适，避免皮肤损伤、擦伤及压疮。

5. 无障碍设施　无障碍设施是指在城市道路和建筑物的设计中，为方便残障患者独立进出，参与社会活动所采用的设计措施。

（1）建筑物外部无障碍设施：坡道，设于有阶梯或马路缘石之处，一般宽度为1.5m，斜度在5°左右。

（2）建筑物内部无障碍设施

1）出入口：为方便使用轮椅的患者，不应有门槛和台阶，应为平地或防滑斜坡，斜坡的角度为5°左右。

2）电梯与楼梯：为方便使用轮椅的患者上下楼，电梯深度至少为1.5m，宽度至少为1.5m，门宽不小于80cm。

3）走廊：至少宽1.2～1.4m，步行障碍者的通道侧壁应有离地面0.65～0.85m高的扶手。

4）厕所：大便池一般采用坐式马桶，高40～45cm，两侧安置扶手，两侧扶手相距80cm左右。

5）洗手池：最低处应大于68cm，以便乘轮椅患者的大腿部能进入池底，便于接近水池。

6）浴室：与轮椅座高40～45cm，相近处应有一些平台部分，以便患者转移和摆放一些洗浴用品，地面应有防滑措施。

7）室内安排：室内地板不应打蜡，地毯应尽量去除，墙上电灯的开关不应高于患者坐在轮椅上手能触及的最大高度，墙上的电器插座以离地面30cm为宜。

七、健 康 教 育

在社区康复阶段，我们致力于向患者及其家属普及相关疾病知识。我们会详细解释高血压、高血脂以及不良生活习惯等导致的发病原因，并阐明肢体麻木、言语不清等症状，以便患者能够及早发现并及时接受治疗。我们强调康复训练的重要性，并指出其需要长期且持续的努力。康复训练应遵循循序渐进的原则，并且要按时完成，与治疗师密切配合。同时，我们引导患者保持规律的作息时间，注意安全和个人卫生。我们建议患者遵循低盐低脂的饮食原则，有效控制体重。此外，我们密切关注患者的心理状态，给予他们关心和鼓励，帮助他们树立信心，并在必要时提供心理支持。

对脑卒中患者、家人及照顾者来说，康复是一项长期而艰巨的工作。在康复治疗的过程中，脑卒中康复健康教育是非常重要的，可以显著提高患者及亲属及照顾者对疾病的发生、治疗和预防的整体认识，从而提高他们战胜疾病的信心和配合治疗的依从性，最终促进他们早日康复和回归社会。

考点与重点　脑卒中的分类、特点；康复目标；Brunnstrom 分期

第二节　帕金森病

📋 **案例**

患者女性，55 岁，3 年前无明显诱因下，出现动作缓慢，右手不自主震颤，呈"搓丸样"动作，静止时出现，情绪紧张时加重，睡眠时消失，进行性感觉右侧肢体发僵，写字、执筷等精细动作不灵活，服用"多巴丝肼片"症状可以改善。

问题：1.患者需要进行哪些康复评定？
　　　2.为患者制订社区康复计划。

一、概　　述

帕金森病（Parkinson disease，PD），又称震颤麻痹（paralysis agitans），由英国内科医生詹姆斯·帕金森（James Parkinson）在 1817 年首先对此病进行了详细的描述。是中老年人最常见的黑质和黑质纹状体通路上的神经变性疾病。帕金森病的病因至今尚未明了，可能与年龄老化、遗传和环境因素有关。帕金森病具有起病隐匿，发展缓慢，进行性加重的特点，主要表现为动作缓慢，静止性震颤，肌强直和姿势步态异常等。由于个体差异，每个患者的表现都不相同，发病后可造成运动、协调平衡、吞咽功能、言语、认知等功能障碍。

二、社区康复评定

（一）躯体功能评定

1.肌力评定　通常采用徒手肌力检查法（MMT）来判断肌肉力量，对肌张力增高的患者则需同时配合肌张力评定。

2.肌张力评定　一般用 Ashworth 量表或改良 Ashworth 量表评定。

3.关节活动度评定　可用关节量角器进行测量。

4.协调试验　分别进行上肢和下肢的协调试验。

5.平衡试验（不扶持下）　①单足站立；②双足站立；③双足站立，且重心转移；④双膝跪立；⑤手足支撑。上述姿势保持 3 秒为正常；否则视为异常。

6.呼吸功能测定　可进行肺功能评定。

7.构音评定　与发音有关的唇、舌、颜面、咽喉的运动评定。

8.吞咽评定　可通过唾液吞咽测试或吞咽造影录像检查来完成。

（二）日常生活活动能力评定

通常使用 Barthel 指数或功能独立性评定（FIM）。

（三）认知与心理功能评定

可进行精神状况、记忆力、注意力、焦虑与抑郁等评定。

（四）综合评定

1. 韦氏综合评定量表　韦氏综合评定量表从手动作、强直、姿势、上肢协调、步态、震颤、面容、言语和生活自理能力九个方面评分，采用 4 级 3 分制，0 为正常，1 为轻度，2 为中度，3 为重度。每项累加总分为 27 分，1～9 分为早期残损，10～18 分为中度残损，19～27 分为严重进展阶段。

2. Yahr 分级评定法　是目前国际上较通用的帕金森病病情程度分级评定法，主要根据功能障碍水平和能力障碍水平进行综合评定。

三、社区康复目标

由于帕金森病为老年性神经系统变性疾病，康复治疗不能改变其本身的进程结局或疾病直接损伤。因此，社区康复的目标是延缓病情进展，减轻功能障碍的程度，预防和减少畸形和并发症的发生；改善患者的心理状况；维持或提高日常生活的能力；延长寿命、提高生命质量。

四、康复治疗技术

（一）运动训练

1. 放松练习　肌强直、肢体僵硬是帕金森病的典型特征，通过缓慢而有节奏的前庭刺激，如柔顺有节奏地来回摇动技术，可使全身肌肉松弛。注意练习开始时动作要缓慢，转动时要有节奏，从被动转动到主动转动，从小范围转动到全范围转动，转动时使患者没有被牵拉的感觉，而只有放松的感觉。

2. 关节活动度训练　被动和主动训练脊柱和四肢各个关节和各个方向上的全关节活动度，可以维持和改善帕金森病患者全身各关节的关节活动度，防止关节和周围组织粘连和挛缩，保持运动功能。

3. 口面部肌群的训练　如主动有意识地做皱眉、鼓腮、噘嘴、露齿、吹哨、睁眼、闭眼、抬眉等口面部动作，辅以大声讲话、朗读或唱歌，每一音尽量发准确，加上呼吸训练可有效改善"面具脸"和语言功能。

4. 平衡、协调训练　可改善患者躯干肌肉的运动姿势控制，帮助发展躯干稳定性、防止跌倒。训练时应有意识地做坐、跪、站三种体位下的前后、左右重心转移训练。在以上 4 个方向施加轻拉或推的力，使之失去平衡后让患者自己努力恢复平衡，以后再逐渐增加活动的复杂性、重心转移的范围或附加上肢作业活动。

5. 姿势训练　帕金森病患者常呈屈曲姿势：头、颈和躯干前倾，肩内收，肘和膝半屈位，脊柱后凸，躯干不能伸直。对有屈曲挛缩倾向的异常屈曲姿势，应重点训练伸肌。

6. 步行训练　帕金森病患者的步态障碍轻者表现为拖步，走路抬不起脚，同时上肢不摆臂，没有协同动作；严重者表现为小碎步前冲，转弯、过门槛困难。步行训练的关键是要抬高脚尖和跨步要大。

①步行锻炼时，要求两眼向前看，身体要站直，两上肢的协调摆动和下肢起步要合拍，足尖要尽量抬高，先足跟着地再足尖着地，跨步要尽量慢而大，两脚分开，两上肢在行走时做前后摆动。

②要注意重心转移训练：包括左右足之间的重心转移和前后重心转移训练。

③转弯训练和跨越障碍物训练：转弯时要有较大的弧度，避免一只脚与另一只脚交叉；在前方设置 5～7.5cm 高的障碍物，让患者跨障碍物行走，可控制患者的步幅和宽度，避免小碎步。

④采用视觉和听觉刺激：如按音乐节拍或口令加快启动速度和改变步行速度；在地板上设置行走路线标记、转弯标记和足印标记等避免患者出现冻结步和转弯困难。在步行锻炼时最好有其他人在场随时提醒和纠正异常的姿势，增强步行功能，还可进行上下坡和上下台阶练习。

7. 其他运动疗法 包括瑜伽、太极拳、医疗体操等，可有效改善肌强直，增强肌力，缓解动作困难、姿势异常及改善平衡协调功能，同时可改善患者的心肺功能和心理状态。

（二）日常生活活动能力训练

1. 穿、脱衣 要鼓励患者自己完成穿衣、系鞋带、扣纽扣、拉拉链等日常活动。当疾病影响患者的穿衣习惯和能力时，患者应选择轻而宽松、易伸缩等易于穿脱的衣服和鞋子；治疗中要指导患者选择安全、省力、舒适的体位（一般为坐位），使用一定技巧完成穿、脱衣。

2. 进食 患者进食困难，只要能完成，应鼓励其自己进食。注意调整食物的类型，选择易于咀嚼、吞咽的温热食品，少量多次进食；教授患者适应性技术，以减少震颤的影响；适当调整餐具，要易于操作，配合必要的辅助器具；与言语治疗师合作，帮助减轻患者的吞咽困难。

3. 移动和转移

（1）座椅转移：选择最适合患者身体放松、进食、伏案的高度的座椅，牢固、适当高度的椅背可以支撑头部，鼓励患者头部向后靠住椅背；座椅有支撑前臂、方便撑起的扶手，也可将椅子后方加高，使之有一定倾斜度，便于患者起立。坐下时患者背对椅子，大腿后部触及座椅前缘，双手支撑身体向后坐下；站起时将臀部移至座椅前沿，身体前倾，屈膝将足伸到椅的下方，两足稍分开，双肩在双膝的正上方，其中一足后移膝屈曲向前双手支撑扶手站起。

（2）床上转移：床垫硬度要适中，高度要适当，睡衣轻便不影响活动。主要训练内容包括床上翻身、从卧位转移到坐位、坐位转卧位等。

4. 个人卫生 尽可能保留患者的卫生、修饰习惯，保持外观整洁。可以选择一些辅助器具，帮助患者洗澡、梳头、剪指甲、剃胡须等；选择舒适、安全的体位洗澡，在浴室周围安装扶手及铺防滑地垫，防止洗澡时地滑摔倒。

5. 如厕 包括移入厕所、脱裤、坐下、站起、局部清洁、整理衣裤、冲洗等过程。坐站困难者可在坐厕四周安装扶手，有条件者用电动升降坐厕；冲厕开关及卫生用品尽量置于患者易于获取之处。

（三）认知训练

可参考"阿尔茨海默病"的相关内容。

（四）中医康复治疗

中医在帕金森病康复治疗中也发挥一定的作用，主要有中药、针灸以及按摩等。

五、社区康复护理

1. 创造安静的环境 保持环境安静、避免精神刺激以免加重震颤或肌强直；严重震颤或肌强直者应卧床休息。应适当按摩及运动锻炼，急性期应由旁人协助、指导患者自我保护，完成日常生活活动。

2. 饮食护理 少量多餐，给予低胆固醇、高维生素、易消化的食物。喂食时要缓慢，以防窒息，对流涎、呛咳者，应指导患者缓慢进食半流质，必要时插鼻饲管。

3. 防止便秘 鼓励患者多做主动运动和腹部运动；定时练习腹式呼吸，以促进肠蠕动从而防止便秘。

4. 加强生活护理 对动作笨拙及生活不能自理的患者要加强生活护理，防止摔伤和烫伤。晚期卧床不起的患者应做好皮肤护理和肢体的被动锻炼，以防关节僵直等并发症。

5. 观察药物副作用 用多巴胺治疗时注意观察有无体位性低血压、心绞痛、心律失常，并观察胃肠道反应及精神症状。应用乙酰胆碱药物时注意观察患者的视力、胃肠道症状等。

6. 心理护理 本病多发于中老年，精神障碍多表现为情绪低落、反应迟钝、行为拘谨、退缩、不愿与人交往等。鼓励亲属多探视，热情关怀，细心观察，防止意外发生。

7. 智能障碍的护理 护士引导患者适当参加医疗体育，并多说、多看、多听、多练，去除忧郁心理，提高抗病信心，提高生活质量。

六、辅助装置的应用和环境改造

为预防畸形，需让患者穿戴必要的矫形支具；穿衣困难可以借助穿衣辅助器；为防止患者跌倒，给患者配备合适的助行稳定用具，注意调整助行器的高度，不要让患者驼背；鼓励患者坐位时尽量保持腰部挺直，不要长时间团坐在软沙发上；睡硬板床；写字、打字时桌面高度要正好适合患者在直腰和保持头颈部稍屈曲（10°）位下工作；尽量去掉房间内的地毯和垫子，防止患者被绊倒；卫生间尽量无障碍，墙壁上安装把手等。

七、健 康 教 育

帕金森病是慢性进展性疾病，药物治疗及康复治疗均只能减轻症状及障碍，延缓病情发展，提高生活质量，而不能改变最终结局。是否达到康复目标，取决于对疾病的认识、损伤和残损的结果，这就需要向患者家属详细讲解帕金森病的病因、病理、症状、治疗方法及康复过程，让他们全面了解疾病，认识到康复治疗的长期性和重要性，指导家属掌握康复训练和生活护理的方法与注意事项，以便在家中协助患者进行康复训练，尽可能地延缓病程进展，提高患者的生活质量。

考点与重点 帕金森病核心症状、病因、康复评定量表、康复目标

第三节 脊 髓 损 伤

案例

患者男性，58 岁，1 个月前下楼梯时不慎踩空，从约 2m 高的楼梯上摔下，后脑着地，行头颅 MRI 示大脑内有散在出血点。经检查后确认无认知、言语障碍。当日自觉步行时下肢乏力，然后左上肢及左下肢相继活动不能。行颈椎 MRI 示脊髓损伤。后于当地医院康复至今，左下肢恢复部分自主活动，左上肢未见明显活动恢复。

问题： 1. 患者需要进行哪些康复评定？
2. 为患者制订社区康复计划。

一、概 述

脊髓损伤（spinal cord injury，SCI）是指因脊髓损伤暂时或永久地导致脊髓功能异常的破坏性神经病理状态，可导致运动、感觉和自主神经功能障碍。主要包括损伤发生时的原发性机械损伤和微循环障碍、过度炎症反应导致的继发性损伤。

SCI 分为创伤性损伤和非创伤性损伤。创伤性 SCI 指由于外部物理冲击（例如机动车辆损伤、跌倒、与运动相关的损伤或暴力）导致的急性脊髓损伤，而非创伤性 SCI 指发生于急性或慢性病程中的脊髓原发损伤（例如肿瘤、感染或椎间盘退行性疾病）。临床以创伤性 SCI 最为常见。

脊髓损伤的程度和临床表现取决于原发性损伤的部位和性质。涉及两下肢部分或全部躯干的损伤称为截瘫（paraplegia），四肢躯干部分或全部受累者称四肢瘫（quadriplegia）。脊髓损伤的症状取决于损伤的严重程度和受损脊髓的节段，通常来说，损伤节段越高，症状越重，颈段脊髓损伤通常导致四肢瘫，

伴有肢体感觉、运动功能的丧失，C_4 平面或以上的脊髓损伤可能需要使用呼吸机辅助呼吸；胸段脊髓损伤通常导致躯干、下肢的感觉和（或）运动功能损害（截瘫）；腰段脊髓通常伴有髋部及下肢的感觉、运动功能损害。其他功能障碍还包括体温控制障碍、大小便功能障碍、肌痉挛、关节挛缩、疼痛、心理障碍等。这些功能障碍进一步引起压疮、呼吸功能障碍、肺部感染、肺不张、尿路感染、尿路结石、肾功能不全、体位性低血压、心动过缓、深静脉血栓等一系列并发症。

二、社区康复评定

由于脊髓损伤患者在进入社区康复之前一般已在医院康复医学科接受过规范的康复医疗服务，因此，进行社区康复评定时可以弱化身体结构和活动能力的评定，侧重于其在社区中参与能力和环境（物理环境和社会环境）对其影响的评定。

（一）躯体功能评定

脊髓损伤患者躯体功能的评定主要涵盖损伤平面、损伤程度、肌张力、膀胱及肠道功能、疼痛评定等方面。

1. 脊髓损伤平面的评定　脊髓损伤平面是躯体有正常感觉和运动功能的最低脊髓节段。感觉和运动平面都需要进行评定，身体两侧分别进行。脊髓损伤平面的综合判断主要以运动损伤平面为依据。

2. 脊髓损伤程度评定　根据美国脊髓损伤学会（American Spinal Injury Association，ASIA）的损伤分级进行评定。

3. 肌张力评定　采用改良 Ashworth 肌张力评定量表进行肌张力的评定。

4. 膀胱及肠道功能评定　记录患者的饮水及排尿规律，检查患者的尿道及会阴部周围皮肤是否有破损，并进行膀胱压力检测及残余尿量测定。肠道功能评定包括了解患者的排便情况，对肛门括约肌和会阴感觉进行肛门指检。

5. 疼痛评定　WHO 建议采用国际脊髓损伤疼痛分类（international spinal cord injury pain classification，ISCIP）对脊髓损伤后的慢性疼痛进行评定。

（二）心理功能评定

脊髓损伤患者定量心理评定通常包含应激状态、认知功能、情绪状态评定。

常用的心理评定量表包括焦虑自评量表（SAS）、抑郁自评量表（SDS）、艾森克人格问卷（EPQ）（成人）和症状自评量表（SCL-90）。

（三）社会功能评定

脊髓损伤功能评定方法主要包括 Barthel 指数、功能独立性评定（functional independence measurement，FIM）、四肢瘫功能指数和脊髓损伤功能指数（spinal cord injury functional index，SCI-FI）。其中 SCI-FI 是专门为 SCI 患者开发的患者自报告功能活动测量系统，主要对基本机动性、自我照顾、精细动作功能和步行中执行功能活动的能力进行评定。

（四）环境评定

患者在生活、工作和社会活动中遇到的困难，除与本人躯体、心理功能有关外，还与其环境有关。完成环境评定和必要的规划、改造是让患者回归家庭的重要环节。环境评定包括评定患者居家及公共环境，可使用康复环境和功能安全检查表（safer home v.3-2006）进行评定。

三、社区康复目标

当患者接受早期治疗后回归家庭及社区，社区康复治疗将在患者现有残存功能的基础上，最大限度地提高其独立能力，并防治各种中、后期并发症，同时根据患者的功能水平，重新开始创造性生活或最大限度减少对家人、陪护的依赖，促进患者回归家庭角色，融入社会。

四、社区康复治疗技术

（一）运动治疗技术

1. 体位摆放　体位摆放可维持正常的关节活动度，防止肌肉萎缩，关节僵硬及肌痉挛等并发症。体位：患者可采用平卧或侧卧，但要求身体与床接触的部位均匀分担压力，避免局部压力过重，以免发生压疮。在病情许可的前提下，逐步让患者从平卧位向侧卧位和坐位过渡。为减轻直立性低血压，除采用逐步抬高床头的方式外，还可以使用下肢弹力绷带、弹力袜或腹带。踝关节应尽量保持在背屈 90° 位置，可使用软垫支撑。

（1）保持脊柱的稳定性：选用高规格的泡棉床垫及固定枕，卧位时保持脊柱成一条直线并注意翻身或转移时的技术，防止进一步加重脊髓损伤。患者处于仰卧位时，鼻尖、胸骨及耻骨联合应在一条直线上；肩关节、髋关节也应在一条直线上。

（2）下肢的摆放（仰卧位）：大毛巾卷放置在双下肢外侧，使髋关节轻度外展 30°，踝关节保持中立位，背伸 90°，膝下、小腿处放一软枕，保持膝关节微屈曲及足跟处悬空。背部、髋部放一软枕防止骶尾部受压。两腿之间放软枕，防止内收肌痉挛。下肢的摆放（侧卧位）：下方的腿应保持伸直位，上方的腿应微屈曲，放置于软枕上，切忌压在下方腿上。

（3）上肢的摆放（截瘫）：患者双上肢功能正常，可随意摆放。

（4）上肢的摆放（四肢瘫）：①骨盆倾斜侧卧位：侧卧位时，身体转向侧上肢保持伸展或前臂指向足部，对侧肢体呈屈曲位指向头部或足部，避免与对侧肢体处于相似的体位。②直线翻转法：身体转向侧的上肢处于伸展位，对侧上肢可放在体侧或屈曲过胸。③仰卧位：上肢和手部位于伸展位，用软枕支撑，放于体侧。④注意所有肢体下方放一软枕，保护骨突处，预防压疮。

2. 关节活动度训练　在社区康复室或患者家中，由专业康复人员或经过培训的家属协助患者进行全身关节的被动活动。按照从大关节到小关节的顺序依次进行，每个关节每个方向活动 5 ～ 10 次，每天进行 2 ～ 3 组。活动过程中，动作务必缓慢、轻柔，避免引起患者疼痛和损伤，以此维持关节的正常活动范围，有效预防关节挛缩。例如，在活动髋关节时，一手托住患者大腿，另一手扶住患者小腿，缓慢进行屈伸、内收、外展等动作。

3. 肌力训练　肌肉力量最直接影响 SCI 患者的躯体功能、跌倒风险和活动能力。根据患者的损伤平面和肌力实际情况，科学选择合适的训练方法。对于肌力较弱的肌肉，可采用电刺激疗法，配合被动运动，促进肌肉收缩。当肌力达到一定程度后，开展主动运动训练，如使用弹力带、哑铃等进行抗阻训练，增强肌肉力量。

在训练内容的选择上，脊髓损伤患者优先选择功能性的训练，而不是单纯性的肌力训练，例如，一位患者他可以练习手持哑铃屈伸肘关节，也可以握拳或者利用三脚架支撑身体，我们优先选择支撑身体的训练，因为它更接近日常生活功能，使患者能够更快地实现独立转移的功能。

4. 耐力训练　耐力是指人体长时间持续进行某项特定任务的能力。脊髓损伤患者的某些日常生活活动是需要持续较长时间的，如驱动轮椅步行。完全性脊髓损伤患者的训练方式主要是驱动轮椅和上肢功率手摇车；不完全性脊髓损伤患者根据其损伤程度，可增加平板步行、功率自行车、上下台阶等训练。

5. 平衡训练　在患者病情允许的条件下，离床早期可借助站立床、站立架辅助患者进行站立训练；对于具备一定程度的上肢肌力和躯干肌力的患者，可在平行杠内进行自主静态站立平衡训练，并逐渐延长持续时间；静态站立平衡能够维持得比较好的患者，可逐渐开始进行自主动态立位平衡训练，包括重心转移、立位基础上向不同方向取物练习；此后可进展到在不稳定的平面上进行主动立位平衡训练。坐位平衡训练则包括轮椅上的坐位平衡训练、轮椅及垫上的支撑训练、垫上静态和动态长坐位的保持训练等。

6. 转移训练 为增强患者回归社会的信心，提高患者独立生活能力，减少患者对他人的依赖，转移训练是脊髓损伤患者功能锻炼中必不可少的部分。转移训练包括帮助转移和独立转移，帮助转移是指患者在他人的帮助下转移体位，可有两人帮助和一人帮助，独立转移是指患者独立完成转移动作，包括从卧位到坐位转移、床上或垫上横向和纵向转移、床至轮椅双向转移和轮椅至凳的双向转移及轮椅至地面双向转移等。下面介绍脊髓损伤患者常用转移训练方法。

（1）卧位至长腿坐位转移

方法1：患者仰卧于治疗床上，双肘尽量贴近躯干两侧支撑身体，双上肢同时用力向一侧摆动，躯干转向该侧，一只手和对侧肘支撑床面，对侧肘伸展关节，支撑手移动使患者至长坐位。

方法2：患者首先旋转身体至侧卧位，下方主动手转换为肘支撑，上方助力手协助支撑回旋身体至长腿坐位。

（2）长腿坐位床上移动：患者长坐于治疗床上，双手置于臀部稍前方，躯干前倾，上肢支撑躯干，充分伸展肘关节将臀部抬起，身体向前方移动，屈肘坐下，放平屈曲下肢，反复进行此动作完成移动。

（3）辅助下轮椅至床转移：患者端坐于轮椅上，治疗师推轮椅至物理治疗床边，使轮椅侧面与床沿的夹角呈30°～45°，治疗师面对患者半蹲，双膝夹紧患者膝关节外侧方，患者双臂环抱治疗师颈部，治疗师双手托住患者臀部发力站起，带动患者身体旋转90°左右，缓慢下蹲，将患者置于床上。

（4）独立轮椅至床转移：独立轮椅至床的转移方法有两种。

方法1：直面转上床，患者驱动轮椅至床边，面对床，离床有一定距离，将外开式脚踏板打开，将两脚提至床上，再向前移动轮椅，使轮椅紧靠床沿，刹住闸。头部和躯干向前屈曲，两手撑住轮椅扶手向上支撑，使臀部离开椅垫，并向前移动。将两手放在床上后继续支撑抬起臀部，向前移动直至臀部移至床面。

方法2：斜靠位转移上床，驱动轮椅将轮椅斜靠床（轮侧面与床沿呈30°～45°），刹住闸，将一只脚放在另一侧脚踏板上，用手将该脚踏板立起，然后将两脚放在地面上，把另一只脚踏板也立起，一只手放在床上，另一只手放在轮椅扶手上支撑，两臂同时用力支撑身体移至床面。

7. 轮椅训练 很多脊髓损伤患者需要依靠轮椅代替腿进行移动，所以掌握轮椅的技能就显得至关重要。

（1）坐垫：完全性脊髓损伤的患者，损伤平面下感觉丧失，轮椅中可以放置硅胶或充气坐垫来预防压疮。

（2）高位截瘫患者的轮椅使用：高位截瘫患者的轮椅选择，首先要看他能否自己操纵轮椅。C_7以上脊髓损伤的患者通常使用电动轮椅，C_7及以下患者一般使用手动轮椅。

（3）轮椅上正确坐姿：脊髓损伤患者，由于长时间坐轮椅导致关节变形、肌肉萎缩，所以要保持良好坐姿，即头颈需正直，脊柱也要伸直，保持正常的生理曲线，骨盆的位置要端正，不要倾斜；膝关节的位置要求髌骨正向前方，不要偏向一侧，如果两膝关节向内侧靠拢（髋关节内旋），可用枕头将两膝撑开，保持膝关节的位置端正；两脚尖也要正对前方使脚后跟能够接触到脚踏板。

（4）轮椅上减压：压疮是脊髓损伤患者常见并发症，卧床患者要求不少于2小时翻身一次，坐轮椅要求不少于半小时抬一次臀，上肢功能较好的脊髓损伤患者可以手握轮椅扶手抬臀，上肢功能较差患者，可以利用轮椅上姿势改变臀部的压力。

（5）手握轮椅手轮圈的姿势：拇指和大鱼际压扶在手轮圈正上方，示指、中指和环指在手轮圈铁管的下方，小指辅助在旁边，虚扶在轮圈上，如果五个手指都握紧手轮圈，就会导致手腕不灵活。所以，接触轮椅用力的部位是拇指、大鱼际、示指、中指和环指。肘关节不要向外展开过大，那样也会影响手腕的运动功能。

（6）向前驱动轮椅时手和臂的动作：同时提肩、屈肘，用手握在躯干垂直线后方手轮圈上，然后伸肘，用大鱼际和拇指指腹紧压住手轮圈向前下方用力推动（手在手轮圈上用力的距离尽量长一些），拇指指腹最后离开手轮圈。当手离开手轮圈后，两臂、两手要立即充分放松，并随惯性向下后方伸直画弧摆动，然后屈肘，手握住手轮圈成为下一个动作的开始。

（7）抬前轮练习：抬前轮技术要领是大多数脊损伤患者必须掌握的，掌握了抬前轮技术之后，可克服外出路上所遇到的一些障碍。先将前脚轮抬起，然后只用两大轮向前行走到沟或台前，把前脚轮越过障碍物后着地，用轮椅的大轮去过沟和台。初练抬前轮，患者都会感到失去重心，非常害怕。首先要消除他们的恐惧心理，这是练习掌握动作的先决条件。治疗师站在轮椅的后面，用两手扶住轮椅的两个扶手，告诉患者："请放心，有我在身体后面进行保护，不会向后翻倒。"告诉患者两手握紧手轮圈在基本位置，先向后拉至手轮圈的 12 点位左右，然后突然向前推手轮圈，向后拉和向前推的两个动作之间不能有停顿，这样轮椅的前脚轮就会向上抬起离开地面。让患者反复多次练习，体会怎样用力可以轻松抬起前轮。

（二）中国传统康复技术

脊髓损伤肢体由于制动，容易引起关节活动受限甚至缩，通过适当的按摩和牵伸，可以改善关节活动度。针灸治疗对预防肌肉萎缩、增强肌力、减缓疼痛等有一定的疗效。

（三）辅助器具

绝大部分 SCI 患者存在辅助器具（如往复式截瘫步行器、踝足矫形器、轮椅、压力衣、助行器等）需求以支持和保护身体部位，预防关节挛缩和维持正确姿势。其中轮椅为 SCI 患者提供移动能力；电动和手动轮椅适用于不同损伤平面及功能的患者；压力衣用于预防和减轻长时间卧床或坐轮椅 SCI 患者压疮情况；助行器具辅助 SCI 患者在行走时保持平衡，提高行走的安全性和效率；针对性配置辅助器具可明显提高 SCI 患者的日常生活活动能力。

五、社区康复护理

1. 饮食管理　在尊重患者饮食习惯和评定患者营养状况的基础上，指导照顾者为患者制订饮食计划，帮助患者建立合理饮食习惯。

2. 膀胱和肠道功能管理　教会患者和照顾者正确实施间歇导尿或尿管、造瘘口的护理，制订饮水计划，检查膀胱和直肠功能训练的进行情况，避免患者滥用通便药物。

3. 压疮管理　脊髓损伤患者压疮的管理重在预防，需要让患者和照顾者认识到终生都有发生压疮的危险，教会患者和照顾者评定和排除压疮发生的危险因素的方法、皮肤护理的原则、压疮发生后的处理原则和预防感染的原则，让患者和照顾者重视功能锻炼和活动时的压疮预防，教会患者随压疮危险因素的变化更新自己的训练和活动内容。

4. 安全管理　进行社区和家居环境中无障碍环境的筛查，排除容易导致跌倒的危险因素，避免安全事故的发生。进行用药安全、呼吸系统感染预防和深静脉血栓预防知识的宣教。

5. 心理支持　患者遭遇脊髓损伤后，面对自己功能上的缺陷会产生强烈的无助感、自卑感，自我形象严重紊乱，拒绝与人交往。向患者及家属介绍相关疾病知识、治疗康复及预后，消除患者不安情绪。鼓励患者表达悲痛、愤怒等情绪，耐心倾听他们的主观感受，给予一定时间让其适应。同时提供强大的情感支持，注意照顾者的心理改变，倾听他们的感受，疏导其不良情绪，使之坚强地面对患者，支持、帮助患者共同走过难关。

六、健　康　教　育

充分利用社区资源，开展形式多样的健康教育，对于患者及其家属，要普及脊髓损伤的疾病知识，强调康复训练的重要性和长期性，指导患者和家属掌握康复训练的方法和注意事项，如关节活动度训练、肌力训练、转移训练等，以便在家中能够协助患者进行康复训练。同时，要教育患者和家属如何预防并发症，如压疮、泌尿系统感染、肺部感染等。此外，关注患者的心理健康教育，帮助患者和家属了解心理问题对康复的影响，学会识别和应对患者可能出现的心理问题，如焦虑、抑郁等，鼓励患者保持积极乐观的心态，积极面对生活。

考点与重点　脊髓损伤平面判断；临床表现；ASIA 分级

第四节　阿尔茨海默病

案例

患者，男性，74 岁，2 个月前出现记忆力减退，开始表现为出门经常忘记带钥匙，有时出现经常去的地方忘记怎么走，特别是对刚刚发生的事情容易遗忘，远记忆力。无脑外伤史。查体：定向力、计算力、执行力和视空间能力下降；影像学检查：海马和颞叶内侧萎缩。

问题： 1. 考虑该患者的诊断为？

2. 患者需要进行哪些康复评定？

3. 为患者制订社区康复计划。

一、概　述

阿尔茨海默病（Alzheimer's disease，AD）又称早老性痴呆，是一种原因未明的、慢性进行性神经系统变性疾病。主要影响老年人，临床上起病隐袭，以记忆减退和其他认知功能障碍为特征，常伴行为和感觉异常，导致日常生活、社会交往工作能力明显减退，是一种获得性进行性认知功能障碍综合征。随着年龄的增长，AD 的发病率也逐步上升，60 岁以后的发病率至少每 10 年翻一番，65 岁以上的人群患病率为 10% ～ 30%，发病率为 1% ～ 3%。

根据我国国家统计局 2023 年数据，我国 60 岁及以上人口为 2.8 亿，约占总人口的 19.84%，其中 65 岁及以上人口为 2.1 亿，约占总人口的 14.86%，我国已快速进入了深度老龄化社会。人口老龄化也带来了老龄相关失能和疾病的快速增加，给社会和家庭带来沉重负担。其中，阿尔茨海默病是老年期痴呆最常见的类型，是导致老年人丧失日常生活能力的常见疾病之一。我国目前有 AD 患者约 983 万，给家庭和社会带来沉重的医疗、照料和经济负担。AD 及相关痴呆是导致我国人群死亡的第五大原因，已成为当前医疗花费最昂贵、最致命和照护负担最重的疾病之一，严重影响我国公众健康和社会可持续发展。然而，我国 AD 的诊断率和治疗率仍然较低，公众对 AD 的认识不足。因此，加强 AD 的预防和诊治工作，减缓 AD 的发生和发展，减轻社会和家庭负担，是亟待解决的公共健康问题，也是积极应对人口老龄化国家战略的重要内容。

二、社区康复评定

近年来我国引进和修订了许多国际通用的简明、快速的筛查工具，这些筛查工具对于阿尔茨海默症患者的诊断效度、敏感性和特异性均较好。

（一）认知功能的综合评定

1. 简明精神状态评定　常采用简明精神状态评定量表（mini-mental stateexamination，MMSE）进行简明精神状态评定，该量表主要用于阿尔茨海默病患者早期的筛选。此量表对于痴呆的诊断灵敏度高，但易受文化程度的影响，易出现假阴性和假阳性，一定要注意。

2. 阿尔茨海默病评定 阿尔茨海默病评定量表主要评定与 AD 有关的所有最重要的症状的严重程度，主要包括认知行为测验（ADAS-Cog）和非认知行为测验。ADAS-Cog 不适合极轻度和极重度痴呆的评定，也不能用于痴呆病因的鉴别诊断。

3. 蒙特利尔认知评定 蒙特利尔认知评定量表（Montreal cognitive assessment，MoCA）可对轻度认知功能异常进行快速筛查，该量表包括注意与集中、执行功能、记忆、语言、视空间技能、抽象思维、计算和定向力等内容。

4. 画钟测验 该方法较为简单、敏感、易于操作，可反映患者的执行能力。

（二）特定功能状态的评定

包括记忆功能评定、言语功能评定、知觉评定、日常生活活动能力评定等。

三、社区康复目标

利用社区的人力、物力资源，为阿尔茨海默病患者提供持续、便捷的康复服务，减轻患者认知功能的损害，纠正异常的精神行为，改善情感障碍，提升社交技能并最大限度地提高生活自理能力、生活质量，促进患者回归社会、回归家庭，减轻照护者的工作负担，减轻家庭和社会压力。

四、社区康复治疗技术

（一）康复治疗的原则

（1）早发现、早治疗，及时掌握患者的心理需求，对其给予更多的心理支持和精神支持，鼓励其增加社会活动，减少独自活动。

（2）综合治疗，利用各种有效的方法和手段配合药物治疗对患者进行全面的、科学的、多样化的综合治疗，最大限度地恢复和改善患者记忆、认知和言语功能。

（3）家庭训练和医生指导相结合，提高生活自理能力。

（4）改造和帮助患者适应环境，减少痴呆造成的影响。

（二）康复训练方法

常用康复治疗方法主要包括认知训练、作业训练、音乐治疗和运动训练。

1. 认知训练（动脑）

（1）记忆力训练：阿尔茨海默病患者近期记忆受损严重，远期记忆相对保留。基于此，可以使用"怀旧疗法"，以远期记忆作为桥梁，加强和患者的沟通交流，协助患者回忆过去、认识自我，从而减轻失落感。怀旧治疗可以以个别回想的形式进行，选择恰当的引导物，了解患者个性、兴趣爱好和生活经历等，比如使用照片让患者回忆当时发生的事情；也可以以小组分享的形式进行，指定一个特定主题，比如某个特别的旅行、中学时的回忆，让患者积极分享，小组成员在患者回忆不起来时适当提示和交流，将时间、人物、事件串联起来，增加患者回忆过往的乐趣。此外，常用的记忆训练方法还包括朗读法、印象法等。

（2）注意力训练

1）注意的广度训练：在同一时间内给患者快速呈现一定数量的数字、字母、图片或积木，让患者说出具体数量、名称。

2）维持与警觉性训练：①要求将图纸上的某个数字、字母等划去，可适当增加训练的时间与量。反复训练后可通过缩小字体、增加字符行数来增加难度。②播放一串数字，治疗师示范给患者在听到数字"3"时按键或敲桌子，然后要求患者每听到"3"时做上述反应。③治疗师预先向患者说明刺激是什么，以及他要做的反应是什么，计时器记录从刺激呈现到患者的反应开始时间间隔。

（3）思维训练

1）分类训练：给患者一张列有30件物品的清单，进行分类。

2）解决问题能力训练：解决实际问题，如问患者"摔倒动不了怎么办"。

3）读取报纸信息：取一张报纸，让患者阅读后，首先问患者关于报纸首页的信息，再让其指出专栏。

4）排列顺序：给患者3张数字卡，让其按由低到高的顺序排列，然后每次给他1张数字卡，让其按数值大小插入已排好的3张卡之间。

（4）执行能力训练：通过分析步骤的方式练习，如让患者按照顺序回答洗衣服的详细步骤。引导患者为某件事情做出合理决定，如家里需要添置一台扫地机，让患者根据使用需求、资金预算选择一台合适的扫地机。

2. 作业训练（动手）　从日常生活活动、劳动中，选出患者感兴趣并能帮助恢复功能和技能的作业，照顾者要花一定时间帮助、训练、鼓励患者自己料理生活，带领患者做一些力所能及的家务活，例如梳洗、擦桌子、叠衣被、如厕等，尽量让患者自己多做事。患者能做的一定要让患者自己先做，以锻炼和维持其自理能力，减少对他人的依赖。

3. 音乐治疗（动耳）　科学家认为，听音乐有助于刺激失去的记忆，甚至能修复部分受损的认知功能。利于增强身体机能，同时达到愉悦情绪和社会行为的互动。可以选择老人感觉熟悉又轻松的音乐，听听他们在年轻时喜欢的歌曲或旋律，也可以是老人喜欢的各种地方戏曲。鼓励老人跟着音乐一起唱歌、拍手、点头、摇动乐器等多种互动方式，但要注意不要强迫他们。也可以把音乐与其他记忆相连，如边听音乐边翻看老照片，可以结合特定节日选择歌曲，音乐疗法可以让听觉、视觉、触觉、运动感觉都受到刺激。

4. 运动疗法（动腿）　练太极拳、散步、做操、进行关节活动训练和平衡能力训练、徒手或借助器械，让老人进行各种改善运动功能的锻炼，以恢复运动功能，预防和治疗肌肉萎缩、关节僵硬。

运动疗法结合刺激大脑的训练可以避免失智老人长期待在房间里，减少失能，也能改善抑郁等精神症状。

五、社区康复护理

对阿尔茨海默病患者的家庭成员而言，如何为患者提供专业、细致的家庭康复护理，是一个需要长期学习与实践的过程。

1. 环境布置　打造安全舒适的生活空间。

阿尔茨海默病患者常常会出现记忆力减退、空间定向障碍、认知功能下降等症状，这就要求家庭环境必须进行特别的调整，以确保患者的安全，并且提升其生活质量。

（1）简化家居布局：家中环境应保持简单、整洁，减少不必要的装饰品和家具。复杂的环境会让患者感到迷惑和焦虑，容易导致跌倒等安全隐患。可以通过设置简洁明了的标识，帮助患者辨认房间功能。

（2）做好安全防护：为了防止患者跌倒和发生意外事故，需检查家中各类障碍物。常见的如地毯、散落的物品、湿滑的地面，都可能引发跌倒。因此，确保地面平整、干燥是非常重要的。此外，浴室、楼梯、厨房等地方应配备扶手，减少摔倒的风险。

（3）优化照明：由于阿尔茨海默症患者夜间可能产生迷茫和恐惧感，因此家庭照明应充足且柔和。特别是夜间，可以设置夜灯，帮助患者在黑暗中顺利行动，减少跌倒和迷路的风险。

（4）避免杂乱的物品：尽量减少家中凌乱的物品，尤其是小物件和危险物品（如刀具、清洁剂等）。可以使用安全锁将危险品存放在不易接触到的地方，防止患者误食或误用。

2. 日常护理 从生活中的细节入手。

阿尔茨海默病的进展会导致患者逐渐失去自理能力，因此家庭护理的重点是帮助患者完成日常生活的基本需求，确保患者的身心健康。

（1）做好饮食管理：由于患者可能会忘记吃饭或丧失食欲，家属应为患者提供定时、定量的餐饮。食物尽量选择容易咀嚼和消化的类型，避免油腻和过硬的食物。为了防止患者因忘记进餐而造成营养不良，可以选择一些富含营养且易于吞咽的食品，如汤类、粥类等。

（2）加强个人卫生护理：随着病情的加重，阿尔茨海默病患者可能会出现忘记个人卫生的现象。因此，家属需要帮助患者进行日常洗漱、如厕、穿衣等活动。为患者选择简便穿脱的衣物，避免让患者因衣物不便而感到困扰。

（3）做好药物管理：阿尔茨海默病患者通常需要服用一系列药物来控制症状，因此，药物管理尤为重要。家属可以使用药盒帮助患者按时服药，确保不遗漏或误服。同时，定期随访医生，及时调整用药方案。

（4）锻炼和休息缺一不可：定期的身体锻炼可以帮助患者保持一定的身体健康，缓解焦虑情绪。适当的散步、轻度的运动、活动关节等都对患者有益。与此同时，保证患者的充足休息，避免过度疲劳，帮助他们保持良好的精神状态。

3. 情感支持 关注患者的心理需求。

阿尔茨海默病不仅仅是身体上的挑战，对患者的心理和情感也是一大考验。家属需要尽可能提供关怀和支持，帮助患者保持积极的情绪。

（1）建立规律的生活：阿尔茨海默病患者通常对变化非常敏感，生活中的不确定性会使他们感到不安。因此，建立一个规律的生活作息是非常重要的。固定的起居时间、用餐时间以及活动时间，有助于患者感到安全和稳定。

（2）做好情感陪伴：尽量为患者提供陪伴，避免长时间的孤单。即使患者可能忘记了许多细节，家属的陪伴和关爱仍然是最重要的支持方式。与患者一起进行他们喜欢的活动（如听音乐、看照片、看电视等），有助于舒缓他们的情绪，减少焦虑和抑郁。

（3）要耐心沟通：随着病情的发展，患者可能会逐渐失去语言表达能力或理解能力，因此与患者的沟通变得更加困难。家属应保持耐心，使用简单的语言，避免急躁和责备。给予患者更多的时间表达，听他们说话，即使他们的言辞混乱。

4. 沟通技巧 促进理解与互动。

阿尔茨海默病患者的语言和认知能力会受到影响，沟通往往成为护理中的一大难点。家属需要掌握一些基本的沟通技巧，以便更好地与患者互动。

（1）简化表达：与患者沟通时，尽量使用简短、清晰的语言。避免长句和复杂的表达，分步说明问题，并给予患者充足的时间回应。

（2）非语言沟通：语言交流可能变得越来越困难，但通过肢体语言、眼神接触和微笑等非语言方式，依然可以传达爱与支持。抚摸患者的手、轻轻拥抱或微笑，能够让患者感受到关心和安慰。

（3）避免争辩：患者的记忆力逐渐衰退，可能会发生认知偏差或错误记忆，家属在沟通时不应与患者争辩或纠正其错误。可以通过温和的方式引导他们，避免因争论造成更多的焦虑和不安。

阿尔茨海默病患者的家庭护理是一项长期而复杂的任务，家属不仅要为患者提供生活上的照顾，还需要关注患者的心理健康和情感需求。通过合理的环境调整、科学的日常护理、耐心的情感支持以及有效的沟通技巧，能够帮助患者维持较好的生活质量，同时减轻家庭的护理负担。

六、健 康 教 育

1. 定期随访：建立家庭病房，医师定期上门服务，随访检查。
2. 合理安排生活，调整饮食，保持充足睡眠，适当锻炼。
3. 帮助患者调整心态，重新适应社会。
4. 鼓励患者做一些轻柔的活动，勤动脑，劳逸结合，循序渐进地进行锻炼。
5. 家庭积极参与：治疗师与患者家属保持密切联系，教会家庭照料者基本的护理原则。
6. 向患者、家属介绍疾病相关知识，积极治疗。
7. 指导患者用药，不能随意增减药物及药量。

考点与重点　阿尔茨海默病的核心症状、康复评定量表、认知训练原则

第五节　周围神经损伤

📋 **案例**

患者男性，37岁，因"左尺骨骨折伴桡骨头半脱位3周，术后2周"入院。症状体征：左侧A关节活动度，屈肘130°，伸肘 −20°，前臂旋前90°，旋后80°，腕背伸60°，拇指掌指关节伸展 −50°，其余四指掌指关节伸展 −60°。肌力，屈伸肘4级，伸腕3级，伸指、伸拇0级。

问题：1. 考虑该患者的诊断。
　　　2. 为患者制订康复计划。

一、概　　述

周围神经（peripheral nerve）是指中枢神经系统（脑和脊髓）以外的神经成分，由神经细胞、施万细胞（Schwann cell）、结缔组织、血管、淋巴管以及特殊支持细胞组成。周围神经一般可分为脑神经、脊神经和内脏神经，由神经节、神经丛、神经干和神经末梢组成，多为混合神经，包含感觉纤维、运动纤维和自主神经纤维。

周围神经损伤（peripheral nerve injuries，PNI）是指由于周围神经丛、神经干或其分支因受外力作用而发生的损伤，如挤压伤、牵拉伤、挫伤、撕裂伤、切割伤、火器伤、医源性损伤等。其主要病理变化是损伤使轴突断裂导致轴突营养缺失，由近端向远端发生变性、解体，而发生沃勒（Wallerian）变性。周围神经为包括运动神经、感觉神经和自主神经的混合神经，损伤后典型表现为运动障碍、感觉障碍和自主神经功能障碍。

二、社区康复评定

社区康复具体评定内容包括以下几点。

（一）运动功能评定

1. 肌力评定　常用徒手肌力检查法（MMT），按0～5级肌力检查记录，并与健侧对比。肌力3级以上者可用器械检测，包括握力测试、捏力测试、四肢肌群测试等。

2. 关节活动度测定   包括各关节、各轴位的主动和被动活动范围的测定，并与健侧对比。

3. 患肢周径的测量   用尺或容积仪测量患侧肢体的周径并与健侧对比。

4. 运动功能恢复等级评定   适用于高位神经损伤者，是评定运动功能恢复的最常用的方法。周围神经损伤后运动恢复等级评定表见表6-3。

表6-3   周围神经损伤后运动恢复等级评定表

恢复等级	评定标准
0级（M0）	肌肉无收缩
1级（M1）	近端肌肉可见收缩
2级（M2）	近、远端肌肉均可见收缩
3级（M3）	所有重要肌肉可见抗阻力收缩
4级（M4）	能进行所有运动，包括独立的或协同的运动
5级（M5）	完全正常

（二）反射检查

常用的反射检查有肱二头肌反射、肱三头肌反射、桡骨骨膜反射、踝反射等。反射检查时需要患者充分合作，并进行双侧对比。

（三）日常生活活动能力评定

日常生活活动（ADL）能力可以基本地反映个体的综合运动能力，通过日常生活完成情况，客观地评价患者精细、协调、控制能力和感知、认知能力，作为了解残疾状态的基本指标之一。常用躯体日常生活活动能力改良Barthel指数、修订Kenney自理评定、Katz指数等，常用工具性日常生活活动能力评定功能活动问卷（functional activited questionnaire，FAQ）、快速残疾评定量表（rapid disability rating scale，RDRS）等。

（四）心理功能评定

心理功能评定有抑郁和焦虑自评量表。

（五）社会参与能力评定

社会参与能力评定可采用社会生活能力概括评定问卷、社会功能缺陷筛选量表、就业能力评定专用的功能评定调查表。

三、社区康复目标

当患者接受早期治疗后回归家庭及社区，社区康复治疗将在现有功能障碍基础上进行防止粘连、保持肌肉质量、增强肌力和促进感觉功能恢复、矫正畸形等的预防及治疗，进一步提高运动功能及日常生活活动能力，争取最大限度的功能独立性，最大限度地回归社会。

四、社区康复治疗技术

1. 运动治疗   目的是增强肌力和耐力，改善和维持关节活动度，但以肌力训练为主，采用主动—助力运动、主动运动、抗阻运动等训练。

根据患者的肌力水平选择合适的训练方法。当肌力为 0 ～ 1 级时，采用电刺激、电针、针灸、中枢冲动传递训练、被动运动、肌电生物反馈、等长收缩等方法；当肌力为 2 ～ 3 级时，进行主动—助力运动、主动运动及器械性运动，应注意运动量不宜过大，避免肌肉疲劳；当肌力大于 3 级时，进行抗阻运动（如渐进抗阻运动、等长收缩练习和等速练习），以争取肌力最大的恢复。同时进行速度、耐力、灵活性、协调性与平衡性专门训练，多用哑铃、沙袋、弹簧、橡皮条等。

关节活动障碍采用被动牵伸及关节松动技术，配合主动活动，主动活动时至少每小时活动 20min，才能使牵伸获得的关节活动度最大限度地维持。

2. 作业治疗　根据功能障碍的部位及程度、肌力及耐力的检测结果，进行有关的作业治疗。上肢作业治疗有做木工、编织、套圈、打字、修配仪器、刺绣等，下肢作业治疗可练习骑自行车、踢足球等。文艺和娱乐活动可改善心理状态。治疗中不断增加训练的难度与时间，以增加肌肉的灵活性和耐力。

3. ADL 训练　在进行肌力训练时应注意结合功能性活动和日常生活活动训练。上肢练习进食、梳头、穿衣、洗澡等活动，下肢进行踢球、踏自行车练习，以提高自理能力，为独立行走做准备。

4. 感觉训练　手感觉恢复的顺序是痛觉、温觉→30Hz 振动觉→移动性触觉→恒定性触觉→256Hz 振动觉→辨别觉。故先进行触觉训练，选用软物（如橡皮擦）摩擦手指掌侧皮肤，然后进行振动觉训练。后期涉及对多种物体大小、形状、质地和材料进行辨别。训练物体的选择应遵循由大到小、由简单到复杂、由粗糙质地到纤细质地、由单一类到混合物体等原则。

5. 中医传统康复治疗　传统康复治疗技术在周围神经损伤康复治疗中也发挥一定的作用，主要有中药、针灸等。

针灸是一种独特而有效的方法，镇痛效果确切，能明显改善周围神经损伤功能，明显促进周围神经损伤后修复。电针治疗每天 1 次，10 次为一个疗程，一般治疗 1 ～ 3 个疗程后，症状均有不同程度的改善。中药内服时根据周围神经损伤的病因病机，运用中医的理、法、方药进行辨证论治，使用较多的方剂有补阳还五汤、健步丸、黄芪桂枝五物汤等，中药还可外用熏洗、浸泡治疗周围神经损伤，处方多用活血化瘀类方药。

五、社区康复护理

1. 体位护理　根据神经损伤的性质和部位予以良肢位摆放，保持肢体功能位。

2. 并发症的预防及护理　预防继发性损伤的护理（如摔伤、烫伤等）；预防关节挛缩及废用综合征的护理；周围循环障碍、肢体肿胀、疼痛的预防和护理等。

3. 心理护理　周围神经损伤患者往往存在不同程度的心理问题，如焦虑、抑郁、情感脆弱等。通过心理疏导、医学宣教、文体娱乐活动等方式，让患者了解疾病的性质、程度和康复治疗方案，放松心情，消除或减轻患者的心理障碍，积极进行康复治疗。

六、康 复 工 程

使用康复辅助器具来预防和矫正挛缩畸形，动力矫形器还可辅助完成功能性活动、承重及功能性代偿。应根据患者的具体情况选择合适的矫形器进行代偿。如足内翻、外翻、下垂可用踝足矫形器。

七、常见周围神经损伤的康复

（一）臂丛神经损伤

1. 运动治疗　①上臂丛神经损伤：进行肩关节和肩胛带肌肉的被动运动、主动—助力运动和主动运动、渐进抗阻运动、等长收缩训练等。②下臂丛神经损伤：以拇指、示指屈伸，拇指、小指对掌，分指，肩胛带运动为主。③全臂丛神经损伤：进行患肢各个关节的被动运动，若有神经断裂者则需要外科手术治疗。

2. 作业疗法 可编排一些有目的、有选择的操作，如木工、编织、泥塑、雕刻、刺绣等，以此增强患肢的肌力、耐力和协调性，同时进行洗脸、梳头、穿衣等 ADL 训练。改善心理活动可以选择下围棋、掷飞盘等娱乐活动。

3. 促进感觉功能的恢复 ①局部麻木、疼痛：物理因子疗法，如冷疗、热疗、超短波疗法、激光疗法、经皮神经电刺激疗法（TENS）、干扰电疗法、直流电药物离子导入疗法等。②感觉过敏，予以脱敏疗法；感觉丧失，予以感觉重建的方法，进行感觉训练。

4. 物理因子治疗 根据具体情况选择 2～3 种。①电疗法：可使用神经肌肉电刺激疗法，以曲线波或三角波低频脉冲法为首选，以阴极为刺激电极，患肌或患肌的运动点上置于点状刺激电极，另一辅极置于肢体近端或躯干，强度以肌肉明显收缩而无疼痛为度，尽量避免波及邻近肌肉或引起过强收缩，每天 1 次。肌肉收缩次数以不引起过度疲劳为佳。还可选用超短波疗法、音频电疗法、直流电碘离子导入法、调制中频电疗法等。②光疗法：如激光、红外线等。③其他疗法：如超声波药物透入疗法、磁疗法、石蜡疗法、水疗法等。

5. 心理治疗 神经损伤者常伴有急躁、焦虑和抑郁等情绪，让患者了解神经损伤的性质、程度和康复的治疗方案，从而消除患者的恐惧心理，增强患者的信心，积极主动地配合治疗。

（二）正中神经损伤

以夹板固定掌指关节和指关节呈半屈状位置，应用外展夹板。同时进行屈腕运动、屈手指运动、拇指对掌运动及手臂的被动运动和主动运动。其余治疗参照"臂丛神经损伤"。

（三）桡神经损伤

以伸腕关节夹板固定或动力型伸腕伸指夹板，维持腕关节背屈、掌指关节伸直、拇指外展位。同时行腕关节背伸、前臂伸直旋后和手指被动运动、主动–助力运动和主动运动，重点训练伸腕伸指功能。其余治疗参照"臂丛神经损伤"。

（四）尺神经损伤

可用阻挡夹板维持掌指关节屈曲至半握拳状，以预防小指、环指掌指关节的过伸畸形。行手指分合运动、伸直运动，第 5 指对掌的被动运动和主动运动。其余治疗参照"臂丛神经损伤"。

（五）坐骨神经损伤

对于运动障碍、感觉障碍者，应佩戴支具或穿矫形鞋以维持踝足稳定，防止膝、踝关节挛缩和足内、外翻畸形。每日需行跟腱牵伸，足背屈和跖屈的被动运动、主动–被动运动和主动运动，足趾伸展运动，足跟着地、足尖提起练习或足尖着地、足跟提起练习，穿矫形鞋行步态训练。作业治疗可采用自行车、缝纫机等。其余治疗参照"臂丛神经损伤"。

（六）腓总神经损伤

可穿戴足托或矫形鞋使踝关节保持 90º 位，每日进行跟腱牵伸、踝背屈的被动运动、足趾伸展运动，当患者出现踝背屈后，可进行主动–助力运动和主动运动及穿矫形鞋的步态训练。其余治疗参照"臂丛神经损伤"。

八、健康教育

有针对性地告知患者治疗的相关知识，让患者应意识到和学会在日常生活中、工作中保护感觉障碍区。每天检查是否受伤，皮肤有无发红，水疱等；注意手脚的保护，劳动或工作时戴手套，在拿热的杯、壶、勺子时，用手套、厚棉布包垫；注意脚的保护，选购合适的鞋，内层垫一层厚而软的鞋垫；让患者积极参与家务劳动，进行有效的功能锻炼，如打扫卫生、种花等。教育并鼓励患者保持良好的心理状态，增强其战胜疾病的信心，树立正确的康复理念，积极主动地参与康复治疗。

考点与重点　神经损伤的评定方法、康复治疗分期、典型神经损伤的康复策略

? 思 考 题

本章数字资源

1.脑卒中患者社区康复的目标是什么？如何制订合理可行的社区康复计划？如何评价康复效果？

2.$L_1 \sim L_2$ 损伤的双下肢瘫患者的康复目标和康复计划是什么？

3.对于阿尔茨海默病患者，请结合实际案例，分析如何根据患者不同阶段的症状和需求，制订社区康复治疗计划？

第七章　内科常见疾病的社区康复治疗及社区护理

第一节　冠心病的社区康复及护理

📋 案例

患者男性，58 岁，患冠心病 6 年。近半年来，出现过 4 次心前区疼痛，与劳累有关，休息后可缓解，未予以重视。日前因劳累和与家人生气，突然出现烦躁、大汗、心前区疼痛，舌下含服硝酸甘油疼痛不能缓解，即到医院就诊。查体：血压 90/60mmHg，脉搏 110 次／分钟，心电图出现心肌梗死的特征性和动态性改变，诊断为心肌梗死。经 1 个月住院治疗，患者出院回家休养。

问题：1. 对患者进行康复评定。
　　　2. 为患者制订康复运动方案。

一、概　　述

冠状动脉粥样硬化性心脏病（coronary artery disease，CAD）简称冠心病，指冠状动脉粥样硬化使血管腔狭窄或阻塞和（或）因冠状动脉功能性改变（痉挛）导致下游心肌缺血缺氧或坏死引起的心脏病。我国冠心病发病率呈上升趋势。加强冠心病防治特别是早期预防，实现早期识别高危人群，开展有效的干预措施已刻不容缓。

WHO 将冠心病分为 5 大类：无症状心肌缺血（隐匿型冠心病）、心绞痛、心肌梗死、缺血性心力衰竭（缺血性心脏病）和猝死。主要危险因素有年龄、性别、高血脂、高血压、糖尿病、高凝状态、吸烟、肥胖、遗传因素、体力活动、饮食、生活方式、情绪等，可通过干预和治疗这些因素来降低发病率。

冠心病的症状表现多种多样，轻重不一。常见症状多为胸骨后、心前区压榨性疼痛，可迁延至颈部、下颌、手臂、后背及胃部，也可表现为眩晕、气促、出汗、寒战、恶心及晕厥。严重者可能因急性心肌梗死、恶性心律失常和心力衰竭而死亡。

二、康　复　评　定

（一）运动试验

1. 心电运动试验　制订运动处方一般采用分级症状限制型心电运动试验。评定采用 6 分钟步行试验或低水平运动试验，也可采用心肺运动试验。

2. 超声心动图运动试验　一般采用卧位踏车的方式。

（二）行为类型评定

1. A 类型　工作主动、有进取心、强烈的时间紧迫感，但往往缺乏耐心，易激惹、情绪易波动。

2. B 类型　平易近人、耐心，充分利用业余时间放松自己，不受时间驱使，无过度的竞争性。

三、康 复 治 疗

（一）Ⅰ期康复

Ⅰ期指急性心肌梗死或急性冠脉综合征住院期康复，包含 CABG 或 PTCA 术后早期康复。发达国家此期已经缩短到 3 ～ 7 天。以循序渐进地增加活动量为原则，生命体征稳定，无并发症时即可开始进行康复治疗。选择自身可以耐受的日常活动，包括床上活动、呼吸、坐位、步行、排便、上楼等训练，早期康复治疗无须遵循固定模式。

（二）Ⅱ期康复

Ⅱ期患者从出院开始，至病情稳定性完全建立为止，时间为 5 ～ 6 周。

1. 康复目标　逐步恢复一般日常生活活动能力，如轻度家务劳动、娱乐活动等。运动能力达到 4 ～ 6 代谢当量（metabolic equivalent of task，MET），对体力活动没有更高要求的患者可停留在此期。此期在患者社区家庭完成。

2. 治疗方案　散步、医疗体操、气功、家庭卫生、园艺活动或就近购物等。强度为活动时心率达最大心率的 40% ～ 50%，主观用力记分（rating of perceived exertion，RPE）不超过 13 ～ 15 分。无并发症的患者可在家属帮助下逐步过渡到无监护活动。避免或减少所有上肢超过心脏平面的高强度运动。在日常生活和工作中，应采用能量节约策略，减少不必要的动作和体力消耗。若出现任何不适均应暂停运动，及时就诊。

（三）Ⅲ期康复

Ⅲ期病情处于较长期稳定状态，或Ⅱ期过程结束的冠心病患者。PTCA 及支架置入术后或 CABG 术后的康复也属于此期。康复程序一般为 2 ～ 3 个月，自我锻炼应持续终生。

1. 康复目标　巩固Ⅱ期康复成果，控制危险因素，改善或提高体力活动能力和心血管功能，恢复发病前的生活和工作，此期可以在社区康复中心进行。

2. 治疗方案　全面康复方案包括有氧训练、循环抗阻训练、柔韧性训练、医疗体操、作业训练、放松性训练、行为治疗、心理治疗等。有氧训练是最重要的核心，基本方法如下。

（1）运动方式：步行、登山、游泳、骑车、中国传统形式的拳操等。

（2）训练形式：可以分为间断性和连续性运动。间断性运动指基本训练期有若干次高峰强度，高峰强度之间强度降低；连续性运动指训练的靶强度持续不变。

（3）运动量：合理的每周总运动量为 700 ～ 2000 卡（相当于步行 10 ～ 32km），运动总量无明显性别差异。①运动强度，可用最大心率（HRmax）、心率储备、最大摄氧量（VO$_2$max）、代谢当量（MET）、主观用力计分（RPE）等方式表达。靶强度与最大强度的差值是训练的安全系数。靶强度一般为 40% ～ 85% VO$_2$max 或 MET，或 60% ～ 80% 心率储备，或 70% ～ 85% HRmax 靶强度越高，产生心脏训练中心效应的可能性就越大。②运动时间，靶强度下的运动一般持续 10 ～ 60 分钟。在固定运动总量的前提下，训练时间与强度成反比。准备活动和结束活动的时间另外计算。③训练频率，多数采用每周 3 ～ 5 天的训练频率。运动量合适的主要标志：运动时稍出汗，轻度呼吸加快但不影响对话，早晨起床时有舒适感，无持续的疲劳感和其他不适感。

（4）训练实施：①准备活动，目的是预热，运动强度较小，运动方式包括牵伸运动及大肌群活动，一般采用医疗体操、太极拳等，也可附加小强度步行。②训练活动，中低强度训练的主要机制是外周适应作用，高强度训练的机制是中心效应。③结束活动，主要目的是冷却，运动方式可以与训练方式相同，但强度逐步减小。

（5）注意事项：①选择在自身感觉良好时运动，感冒或发热消失 2 天以上再恢复运动。②注意周围环境因素对运动反应的影响，饭后不做剧烈运动，穿宽松、舒适、透气的衣服和鞋，上坡时要减慢速度，理想的运动环境为温度 4 ～ 28℃，风速 < 7m/s。③训练要持之以恒，如间隔 4 ～ 7 天以上，再开始运动时宜稍降低强度。

四、社 区 护 理

1. 饮食护理　估算每日热量摄入，给予低脂肪、低糖、低盐、低热量、高维生素、高纤维素膳食，多吃水果、蔬菜，养成定时、定量进餐的饮食习惯，避免暴饮暴食；测定体重指数，不食或少食脂肪、胆固醇含量高的食物；忌烟酒、咖啡等。

2. 疾病知识指导　向患者及家属介绍冠状动脉病变，危险因素，药物治疗的作用及运动的重要性。教会患者及家属识别心绞痛和心肌梗死发作的非典型性症状，例如腹部疼痛和不适。对老年人或有高血压、糖尿病、心脏病家族史的人，若出现不明原因、异常的腹部疼痛和不适，持续 20 ～ 30 分钟，应考虑是否为冠心病发作。

3. 正确使用硝酸甘油指导　随身携带，避光保存，保证药物在有效期内；如发生心绞痛立即舌下含服，如无效可连服 3 次；服用药物后应取坐位或卧位；若服用 3 次仍无效则高度怀疑心肌梗死，立即送医院诊治。

考点与重点　冠心病的危险因素及冠心病的三期康复预防

第二节　原发性高血压

一、概 述

原发性高血压（primary hypertension）是以血压升高为主要临床表现的心血管综合征，又称高血压病，占高血压患者的 95% 以上，是心脑血管疾病最重要的危险因素。具体病因及发病机制不明，已发现与发病有关的因素为遗传、年龄、性别、饮食、职业与环境、吸烟、饮酒及肥胖。根据国家心血管病中心近年发布的数据，我国成人高血压患者已达 2.45 亿人左右，高血压患病率达 27.5%。

原发性高血压（缓进型）多为中年后起病，早期常无症状，偶于体格检查时发现血压升高，少数患者则在发生心、脑、肾等并发症后才被发现。高血压患者可有头痛、头晕、头胀、耳鸣、眼花、健忘、失眠、烦闷、心悸、乏力、四肢麻木等症状。原发性高血压（急进型）发病可较急骤，其表现基本与缓进型高血压相似，病情严重、发展迅速，可发生视网膜病变、肾功能衰竭、心力衰竭、脑血管意外等。

二、康 复 评 定

（一）功能评定

1. 感觉功能　长期高血压可导致脑血管病，引起肢体感觉功能障碍。

2. 运动功能　高血压可产生多种症状，如头晕、头痛等。如患者出现靶器官损害时，还可出现相应症状。有必要对这类患者进行运动功能的评定。

3. 平衡功能　长期高血压可导致脑血管病，引起肢体运动功能障碍。

4. 心功能　左心室长期面向高压工作可导致左心室肥厚、扩大，最终导致充血性心力衰竭。心肌耗氧量增加，可出现心绞痛、心肌梗死、心力衰竭与猝死。

5. 呼吸功能　高血压合并充血性心力衰竭、心绞痛、心肌梗死，应进行呼吸功能评定。

6. 心理功能　高血压患者可出现急躁、抑郁、焦虑等。

（二）结构评定

1. 血压测量

（1）直接测量法：是血压测定的金标准。该方式在临床上仅限于严重休克及大手术患者的血压监测。

（2）间接测量法：常用听诊法间接测量肱动脉的收缩压和舒张压。目前仍以规范方法下水银柱血压计测量血压作为高血压诊断的标准方法，以非药物状态下两次或两次以上非同日多次重复血压测定所得的平均值为依据。

（3）动态血压监测：指通过随身携带袖珍无创性动态血压监测仪，24 小时内自动程控定时测量血压、储存数据供电脑软件采样分析统计血压参数的血压监测方法。临床正常参考标准：24 小时平均值 < 130/80mmHg，白昼（清醒）平均值 < 135/85mmHg，夜间（睡眠）平均值 < 120/70mmHg，正常情况下，夜间血压值比白昼血压平均值低 10% ~ 20%。

（4）自测血压：可以提供日常生活状态下真实的血压信息，或特殊状态的血压水平及其变化。在家里测得的平均血压高于 135/85mmHg 通常认为是高血压。

2. 辅助检查　包括眼底、心电图、影像学、核医学检查、超声检查、实验室检查等。

3. 高血压病分级与危险度分层的评定

（1）分级评定：健康人的血压随年龄增长而升高，18 岁以上成人血压水平分类见表 7-1。

表 7-1　成人血压水平分类

类别	收缩压（mmHg）	舒张压（mmHg）
正常血压	< 120	< 80
正常高值	120 ~ 139	80 ~ 89
1 级高血压	140 ~ 159	90 ~ 99
2 级高血压	160 ~ 179	100 ~ 109
3 级高血压	≥ 180	≥ 110
单纯收缩期高血压	≥ 140	< 90

注：若血压测量结果收缩压与舒张压分属不同级别时，则以较高的分级为准。单纯收缩期高血压也可按照收缩压水平分为 1、2、3 级。

（2）危险度的分层：原发性高血压的严重程度还与患者的心血管疾病危险因素、心血管疾病及相关疾病、所合并的靶器官损害（target organ damage，TOD）有关见表 7-2。

表 7-2　高血压患者危险度分层

其他危险因素和相关病史	血压			
	正常高值血压	1 级高血压	2 级高血压	3 级高血压
无其他危险因素	平均危险	低危	中危	高危
1 ~ 2 个其他危险因素	低危	中危	中 - 高危	很高危
≥ 3 个危险因素，靶器官损害、慢性肾脏病 3 期或糖尿病	中 - 高危	高危	高危	很高危
临床并发症，或慢性肾脏病 ≥ 4 期，有并发症的糖尿病	高 - 很高危	很高危	很高危	很高危

4. 生理功能评定

（1）运动试验：常用运动试验有 6 分钟步行试验、踏车运动试验和固定跑台运动试验。

（2）运动试验诊断高血压的标准

1）下肢动态运动试验（活动平板等）：① 50% VO_2max 运动强度，> 180/80mmHg 为轻度高血压，收缩压 > 190mmHg 或（和）舒张压 ≥ 90mmHg 为中度高血压。②极量运动，≥ 210/80mmHg 为轻度高血压，收缩压 > 220mmHg 或（和）舒张压 ≥ 90mmHg 为中度高血压。

2）握力试验：50% 最大握力的运动强度 ≥ 180/120mmHg 为轻度高血压，收缩压 > 190mmHg 或（和）舒张压 ≥ 130mmHg 为中度高血压。

（三）活动评定

ADL 侧重于自我照顾、日常活动、家庭劳动及购物等。ADL 评定采用改良巴氏指数评定表。

（四）参与评定

长期高血压可引起重要靶器官心、脑、肾的损伤，可影响其职业、社会交往及休闲娱乐。可进行生活质量评定、劳动力评定和职业评定。

三、康 复 治 疗

康复治疗应坚持以药物治疗为基础，运动治疗、物理因子治疗和健康教育并举的综合康复治疗原则；以有效控制血压，降低高血压的病死率、致残率以及提高生活质量为目标。血压控制目标：对于无合并症的高血压患者，建议血压降至 < 140/90mmHg；对于合并心血管疾病的高血压患者，建议收缩压降至 < 130mmHg；对于高危的高血压患者（心血管疾病高危、糖尿病、慢性肾病），建议收缩压降至 < 130mmHg。

（一）物理治疗

适用于各级高血压患者，1 级高血压如无糖尿病、靶器官损害即以此为主要治疗方式。2、3 级高血压患者需先将血压控制达标。

1. 物理因子治疗

（1）超短波疗法：患者取坐位或卧位，用小功率超短波治疗仪，选取 2 个圆形中号电极，置于颈动脉窦的部位，斜对置，间距 2 ～ 3cm，剂量 Ⅰ ～ Ⅱ级，时间 10 ～ 12 分钟，每日治疗 1 次，15 ～ 20 次为 1 个疗程。

（2）直流电离子导入疗法：患者取卧位，用直流电疗仪，选取 1 个（300 ～ 400）cm2 电极，置于颈肩部，导入镁离子；2 个 150cm2 电极，置于双小腿腓肠肌部位，导入碘离子，电量 15 ～ 25mA，时间 20 ～ 30 分钟，每日 1 次，15 ～ 20 次为 1 个疗程。此法适用于 1 ～ 3 级原发性高血压的治疗。

（3）超声波疗法：患者取坐位，应用超声波治疗仪，于领区（Cr ～ T，椎旁及肩上部）涂抹接触剂，声头与皮肤紧密接触，连续输出，移动法，剂量 0.2 ～ 0.4W/cm2，时间 6 ～ 12 分钟，每日 1 次，12 ～ 20 次为 1 个疗程。此法适用于 2 级原发性高血压的治疗。

（4）生物反馈疗法（biofeedback therapy，BFT）：患者取舒适体位，松解领扣和紧扣的内衣，用温度生物反馈仪，将温度传感器固定于利手示指或中指末节指腹，打开开关，设定温度阈值，让患者按指导语进行训练，集中注意力，放松肢体，体验温热感觉，一般随着放松程度加深，温度指示渐次升高，当被测温度大于设定温度阈值时，便发出"嘀嗒"反馈声。这时可升高设定阈值，提高训练难度。每日训练 1 次，时间 20 ～ 60 分钟，15 ～ 20 次为 1 个疗程。

（5）其他：全身松脂浴、穴位磁场疗法、He-Ne 激光穴位照射、穴位共鸣火花电疗法、高压静电疗法、水疗法与磁疗法等，可根据患者病情及设备条件酌情选用。

2. 运动疗法

（1）运动处方：①运动类型，可以采取走步、慢跑、踏车、划船器运动、游泳、登梯运动等运动形式，采用中小强度的循环抗阻训练可以产生良好的降压作用，还可结合太极拳、徒手操及其他放松训练。②运动强度，维持在中等程度以下，以运动后不出现过度疲劳或明显不适为宜。运动的目标是达到靶心率，即 220 – 年龄 = 最大心率。最大心率乘以 70% 为靶心率。若合并其他疾病，可降低要求。运动强度也可采用 RPE 评定，通常以 12 ～ 14 分为宜。③运动持续时间，热身时间 5 ～ 10 分钟，锻炼期持续 30 ～ 40 分钟，可逐渐增至 60 分钟，恢复期时间为 10 分钟。运动频率：运动训练应 3 ～ 4 天 / 周。

（2）适应证：低度危险组高血压患者且对运动无过分血压反应者可参与非药物治疗的运动。中、高度危险组、极高危险组且无运动禁忌证的高血压患者，应进行包括降压药、运动治疗的综合康复治疗。

（3）运动锻炼的监护：高血压患者运动锻炼应在监护及指导下进行，提前进行运动安全教育，特别对于有冠心病、脑梗死合并症的患者。

（二）作业治疗

可进行日常生活活动能力训练、改善运动功能的作业训练、改善心理状态的作业训练、适合患者的职业训练及适当的环境改造等。

（三）心理治疗

患者保持平衡的心理，摆脱不良的心理状态，不要过度劳累，保证充足的睡眠和良好的心态，不但可使抗高血压治疗更为有效，还有助于病变逆转，降低并发症。

（四）其他治疗

1. 西药治疗　利尿剂（包括噻嗪类利尿剂、祥利尿剂、保钾利尿剂）、β 受体阻滞剂、钙通道阻滞剂、血管紧张素转换酶抑制剂（ACEI）、血管紧张素 Ⅱ 受体阻滞剂（ARB）、醛固酮受体阻滞剂及 α 受体阻滞剂等均可选择使用。

2. 中药治疗　根据中医辨证施治的原则，选择合适的方剂或单方、验方治疗。

3. 针灸治疗　取三阴交、阴陵泉、太冲、照海、曲池、合谷、内关等穴。每次选用数穴，交替使用，7 ～ 10 天为 1 个疗程。也可使用耳针治疗，主穴为降压穴、心、神门，配穴为皮质下、肾上腺、交感等，每次 2 ～ 3 穴，每天 1 次，7 ～ 10 天为 1 个疗程。

四、社　区　护　理

1. 疾病知识指导　让患者了解病情，如高血压分级、危险因素、临床症状及危害，了解降压目标，以及控制血压及终身治疗的必要性。当出现血压异常波动或出现症状时，随时就诊。教会患者和家属正确的血压监测方法，推荐使用合格的上臂式自动血压计自测血压。血压未达标者，建议每天早晚各测量血压 1 次，每次测量 2 ～ 3 遍，连续 7 天，以后 6 天血压平均值作为医生治疗的参考。血压达标者，建议每周测量 1 次。

2. 饮食指导减　少钠盐摄入，每天钠盐摄入量应低于 6g，增加钾盐摄入，使用可定量的盐勺。减少味精、酱油等调味品的使用，减少咸菜、火腿、卤制、腌制等食品的摄入。限制总热量，尤其要控制油脂类的摄入量。营养均衡，适量补充蛋白质，增加新鲜蔬菜和水果，增加膳食中钙的摄入。控制体重：使 BMI < 24，男性腰围 < 90cm，女性腰围 < 85cm。指导患者戒烟，必要时可药物干预。不提倡高血压患者饮酒，如饮酒，则应少量，白酒、葡萄酒（或米酒）与啤酒的量分别少于 50mL、100mL、300mL。

3. 用药指导　强调长期药物治疗的重要性，指导患者遵医嘱按时按量服药，不能擅自突然停药。若患者突然出现头痛、多汗、恶心、呕吐、烦躁、心慌等症状，家人应协助患者立即平卧抬高头部，用湿毛巾敷在头部；若血压过高，应用硝苯地平嚼碎舌下含服等，以快速降血压；如果半小时后血压仍不下降，且症状明显，应立即去医院就诊。

> **考点与重点**　高血压的分级与危险度分层的评定；高血压的运动康复；高血压的饮食指导

第三节　糖　尿　病

一、概　　述

糖尿病（diabetes mellitus）是一组以血浆葡萄糖（简称血糖）水平升高为特征的代谢性疾病。引起血糖升高的病理生理机制是胰岛素分泌缺陷及（或）胰岛素作用缺陷。WHO将糖尿病分为四型，即1型糖尿病、2型糖尿病、其他特殊类型糖尿病和妊娠期糖尿病。其病因及发病机制至今尚未完全阐明，其发生可能与遗传、自身免疫及环境因素等综合作用有关。国际糖尿病联合会（International Diabetes Federation，IDF）发布的近年数据显示，全球20～79岁年龄段糖尿病患者已达到5.37亿，预计到2045年将激增至7.83亿。

糖尿病的症状通常是慢性发展的，并且在早期不太明显，患者会出现糖代谢紊乱的症状，主要表现为"三多一少"——多饮、多食、多尿和体重减少。长期代谢紊乱可引起多系统损害，导致眼、肾、神经、心脏、血管等组织器官慢性进行性病变、功能减退及衰竭；病情严重或应激时可发生急性严重代谢紊乱，如糖尿病酮症酸中毒、高渗高血糖综合征。

二、康　复　评　定

（一）功能评定

糖尿病生理评定包括胰岛功能评定、糖尿病慢性并发症评定及糖尿病康复疗效评定三部分。

1. 血糖及胰岛 β 细胞功能评定

（1）血糖评定：①空腹血糖；②餐后血糖；③糖化血红蛋白（HbA1c）。

（2）胰岛 β 细胞功能评定：①胰岛素水平检测；②C 肽水平检测；③口服葡萄糖耐量试验（OGTT）。

2. 糖尿病慢性并发症的评定

（1）糖尿病性视网膜病变的评定：依据散瞳后眼底检查结果分为非增殖型、增殖型。非增殖型糖尿病视网膜病变是早期改变，又分为轻度、中度和重度；增殖型改变是一种进展型改变；也可根据黄斑水肿有无和轻重程度来进行评定。

（2）糖尿病周围神经病变的评定：包括感觉神经、运动神经和自主神经功能的体格检查及电生理学评定。

（3）糖尿病足评定：糖尿病足的基本发病因素是神经病变、血管病变和感染，评定包括神经功能检查、周围血管检查，感染方面可通过细菌培养和药敏试验、X线检查来进行评定。

（4）糖尿病性冠心病的评定：主要为心功能的评定。

（5）糖尿病性脑血管病的评定：包括认知功能评定、语言功能评定、运动功能评定等。

（6）糖尿病性肾病变的评定：可先通过尿常规检查来筛查有无糖尿病肾病，然后再可根据尿白蛋白排出率、尿液白蛋白与肌酐比值、尿液微量白蛋白、肾小球滤过率（GFR）及肾脏穿刺病理检查。

3. 糖尿病康复疗效评定　糖尿病康复治疗疗效的评价实际上与临床治疗疗效评价是一致的。糖尿病的控制目标见表7-3，对判断康复治疗的疗效具有较好的参考价值。

表 7-3　糖尿病的控制目标

指标	理想	良好	差
空腹血糖	4.4～6.1	≤ 7.0	> 7.0
非空腹血糖	4.4～8.0	≤ 10.0	> 10.0
糖化血红蛋白	< 6.5	6.5～7.5	> 7.5
血压	< 130/80	130/80～140/90	≥ 140/90
男性 BMI	< 25	< 27	≥ 27
女性 BMI	< 24	< 26	≥ 26
TC（mmol/L）	< 4.5	≥ 4.5	≥ 6.0
TG（mmol/L）	< 1.5	1.5～2.2	> 2.2
HDL-C（mmol/L）	> 1.1	1.1～0.9	< 0.9
LDL-C（mmol/L）	< 2.6	2.6～3.3	> 3.3

4. 心理功能评定　一般选择相应的量表进行测试评定，如汉密尔顿焦虑量表（HAMA）、汉密尔顿抑郁量表（HAMD）、简明精神病评定量表（BPRS）、症状自评量表（SCL-90）、阿森斯失眠量表（AIS）等。

（二）日常生活活动评定

糖尿病患者躯体 ADL 评定可采用改良巴氏指数评定表，高级 ADL（包括认知和社会交流能力）的评定可采用功能独立性评定量表（FIM）。

（三）参与能力评定

主要进行生活质量评定、劳动力评定和职业评定。

三、康复治疗

由于糖尿病目前尚无根治方法，通常采用综合治疗方案，包括运动疗法、饮食治疗、药物治疗（口服降糖药、胰岛素等）、糖尿病健康教育、自我监测血糖以及心理治疗。目前外科手术也逐步应用于糖尿病患者的治疗，主要适用于重度肥胖伴 2 型糖尿病患者。

（一）运动疗法

1. 2 型糖尿病患者的运动处方　2 型糖尿病的发病与环境因素有关，如超重和肥胖、高脂肪、高蛋白质、高热量饮食结构、运动减少以及吸烟等。康复治疗应以改善患者的生活方式及运用运动疗法为基础，同时配合药物治疗。

（1）运动方式：选择中等或中等偏低强度的有氧运动，包括：快走、打太极拳、骑车、打羽毛球和高尔夫球。较强体育运动为有氧健身操、慢跑、游泳、骑车上坡。除有氧训练之外，每周最好进行 2 次抗阻运动，锻炼肌肉力量和耐力，训练时阻力为轻或中度。联合进行抗阻运动和有氧运动可获得更大程度的代谢改善。其中，步行是 2 型糖尿病患者最常用、简单的有氧运动训练方式，一般可在社区中进行。选择空气新鲜的环境中，采用变速步行法和匀速步行法。变速步行法时一般先中速或快速行走 30 秒至 1 分钟，后缓步行走 2 分钟，交替进行，每日步行 1000～2000 米；如果采取匀速步行法，即每天坚持行走 1500～3000 米，行走速度保持均匀而适中，不中断走完全程。

（2）运动量

1）运动强度：糖尿病患者的运动强度以中等强度或略低于中等强度为宜，在有效的运动锻炼范围内，运动强度的大小与心率的快慢呈线性相关，因此常采用运动中的心率作为评定运动强度大小的指标，其他常用指标还包括代谢当量（MET）、主观用力计分（RPE）和最大摄氧量（VO_2max）。临床上将能获得较好运动效果，并能确保安全的运动心率称为靶心率（THR），运动试验中最高心率的50%～70%作为靶心率，开始时用低运动强度进行运动，适应后逐步增加至高限。如果无条件做运动试验，可用公式计算靶心率，靶心率=170-年龄（岁）或靶心率=安静心率+安静心率×（50%～70%）。运动中心率的监测除可运用心率监测仪以外，通常可通过自测脉搏的方法来检测。停止运动后立即测10秒脉搏数，然后乘6表示1分钟脉率，这和运动中的心率比较接近。

2）运动时间：2型糖尿病患者最好每周能最少进行150分钟的中等强度以上的有氧运动，每次一般为40分钟，其中达到靶心率的运动训练时间以20～30分钟为宜。训练一般可从10分钟开始，适应后逐渐增加至30～40分钟，可穿插必要的间歇时间。在运动量一定的情况下，运动强度较大时训练持续时间可相应缩短，此种训练方式适合于年轻或体力较好的糖尿病患者，而体弱的老年糖尿病患者，训练强度一般较低，此时可相应延长训练时间。

3）运动频率：一般每周最少运动3次，相邻两次运动间隔不超过2天。如果身体条件较好，可坚持每天运动一次。

（3）运动训练实施

1）准备活动：通常包括5～10分钟的四肢和全身缓和伸展的活动，可为缓慢步行或打太极拳和各种保健操等低强度运动。

2）运动训练：是用以达到治疗目的的核心部分，为达到靶心率的中等强度或略低于中等强度的有氧运动。

3）放松活动：包括5～10分钟的慢走、自我按摩或其他低强度活动，以促进血液回流，防止昏厥或心律失常。

2. 1型糖尿病患者的运动处方　一旦确诊就宜首先实施胰岛素治疗和饮食控制，待血糖得到较好控制后开始实施运动疗法。1型糖尿病患者的运动训练应注意到运动的多样性和趣味性才能使患儿长期坚持。一般可选择步行、慢跑、踢球、跳绳、游泳、舞蹈等。强度以50%～60%最高心率为宜，运动时间从20分钟开始，每周运动3～4次。随着运动能力的提高，可逐渐增加运动的时间和次数。

3. 糖耐量减低者的运动疗法　其实施方法基本同2型糖尿病患者，建议进行中等强度运动训练，至少保持在150分钟/周。

4. 有并发症患者的运动　如果合并有增殖性视网膜病变，应避免进行剧烈运动、低头动作或闭气动作等，以免引起视网膜脱离和玻璃体积血。并发心血管疾病的患者进行运动锻炼时，最初应在心电图监测及医护人员的指导下进行。对合用β受体阻断剂的患者，由于心率变慢，运动时心率对运动的反应性降低，此时的靶心率计算应按比安静时心率增加20次/分为宜。如果患者存在感觉损害，在运动中应加以注意，宜穿合适的袜子和软底的运动鞋。足底有轻微破损时，应停止运动，并给予及时处理。如果患者有自主神经功能紊乱，易出汗过多，应注意补充水分。合并糖尿病肾病的患者不宜进行较大强度的运动，因为大强度运动会增加肌肉组织血流量，而肾组织血流量则减少，从而加重糖尿病肾病的病情。

（二）心理治疗

1. 支持疗法　是心理治疗的基础，主要是支持患者度过心理危机，辅导患者有效地去面对困难。

2. 分析疗法　是通过有计划、有目的地同糖尿病患者进行交谈，听取患者对病情的叙述，帮助患者对糖尿病有一个完整的认识，建立起战胜疾病的信心。

3. 集体疗法　是以集体为对象而施以心理治疗。一般由社区医务人员讲解糖尿病的有关知识，然后组织患者讨论，相互作经验介绍。集体心理疗法一般每周2～3次，每次1小时，以3～4周为1个疗程，个别患者必要时可重复1个疗程。

4. 家庭心理疗法　关注点放在整个家庭系统上，让每一个成员都理解、支持、同情、体贴、爱护和帮助患者，消除患者精神上的压力。

5. 其他疗法　包括生物反馈疗法和音乐疗法。前者借助肌电或血压等生物反馈训练，后者通过欣赏轻松愉快的音乐放松肌肉。

（三）饮食治疗

在评定患者营养状况的情况下，设定合理的目标，控制总热量的摄入，合理、均衡分配各种营养素。成人糖尿病患者每天每 kg 标准体重所需热量见表 7-4，标准体重可运用公式：标准体重（kg）= 身高（cm）-105 粗略计算。合理的饮食结构为：碳水化合物的摄入量占总热量的 50%～60%；脂肪量一般按每天每 kg 体重 0.6～1.0g 计算，热量不超过全天总热量的 30%；蛋白质的量按成人每天每 kg 体重 0.8～1.2g 计算，约占总热量 10%～15%；此外还应包括丰富的食物纤维。通常早、中、晚三餐的热量分配为 1/3、1/3、1/3 或 1/5、2/5、2/5；若分为四餐，热量分配为 1/7、2/7、2/7、2/7。可按生活饮食习惯、用药情况及病情控制情况做必要的调整。

表 7-4　成人糖尿病每天每 kg 标准体重所需热量

劳动强度	消瘦	正常	肥胖
轻体力劳动	147（35）	126（30）	84～105（20～25）
中体力劳动	160（38）	147（35）	126（30）
重体力劳动	160～210（38～50）	160（38）	147（35）

注：单位为 kJ（kcal）。

（四）药物治疗

糖尿病的药物治疗主要指口服降糖药和皮下注射降糖药物的运用，目前常用的口服降糖药物大致分为两类：促胰岛素分泌为主要作用的药物（磺脲类、格列奈类和 DPP-4 抑制剂）和通过其他机制降低血糖的药物（双胍类、噻唑烷二酮类、a- 葡萄糖苷酶抑制剂）。皮下注射降糖药物包括 GLP-1 和胰岛素。

（五）糖尿病慢性并发症的康复

糖尿病足的治疗一般采用综合治疗，包括内科、外科和康复治疗。

1. 物理治疗

（1）按摩及运动疗法：适合 0 级糖尿病足患者。按摩患肢，从足趾开始向上至膝关节，每次 20 分钟，每天 1～2 次；穿大小适中的软鞋，早晚坚持循序渐进的步行运动，步伐均匀一致，步行中出现不适可休息后再继续行走，避免盲目加大运动量。

（2）超短波治疗：无热量，10～15 分钟，可抗感染并促进溃疡愈合。

（3）紫外线治疗：小剂量紫外线（1～2 级红斑量）可促进新鲜溃疡愈合，大剂量紫外线（3～4 级红斑量）可清除溃疡表面感染坏死组织。

（4）红外线治疗：温热量局部照射可促进新鲜溃疡加速愈合，如患者合并肢体感觉障碍、缺血应慎用，如溃疡面有脓性分泌物则禁用。

（5）He-Ne 激光治疗：He-Ne 激光可刺激血管扩张，促进上皮细胞及毛细血管再生，减少炎症渗出，促进肉芽组织生长，从而达到抗感染、镇痛、加速溃疡面愈合的作用。一般采用散焦照射，输出功率 25MW，光斑直径 3cm，实用照射电流 10mA，距离 25～50cm，照射时间 15 分钟，照射时应保持光束与溃疡面相垂直，溃疡面若有渗液应及时蘸干，每日照射 1 次，15 次为 1 个疗程，疗程间隔 1 周，照射完毕用无菌纱布敷于溃疡面。

（6）气血循环仪治疗：压力 50～70mmHg（6.65～9.31kPa），每次 30 分钟，每天 1 次，心肾功能不良患者慎用或不用。

（7）旋涡浴治疗：水温 38～42℃，浴液中加入甲硝唑 250mL 或其他抗感染药物，治疗时喷水嘴对准治疗的重点部位，每次 30 分钟。

（8）高压氧治疗：采用多人氧舱，均匀加压 20 分钟，至 0.2MPa 稳压下戴面罩吸氧 60 分钟，中间休息 10 分钟，匀速减压 20 分钟后出舱。

上述物理治疗应根据患者溃疡分级选择运用：糖尿病足处于 0 级时，可指导患者掌握按摩手法，鼓励患者进行适宜的运动。1～3 级的糖尿病足则可选用无热量超短波及紫外线控制感染、促进溃疡愈合。所有新鲜创面的溃疡都可运用红外线、He-Ne 激光或高压氧以促进肉芽生长，2～3 级患者还可根据设备条件加用气血循环仪或旋涡浴治疗。

2. 作业治疗　具体方法包括 ADL 训练、矫形器具的正确使用和穿戴、拐杖或轮椅的操作技能训练、假肢步行训练、适合患者的职业训练以及适当的环境改造等。

3. 康复工程　在糖尿病足的运用首先是采用特殊鞋袜以减轻足部压力。如足前部损伤可以采用只允许足后部步行的装置来减轻负荷，即"半鞋"或"足跟开放鞋"。全接触式支具或特殊支具靴通过把足装入固定型全接触模型可以减轻溃疡部分的压力。对于步行障碍的患者还可以使用拐杖或轮椅，截肢患者则可根据情况安装假肢，以改善患者的步行功能。

4. 糖尿病足的预防　发现足背动脉搏动减弱，或具有下肢缺血、感觉迟钝、麻木、疼痛、间歇性跛行等症状时，应行相应的检查，坚持每年 1 次的足部检查。对拟诊或已确诊者，应选择合适的鞋袜，避免赤足；注意保持足的清洁、温暖、润滑，洗脚水的温度应低于 37℃；取暖、理疗时要防止烫伤；小心修剪指甲，不要自行修剪胼胝；积极治疗足部皮肤破损；每天坚持直腿抬高、提脚跟、足趾的背伸跖屈运动等小腿及足部运动，改善下肢血液循环。

四、社 区 护 理

1. 心理护理　社区护士帮助患者克服心理上的不平衡因素，关心、体贴患者，经常与其谈心。使患者正确对待疾病，有长期战胜疾病的思想，培养广泛的兴趣爱好，比如听音乐、练习书法、绘画、养鸟等来增添生活乐趣，保持积极、稳定、愉悦的心理。

2. 预防低血糖　糖尿病患者应避免空腹运动，运动时间最好在餐后 1～3 小时。如果患者正在接受胰岛素治疗，应避免在胰岛素作用高峰期运动（常规胰岛素作用高峰期在注射后 2～4 小时，而中效胰岛素如中性鱼精蛋白锌胰岛素作用高峰期则在注射后 8～10 小时），必要时可减少胰岛素用量。注射部位应避开运动肌群以免加快胰岛素吸收，原则上以腹部脐旁为好。应随身携带饼干等含糖食品或饮料，以便有低血糖先兆时可及时食用。如果出现头晕、心悸等症状，应立即终止运动。

3. 自我监测　指导患者学习监测血糖、血压、体重指数，了解糖尿病的控制目标。定期复查 HbA1c。如原有血脂异常每 1～2 个月监测 1 次，原无异常每 6～12 个月监测 1 次。体重每 1～3 个月监测 1 次，以便了解疾病控制情况，及时调整用药剂量。每 3～12 个月门诊定期复查，每年全身检查 1 次，以便尽早防治慢性并发症。

考点与重点　糖尿病的饮食康复治疗

链接

胰岛素的保存

　　未开封的胰岛素：包括瓶装胰岛素、胰岛素笔芯、胰岛素预充注射笔，存放于冰箱冷藏层（2～8℃），切勿冷冻，以免破坏胰岛素活性。

已开封的胰岛素：室温下（15～30℃）存放，避免受热和阳光照射。胰岛素开封后有效期一般不超过 28 天，或按照生产厂家建议的有效期进行保存，尤其是一些新型胰岛素。在室温超过 30℃，应置于冰箱冷藏保存，使用时提前 30 分钟左右取出，或在手掌之间滚动使其回暖后再注射，以免引起注射时疼痛和不适感。

特殊情况下的保存：外出旅游携带胰岛素时，应随身携带，不可托运，以免胰岛素受极端温度和剧烈震荡的影响，使胰岛素活性降低。

第四节　痛风及高尿酸血症

一、概　述

高尿酸血症（hyperuricemia，HUA）是一种常见的生化异常，由尿酸盐生成过量和 / 或肾脏尿酸排泄减少，或两者共同存在而引起。少数患者可以发展为痛风（gout）。痛风是嘌呤代谢紊乱和 / 或尿酸排泄障碍所致的一组异质性疾病，其临床特征为高尿酸血症、反复发作的痛风性关节炎、痛风石、间质性肾炎、关节畸形、尿酸性尿路结石。原发性痛风由遗传因素和环境因素共同致病，病因除少数由于酶缺陷引起外，大多未阐明，常伴高脂血症、肥胖、糖尿病、原发性高血压和冠心病等，继发性痛风可由肾脏病、血液病及药物等多种原因引起。目前我国痛风患病率为 1%～3%，成人居民高尿酸血症患病率达 14.0%，并呈逐年上升趋势，患病逐步年轻化，已成为继高血压、高血糖、高血脂后的"第四高"。

二、康复评定

（一）功能评定

痛风涉及的生理功能评定包括疼痛评定、运动功能、心肺功能、平衡协调功能及心理功能评定。

（二）结构评定

X 线检查可见关节软骨缘破坏，关节面不规则，关节间隙变窄，随着病变发展，在软骨下骨质及骨髓内均可见痛风石沉积，骨质呈凿孔样缺损，其边缘均锐利，缺损呈半圆形或连续弧形的形态，骨质边缘可有增生反应。CT 扫描受累部位可见不均匀的斑点状高密度痛风石影像。MRI 的 T_1 和 T_2 加权像呈斑点状低信号。

（三）活动评定

痛风给患者的日常生活活动和生活质量带来严重的影响，一般可参考 Barthel 指数来进行日常生活能力（ADL）评价。

（四）参与评定

由于疾病的影响，以及上述的各种功能障碍，对患者的劳动能力和就业都会造成不同程度的影响，最终导致其生活质量下降。

三、康复治疗

痛风及高尿酸血症的康复治疗以病因治疗、临床对症治疗和康复治疗相结合为原则。以消炎止痛、防止关节炎复发、改善关节功能为目标。

（一）物理治疗

1. 物理因子治疗 在痛风急性发作期首选冷疗，可采用冷疗机、冰袋冷敷，以达到止痛、减轻水肿的目的，但每次不能超过 20 分钟。无热量的超短波和微波治疗以减轻疼痛和促进炎症的吸收。肌内效贴布也可应用于急性期的消肿和止痛。在间歇期及慢性期，为了预防痛风急性发作，可采用调制中频、干扰电、经皮神经肌肉电刺激（TENS）治疗，以减轻疼痛、减少肌肉萎缩。红外线、红光、氦 – 氖激光、紫外线红斑量局部照射可改善局部血循环，减轻局部水肿，改善关节功能。

2. 运动疗法 痛风患者急性期应绝对卧床休息，抬高患肢，一般应休息至关节疼痛缓解 72 小时后方可恢复活动。缓解期适当运动可预防痛风发作，减少内脏脂肪沉积，减轻胰岛素抵抗。合理运动不仅能增强体质、增强机体防御能力，而且对减缓关节疼痛、防止关节挛缩及肌肉失用性萎缩大有益处。运动中必须注意以下内容。

（1）避免剧烈运动和长时间的体力活动：剧烈运动可使患者出汗增加，血容量、肾血流量减少，尿酸排泄减少，出现一过性高尿酸血症。另外，剧烈运动后体内乳酸增加，会抑制肾小管排泄尿酸，可暂时升高血尿酸。

（2）坚持合理运动：可选择一些简单的耗氧量适中的有氧运动。其中以步行、骑车及游泳最为适宜。50 岁左右的患者以运动后心率达到 110 ~ 120 次 / 分，少量出汗为宜。每日早晚各 30 分钟，每周 3 ~ 5 次。

（二）作业治疗

在对痛风患者功能障碍情况进行全面评价以后，有目的、有针对性地从日常生活活动、职业劳动、认知活动中选择一些作业，指导患者进行训练。从而改善躯体功能，加大关节活动度，增强肌力，改善心理状态，提高生活兴趣，使精神松弛，提高日常生活活动能力，早日回归工作岗位。

（三）康复辅具

在治疗中应用矫形器具有固定制动、缓解疼痛、矫正畸形的作用，为患者制作适合的支具、拐杖、保护器避免受累关节负重，减轻关节的肿痛症状。另外，保持鞋袜的宽松，防止其对患肢挤压摩擦。

（四）心理治疗

理解、关心、体贴患者，告知患者诱发痛风的因素有过度疲劳、寒冷、潮湿、紧张、饮酒、饮食、脚扭伤等，通过安慰、支持、劝慰、疏导和调整环境等方法来帮助患者认识疾病的性质等有关因素，主动战胜疾病，积极配合治疗。

（五）其他治疗

急性发作期尽早应用秋水仙碱、非甾体抗炎药及泼尼松等药物治疗，迅速缓解症状。间歇期及慢性期为了预防痛风急性发作，防止各种并发症的发生，可用丙磺舒、苯溴马隆等促进尿酸排泄，选用别嘌醇、非布司他抑制尿酸合成，纠正高尿酸血症。

四、社区护理

（一）饮食指导

每天进食总热量应限制在 5040 ~ 6300kJ（1200 ~ 1500kcal）。蛋白质控制在 1g/（kg·d）。避免进食高嘌呤食物，如动物内脏、鱼虾类、蛤、蟹、肉类、菠菜、蘑菇、豌豆、浓茶等。饮食宜清淡、易消化，忌辛辣和刺激性食物，严禁饮酒，尤其是啤酒和白酒。多进食碱性食物，如牛奶、鸡蛋、马铃薯、各类蔬菜、柑橘类水果，使尿液的 pH 值在 7.0 或以上，减少尿酸盐结晶的沉积。

（二）保护关节指导

急性关节炎期，患者关节出现红肿热痛和功能障碍，还伴有发热，应卧床休息，在床上安放支架支托盖被，抬高患肢，避免受累关节负重，减少患部受压。待关节肿痛缓解72小时后，方可下床活动。指导患者日常生活中注意：①尽量使用大肌群，如能用肩部负重者不用手提，能用手臂者不要用手指；②避免长时间持续进行重体力劳动；③经常改变姿势，保持受累关节舒适；④若有关节局部温热和肿胀，尽可能避免其活动；⑤运动后疼痛超过1～2小时，应暂时停止此项运动；⑥局部护理，手、腕或肘关节受累时，可用夹板固定制动，也可给予冰敷或25%硫酸镁湿敷受累关节，减轻关节肿痛。痛风石严重时，可能导致局部皮肤溃疡发生，应做好皮肤护理，避免发生感染。

（三）用药护理指导

嘱患者正确用药，观察药物疗效，及时处理不良反应。

1. 苯溴马隆　可有皮疹、发热、胃肠道反应等不良反应。嘱患者多饮水，口服碳酸氢钠等碱性药。

2. 别嘌醇　可有皮疹、发热、胃肠道反应、肝损害、骨髓抑制等不良反应。肾功能不全者，宜减半量应用。

3. 秋水仙碱　口服常有胃肠道反应。若患者一开始口服即出现恶心、呕吐、水样腹泻等严重胃肠道反应，应立即停药。

4. 非甾体抗炎药　注意观察有无活动性消化性溃疡或消化道出血发生。

5. 糖皮质激素　应密切观察疗效，注意有无症状的"反跳"现象。

考点与重点　痛风的物理治疗

第五节　肾　衰　竭

一、概　述

肾衰竭是指各种急慢性病因导致的肾功能下降，而出现的一些临床综合征。主要表现为代谢产物和毒素的潴留，水、电解质酸碱平衡紊乱，以及某些内分泌功能异常。肾衰竭分为急性肾衰竭和慢性肾衰竭。

急性肾衰竭（acute renal failure，ARF）是由多种疾病引起双肾在短时间内丧失排泄功能所致的以肾小球滤过率（GFR）下降和血肌酐及尿素氮迅速（逐日或逐周）上升为特点的一种临床综合征。ARF主要由肾缺血和肾中毒所致，如细菌毒素、药物毒性、重金属毒物等，此外挤压伤、烧伤、严重肌病以及误输血型也可因血红蛋白及肌红蛋白堵塞肾小管而发生ARF，根据致病原因不同分为三种类型：肾前性氮质血症、肾性急性肾衰竭和肾后性氮质血症。临床可表现为少尿（尿量 < 400mL/d）或无尿（尿量 < 50mL/d）、电解质和酸碱平衡失调以及急骤发生的尿毒症（血肌酐 > 500μmol/L），但也有部分患者尿量并不减少（尿量 > 400mL/d）。

慢性肾衰竭（chronic renal failure，CRF）是各种慢性肾脏病（chronic kidney disease，CKD）持续进展至后期的共同结局。它是以代谢产物潴留，水、电解质及酸碱平衡失调和全身各系统症状为表现的一种临床综合征。根据肾功能损害的程度可将肾小球滤过率（GFR）分为肾功能代偿期、肾功能不全期、肾衰竭（氮质血症期）及尿毒症终末期。CRF起病隐匿，早期仅表现为无力、精神欠佳，以后出现腰酸、夜尿增多以及食欲差、恶心、呕吐等症状。病情进一步发展出现皮肤瘙痒、贫血、心悸、肢体感觉异常、麻木。晚期各系统病变逐渐加重，出现鼻出血、牙龈出血、高血压、心力衰竭、胸腔积液、肾性骨病，女性月经不规则，男性性欲低下，尿毒症性脑病，频发感染等。我国CFR的发病率约为100/百万人口，男女分别占55%和45%，40～50岁为高发年龄段。

二、康复评定

（一）功能评定

1. 肾功能评定肾功能不全的判定标准　①内生肌酐清除率（Ccr）< 80mL/min；②血肌酐（Scr）> 133μmol/L；③有慢性肾脏病或者累及肾脏的系统性疾病病史。

对于CRF，由于肾功能损害多是一个较长的发展过程，不同阶段有其不同的程度和特点，一般将肾功能水平分成以下4期。

（1）肾功能代偿期：GFR下降，但其值≥正常值50%，Ccr50 ～ 80mL/min，Scr133 ～ 177μmol/L，水、电解质等代谢水平尚正常，临床无症状。

（2）肾功能失代偿期：GFR < 正常值50%以下，Ccr20 ～ 50mL/min，Scr178 ～ 442μmol/L，血尿素氮（BUN）7.0 ～ 17.8mmol/L，患者有乏力，食欲缺乏，夜尿多，轻度贫血等症状。肾衰竭期：Ccr10 ～ 20mL/min，Scr443 ～ 707μmol/L，BUN17.9 ～ 21.4mmol/L，患者出现贫血、血磷上升、血钙下降、代谢性酸中毒及水、电解质紊乱等表现。

（3）肾衰竭终末期（尿毒症期）：Ccr < 10mL/min，Scr > 707μmol/L，酸中毒明显，水电解质严重紊乱，患者可出现严重的多系统症状，尤其以胃肠道、心血管和神经系统症状最明显，重者出现昏迷。

2. 瘙痒程度评定　瘙痒是CRF尿毒症患者最烦恼的症状之一，临床约有50%的患者表现为全身皮肤瘙痒或局部皮肤瘙痒。

3. 疼痛评定　肾衰竭的患者因为慢性肾病有时可感到腰痛，当出现钙磷等代谢障碍时可导致骨骼系统异常，出现骨痛。疼痛评定可采用目测类比定级法（VAS法）。

4. 感觉功能评定　CRF患者晚期可出现周围神经病变，尤其是合并糖尿病的患者，临床可出现肢体麻木或感觉减退等症状。

5. 性功能评定　CRF是各种慢性肾病共同的结局，可导致患者出现性功能障碍。

6. 心肺功能评定　肾衰竭患者的肾小球滤过率下降及其引发的一系列代谢紊乱累及循环系统和呼吸系统时，可导致心功能不全及肺部炎症，使患者心肺功能下降。

7. 心理功能评定　参见"糖尿病"相关内容。

8. 其他功能评定　肾衰竭的肾小球滤过率下降及与此有关的代谢紊乱几乎累及全身各器官和系统，除了上述的功能评定，还可根据患者的病情选择其他有关的功能评定，如消化功能评定、中枢神经系统功能评定、凝血功能评定、血糖、血脂、蛋白质代谢功能评定等。

（二）结构评定

肾衰竭一般行B超检查以排除结石、肾结核、肾囊性疾病等，一般情况ARF双肾基本正常，CRF则表现为双肾缩小。在某些特殊情况下，可能需做放射性核素肾图、静脉肾盂造影、肾脏CT和MRI检查等。肾图检查对急、慢性肾衰竭的鉴别诊断有帮助。

三、康复治疗

ARF与CRF的治疗各不相同。ARF的治疗原则：①针对病因进行治疗，如扩容纠正肾前因素，解除肾后梗阻因素，重症急进性肾小球肾炎可用激素冲击治疗，药物引起的间质性肾炎应立即停用药并给予抗过敏药等；②纠正水、电解质及酸碱平衡，必要时尽早开展透析疗法。CRF的治疗原则为：为缓解临床症状，延缓CKD进展，改善受累系统或器官的功能，防治并发症，提高患者日常生活能力。

（一）物理治疗

物理治疗主要是利用电、光、热等物理因子作用于肾衰竭患者以缓解症状，改善肾功能，延缓病情进展。生命体征不稳定的患者、月经期或妊娠期妇女、癌症患者以及有出血倾向患者禁用。合并有心、脑、肝等严重疾病的患者及老年和体质虚弱的患者慎用。特别值得注意的是肾衰竭患者，尤其是晚期尿毒症患者或伴有糖尿病的患者多伴有感觉减退，应注意控制治疗剂量，避免烫伤。

1. 超短波治疗　超短波治疗对 ARF 的治疗作用较 CRF 好，主要是因为 CRF 患者的肾单位有所减少，因此治疗作用不显著，但是对于改善肾功能及预防感染仍有一定的作用。

2. 中频电疗　主要通过电流刺激来改善血液循环、缓解肌肉痉挛、促进炎症消散等。

（二）心理治疗

可采用放松技术、心理疏导等方法，倾听患者的想法，并给予患者解释、指导、鼓励和安慰等，解除患者的顾虑，增强患者战胜疾病的信心。建立社区病友群：增加患者经验交流，互相鼓励。

（三）其他治疗

1. 营养治疗　限制蛋白饮食是治疗的重要环节，可以减少氮代谢产物的生成，减轻临床症状，减少并发症，延缓疾病进展。

2. 药物治疗　肾衰竭的药物治疗包括：①纠正酸中毒和水电解质代谢紊乱；②高血压治疗；③贫血治疗；④低钙高磷血症和肾性骨营养不良的治疗；⑤防治感染；⑥高脂血症治疗；⑦痛风治疗；⑧口服吸附疗法和导泻疗法等，旨在控制症状，延缓病情进展，防治并发症。

3. 肾替代治疗　当 GFR 小于 10mL/min 并有明显尿毒症表现时，应进行肾替代疗法，包括血液透析、腹膜透析和肾脏移植。

4. 中医药治疗　中药熏蒸可用于各期 CRF 患者，尤其适用于伴有皮肤瘙痒者。熏蒸温度一般为 39～43℃，治疗时间 20～30 分钟，每日或隔日 1 次，5～10 次为 1 个疗程。年老体弱以及血压过高者慎用。

四、社区护理

1. 饮食指导　应遵循"低盐、低磷、低钾、优质低蛋白"的原则。①低盐饮食：每日盐摄入量控制在 3～5 克，避免腌制食品和高盐调味品，以减轻水肿和高血压。②低磷饮食：减少高磷食物（如奶制品、坚果、碳酸饮料）的摄入，防止血磷升高引发并发症。③低钾饮食：避免香蕉、蘑菇、海带、橙子、土豆等高钾食物，预防高钾血症。④优质低蛋白：选择鸡蛋、鱼肉、瘦肉等优质蛋白，减少豆类等植物蛋白的摄入，减轻肾脏负担。

2. 休息与活动指导　患者应卧床休息，避免过度劳累。能起床活动的患者，应鼓励其适当活动，选择低强度运动，如散步、太极拳、瑜伽等，每次运动 30 分钟左右，以不感到疲劳为宜。运动后适量饮水，避免脱水或过量饮水加重肾脏负担。贫血严重时应卧床休息，并告知患者坐起、下床时动作宜缓慢，以免发生头晕。有出血倾向者活动时应注意安全，避免皮肤、黏膜受损。

3. 用药指导　避免肾毒性药物，肾衰竭患者的肾脏代谢能力下降，用药需格外谨慎。指导患者遵医嘱服药，按时服用降压药、利尿剂等，不得擅自停药或更改剂量。避免肾毒性药物：如非甾体抗炎药（布洛芬、阿司匹林等）、部分抗生素（如庆大霉素），使用前需咨询医生。慎用保健品：部分保健品可能含有对肾脏有害的成分，服用前需确认安全性。

考点与重点　肾衰竭的肾功能评定

？ 思 考 题

1. 请简述冠心病患者的 Ⅱ 期运动康复治疗方案。

2. 请描述高血压患者危险度分层。

3. 请详述肾衰竭患者的饮食指导。

本章数字资源

第八章　骨科常见疾病的社区康复治疗及社区护理

第一节　颈　椎　病

📋 案例

患者女性，38岁，是一位中学教师，长期伏案批改作业和备课。最近总是感觉颈部疼痛，伴有上肢麻木，转动头部时症状加重，在社区医院被诊断为颈椎病。

问题： 如果你是社区康复护理人员，针对患者的情况，你会为她制订和提供怎样的康复训练计划和日常护理建议？

一、概　述

1. 定义　颈椎病（cervical spondylosis）是颈椎椎间盘退行性改变及其继发病理改变累及其周围组织结构（神经根、脊髓、椎动脉、交感神经等），出现相应的临床表现的颈椎疾病。仅有颈椎的退行性改变而无临床表现者，则称为颈椎退行性改变。

2. 流行病学　我国颈椎病患者高达5000万，每年新增约100万，发病率为3.8%～17.6%，以中老年龄段高发，性别间无差异。随着现今社会工作方式的改变，办公室工作人员或长期低头工作者更容易发生颈部劳损，且由于视屏时间的增加，颈椎病的发生呈现年轻化趋势。

3. 临床分型　根据受累组织和结构的不同，颈椎病分为颈型（又称软组织型）、神经根型、脊髓型、交感型、椎动脉型、其他型（目前主要指食管压迫型）。如果两种以上类型同时存在，称为"混合型"。

二、临　床　特　点

（一）神经根型颈椎病

这是最常见的类型，主要症状为颈部疼痛及僵硬，同时上肢放射性疼痛或麻木，这种疼痛和麻木沿着受压神经根的走行方向分布，可从颈部放射至肩部、上肢，严重时手部也会出现麻木、无力感，持物不稳，容易掉落物品。部分患者在颈部活动、咳嗽、打喷嚏时，疼痛和麻木症状会加重。

（二）脊髓型颈椎病

此型症状较为严重，早期可出现下肢乏力、行走不稳，有踩棉花感，随着病情发展，会出现上肢麻木、无力，精细动作困难，如系扣子、拿筷子等动作变得笨拙。还可能出现排尿、排便功能障碍，如尿频、尿急、尿失禁或便秘等。

（三）交感神经型颈椎病

症状复杂多样，主要表现为交感神经兴奋或抑制症状。交感神经兴奋症状有头痛或偏头痛，头晕，尤其是在头部转动时加重，有时伴有恶心、呕吐；视物模糊、视力下降；心跳加速、心律不齐，心前区疼痛；血压升高；耳鸣、听力下降；面部或某一肢体多汗等。交感神经抑制症状则表现为头晕、眼花、流泪、鼻塞、心动过缓、血压下降及胃肠胀气等。

（四）椎动脉型颈椎病

主要症状是发作性眩晕，与颈部活动有关，常在头部突然旋转或屈伸时诱发，严重者可出现猝倒，但意识多能迅速恢复。部分患者还伴有头痛、耳鸣、听力减退、视力障碍等症状。

（五）混合型颈椎病

同时有两种或两种以上类型颈椎病的临床表现。比如既出现神经根受压导致的上肢疼痛、麻木，又有脊髓受压引起的肢体无力、行走不稳等症状，或者同时合并交感神经、椎动脉受累的表现，症状较为复杂。

三、康复评定

针对颈椎病患者的社区康复，首先应对患者进行全面和充分的评定，以了解他们目前的状态和需求。颈椎病患者的评定，应包括一般情况评定、身体功能评定、功能独立性评定和生活质量评定。

（一）一般情况评定

1. 病史采集　详细询问患者颈椎病的发病时间、起病方式（如急性发作还是缓慢进展）、症状演变过程等。了解患者是否有颈部外伤史，例如曾经是否发生过颈部的碰撞、扭伤等；是否有长期伏案工作、不良睡眠姿势等诱发因素；是否存在家族史等情况。这有助于明确颈椎病的可能病因，为后续的康复治疗提供参考依据。

2. 生活方式评定　评定患者的日常工作和生活习惯，包括工作时的姿势（如是否长时间低头看电脑、弯腰操作等）、休息和睡眠姿势（如枕头的高度和硬度是否合适，是否习惯趴着睡等）、运动量（如是否缺乏运动，运动类型和频率等）。了解这些信息可以针对患者的生活方式提供个性化的康复建议，例如指导患者调整工作姿势、选择合适的枕头等，这对颈椎病的康复有着重要意义。

（二）身体功能评定

1. 疼痛评定　常用评定方法有视觉模拟评分法（visual analogous scale，VAS）、数字疼痛评分法、口述分级评分法、麦吉尔（McGill）疼痛问卷。除了量化疼痛程度，还需要了解疼痛的部位、范围和性质。疼痛性质表现为刺痛、钝痛、酸痛、放射性痛等，可能提示不同的病变类型。例如，放射性疼痛可能与神经根受压有关，酸痛可能与肌肉劳损有关。

2. 颈椎活动度评定　主要用于神经根型患者。使用专业量角器分别测量前屈、后伸、侧屈、旋转三维六个方向的活动角度。正常情况下，颈椎前屈 0°～60°，后伸 0°～50°，左右旋转 0°～70°，左右侧屈 0°～50°。通过对比治疗前后颈椎活动度的变化，判断康复治疗对颈椎活动功能的影响。例如，如果患者在康复治疗前前屈活动度受限，经过物理治疗和康复训练后活动度增加，说明康复治疗有效。

活动受限模式分析：观察患者在进行颈椎活动时是否存在特定方向的活动受限，以及活动受限与疼痛的关系。例如，患者在向右侧屈时疼痛加重且活动明显受限，可能提示右侧颈椎椎间孔变窄，右侧屈时神经根进一步压迫；或颈椎右侧肌肉劳损或拉伤，右侧屈时右斜角肌、胸锁乳突肌等受损肌肉受牵拉。

3. 颈部肌肉力量评定　以徒手肌力评定的方法，对易受累的肌肉进行肌力评定，正常值为 4～5 级。检查可按照表 8-1 提及的主要易受累肌肉的标准徒手肌力检查的体位和方法进行。

表 8-1　颈椎病的主要运动检查

受累神经	C_2	C_3	C_4	C_5	C_6	C_7	C_8	T_1
检查动作	低头	仰头	耸肩	外展肩	屈肘	伸肘	伸拇	分指

（三）神经功能评定

1. 感觉功能评定　采用轻触觉、痛觉、温度觉等检查方法，检查上肢（包括手部）的感觉功能。从近端向远端依次检查，对比双侧肢体的感觉差异。如果患者出现上肢某一区域感觉减退或过敏，可能提示相应神经根受压。

2. 反射功能评定　检查上肢的腱反射，如肱二头肌反射、肱三头肌反射等。反射减弱或亢进都可能提示神经功能异常。

3. 神经根受压评定　通过特殊检查，如椎间孔挤压试验、臂丛牵拉试验等判断神经根是否受压。椎间孔挤压试验阳性提示神经根可能在椎间孔处受压，臂丛牵拉试验阳性则提示臂丛神经受到牵拉刺激，可能存在神经根受压情况。

（四）生活质量评定

使用生活质量量表，如 SF-36 量表等，从生理功能、心理功能、社会功能等多个维度评定颈椎病对患者生活质量的影响。

四、康 复 治 疗

（一）急性期康复训练计划制订

1. 强调休息与制动　病情严重者宜卧床休息。其作用在于能使颈部肌肉放松，减轻由于肌肉痉挛和头部重量对椎间盘的压力，减少颈部活动，有利于消除组织的充血水肿。但卧床时间不宜过久，避免因卧床时间过久导致颈部肌群弱化，进而导致颈椎周围稳定性降低。卧床时，枕头的使用要适当。

2. 颈围制动　急性发作或病情进行性发展，不能完全卧床休息的患者，宜使用颈围制动，以限制颈部的过度活动，适用于各型颈椎病急性发作期。可制动和保护颈椎，增强支撑作用，减轻椎间隙压力。注意穿戴时间不宜过久，避免引起颈背部肌肉萎缩及关节僵硬。

（二）缓解期康复训练计划制订

根据颈椎病患者的临床分型、全身状况及功能评定，制订个性化的社区康复训练计划。以经济实用、方便简单、家庭成员配合为原则。

1. 颈型颈椎病　以非手术方法治疗为主，牵引、按摩、理疗、针灸均可。理疗常用超短波、中频或低频电刺激、直流电离子导入疗法等。

2. 神经根型颈椎病　以非手术治疗为主。牵引有明显的疗效，药物治疗也较明显。推拿治疗切忌操作粗暴而引起意外。

3. 脊髓型颈椎病　先试行非手术疗法，如无明显疗效应尽早手术治疗。该类型较重者禁用牵引治疗，特别是大重量牵引，手法治疗多视为禁忌证。

4. 椎动脉型颈椎病　以非手术治疗为主，90% 的病例均可获得满意疗效。具有以下情况者可考虑手术：有明显的颈源性眩晕或猝倒发作；经非手术治疗无效者；经动脉造影证实者。

5. 混合型颈椎病　混合型颈椎病临床表现复杂，但常以某种类型为主要表现，除比较严重的脊髓受压的情况外，其他表现应以非手术治疗为主。

（三）治疗方法

1. 物理因子治疗　主要作用是扩张血管、改善局部血液循环，解除肌肉和血管的痉挛，消除神经根、脊髓及其周围软组织的炎症、水肿，减轻粘连，调节自主神经功能，促进神经和肌肉功能恢复。常用的物理因子治疗如下。

（1）高频电疗法：常用的有短波、超短波及微波疗法，通过其深部透热作用，改善脊髓、神经根、椎动脉等组织的血液循环，促进功能恢复。

（2）低频调制中频电疗法：电极于颈后并置或颈后、患侧上肢斜对置，根据不同病情选择相应处方。

（3）超声波疗法：作用于颈后及肩背部，可加用药物透入。

（4）磁疗：常用脉冲电磁疗，磁圈放置于颈部和（或）患侧上肢。

（5）红外线照射疗法：红外线灯于颈后照射，照射距离 30～40cm，温热量，20～30 分 / 次，每日 1 次，10～15 次为一个疗程。

（6）其他疗法：如音频电疗法、干扰电疗法、蜡疗、水疗、激光照射等，也是颈椎病物理治疗经常选用的方法，选择得当均能取得一定的效果。

2. 牵引治疗　颈椎牵引是治疗颈椎病常用且有效的方法，有助于解除颈部肌肉痉挛，使肌肉放松，缓解疼痛；松解软组织粘连，牵伸挛缩的关节囊和韧带；改善或恢复颈椎的正常生理弯曲；使椎间孔增大，解除神经根的刺激和压迫；增大椎间隙，减轻椎间盘内压力。调整小关节的微细异常改变，使关节嵌顿的滑膜或关节突关节的错位得到复位。颈椎牵引治疗时，必须掌握牵引力的方向（角度）、重量和牵引时间三大要素，才能取得牵引的最佳治疗效果。

（1）牵引方式：常用枕颌布带牵引法，通常采用坐位牵引，但病情较重或不能坐位牵引时可用卧位牵引。可以采用连续牵引，也可用间歇牵引或两者相结合。

（2）牵引角度：一般按病变部位而定，如病变主要在上颈段，牵引角度宜采用 0°～10°，如病变主要在下颈段（C_5～C_7），牵引角度应稍前倾，可在 15°～30°，同时注意结合患者舒适来调整角度。

（3）牵引重量：间歇牵引的重量，可以其自身体重的 10%～20% 确定，持续牵引则应适当减轻。一般初始重量较轻，如从 6kg 开始，以后逐渐增加。

（4）牵引时间：牵引时间以连续牵引 20 分钟，间歇牵引 20～30 分钟为宜，每天一次，10～15 天为一个疗程。

（5）注意事项：应充分考虑个体差异，年老体弱者宜牵引重量轻些，牵引时间短些，年轻力壮则可牵重些、长些；牵引过程要注意观察询问患者的反应，如有不适或症状加重者，应立即停止牵引，查找原因并调整、更改治疗方案。

（6）牵引禁忌证：脊髓型颈椎病、节段不稳严重者；牵引后有明显不适或症状加重，经调整牵引参数后仍无改善者；年迈椎骨关节退行性变严重、椎管明显狭窄、韧带及关节囊钙化骨化严重者。

3. 运动疗法

（1）颈部肌肉锻炼：通过简单的颈部前屈、后伸、左右旋转等动作，增强颈部肌肉的力量和柔韧性，从而缓解颈椎压力，减轻疼痛。锻炼时应遵循循序渐进的原则，避免过度用力或突然转动颈部，以免加重病情。

1）前屈后伸：站立位或坐位，缓慢地将头向前屈，尽量使下巴贴近胸部，然后再缓慢地将头向后仰，看向天花板，每个动作保持 5～10 秒，重复进行 10～15 次。

2）左右侧屈：身体保持正直，将耳朵向同侧肩部靠近，感受颈部侧面肌肉的拉伸，同样保持 5～10 秒，重复 10～15 次。

3）左右旋转：缓慢地将头向一侧旋转，尽量使眼睛看向肩部后方，然后再向另一侧旋转，每个方向保持 5～10 秒，重复 10～15 次。这些运动可以增强颈部肌肉的力量和柔韧性，改善颈椎的活动度。

（2）肩部运动：颈椎病往往与肩部肌肉紧张有关。可以进行肩部的耸肩、绕肩运动。耸肩时，双肩缓慢向上耸起，靠近耳朵，然后再缓慢放下，重复 10～15 次。绕肩运动则是双肩从前向后、从后向前做环绕运动，每个方向绕动 10～15 圈。通过活动肩部，可以减轻颈部的压力。

4. 药物治疗　目前，还没有治疗颈椎病的特效药物。一些药物的治疗属于对症治疗，可以使疼痛减轻，症状缓解，但不能从根本上消除病因。这些药物大致有：非甾体类消炎镇痛药、肌肉松弛药、血管扩张药、神经营养药、中药等。

五、社 区 护 理

（一）颈椎康复保健操

端坐位，头颈做前屈、后仰、左右旋转、左右侧屈六个颈椎基本运动方向的运动。要求动作平稳缓慢，充分用力，幅度尽量达到极限，运动到极限时保持 2～3 秒再做下一个动作。每个动作重复 8～10 次。

（二）生活方式调整

1. 保持正确的姿势　避免长时间低头、仰头或转头，保持颈椎的正常生理曲度。选择高度适中的枕头，有助于颈部在睡眠中保持自然姿势。

2. 坚持体育锻炼　尽量选择全身性运动，如体操、游泳、太极拳、太极剑、门球等，或在家里进行双臂悬吊，使用拉力器、哑铃以及双手摆动等运动。但要注意运动量，以免造成肩关节及其周围软组织的损伤。

3. 注意保暖　避免风寒、潮湿，夏天注意避免风扇、空调直接吹向颈部，出汗后不要直接吹冷风，避免用冷水冲洗头颈部，不使用凉枕。

4. 合理休息　颈椎病急性发作期或初次发作的患者，要适当注意休息，病情严重者，更要卧床休息 2～3 周。

考点与重点　颈椎病的定义、分型及临床特点；各型颈椎病的康复治疗方法

第二节　腰椎间盘突出症

📋 **案例**

患者男性，45 岁，从事重体力劳动，3 个月前出现腰痛，伴有右下肢放射性疼痛，经诊断，为腰椎间盘突出症。他希望在社区康复中心进行康复治疗，以缓解疼痛并恢复工作能力。

问题：　1. 社区康复中心应为患者制订哪些康复训练计划？
　　　　　2. 社区护理人员应如何指导患者进行日常活动？

一、概　　述

1. 定义　腰椎间盘突出症主要是指腰椎间盘的纤维环破裂，髓核组织突出压迫和刺激脊神经根或马

尾神经引起的腰痛、下肢痛或膀胱、直肠功能障碍等一系列症状和体征的疾病。

2. 流行病学　20～50岁青壮年多发，病变部位以 L_4～L_5、L_5～S_1 多见，占腰椎间盘突出症的90%以上。

3. 病理生理　病理上将腰椎间盘突出症分为退变型、膨出型、突出型、脱出后纵韧带下型、脱出后纵韧带后型和游离型。

二、临床特点

（一）腰痛

这是大多数患者最先出现的症状，发生率约91%，轻者可以继续日常生活但无法弯腰进行负重活动，重者需要卧床休息。疼痛主要位于下腰部或腰骶部，通常在久坐、久站、弯腰等情况下加重。因为这些动作会增加腰椎间盘的压力，进一步刺激周围的神经和组织。

（二）下肢麻木与疼痛

如果病变椎间盘刺激神经，会引起下肢麻木、疼痛等。麻木感以受损神经支配区分布为特点，疼痛可能沿着受压的神经根向下放射至臀部、大腿、小腿甚至足部，典型的表现就是坐骨神经痛。

（三）下肢肌肉无力与萎缩

由于神经根受损，患者下肢肌力会减弱，严重的可能会逐渐失去肌肉的功能，表现为行走困难、抬脚费力、下肢乏力等症状。神经受压后，神经对肌肉的营养和支配作用减弱，肌肉可能会逐渐萎缩。

（四）活动受限

患者由于疼痛或僵硬，可能会无法活动，表现为不能弯腰、无法行走等。腰部活动受限，如弯腰、转身等动作可能会引起疼痛加重。

（五）大小便障碍

当腰椎间盘突出较为严重时，可能导致马尾神经损伤，从而引起二便障碍，如二便失禁或排尿困难。

三、康复评定

（一）功能障碍评定

对患者目前的功能障碍进行系统的评定，为康复治疗计划的制订提供依据。

1. 疼痛评定　椎间盘突出可导致局部神经根张力增大、炎性水肿而表现为腰背痛、下肢放射性神经痛。需要评定疼痛的部位、时间（持续性或间歇性）、程度（VAS评分法、压力测痛法）、疼痛类型、加重和缓解方式，由于疼痛与生物、社会、心理等多种因素相关，全面的疼痛评定可采用麦吉尔疼痛问卷。

2. 肌力评定　主要包括伸、屈膝肌力，踝背屈、跖屈，趾背屈肌力评定。腰背肌、腹肌肌力的评定急性期不宜进行，慢性期应谨慎进行，避免诱发疼痛。

3. 关节活动度的评定　患者的关节活动受限是功能性的，主要表现为腰椎前屈受限，脊柱侧凸。取站立位，做前屈、后伸、侧屈、旋转等动作，评定腰椎活动度是否受限，以及是否伴有疼痛、痉挛。正常情况下，腰椎前屈可达80°～90°，后伸约为30°，左右侧屈为20°～30°，旋转为30°～45°。

（二）神经功能评定

1. 感觉功能评定 检查腰椎间盘突出症可能影响到的神经分布区域的感觉，如 $L_4 \sim L_5$ 椎间盘突出可能影响到小腿外侧、足背等部位的感觉。使用轻触觉、痛觉、温度觉等检查方法，按照神经分布区域逐一进行检查，判断感觉是否减退、过敏或者正常。

2. 反射功能评定

（1）膝反射：患者坐位，小腿自然下垂，用叩诊锤轻叩髌骨下股四头肌肌腱，正常反应为小腿伸直。如果反射减弱或者消失，可能提示 $L_3 \sim L_4$ 神经受累，这在部分腰椎间盘突出症患者中可能出现。

（2）跟腱反射：患者仰卧位，膝关节屈曲，下肢外旋，检查者一手将患者足部背屈成直角，以叩诊锤叩击跟腱。正常反应为腓肠肌收缩，足向跖面屈曲。跟腱反射减弱或消失可能提示 S_1 神经受累。

（三）日常生活活动能力评定

评定患者日常生活活动能力，如穿衣、洗漱、进食、行走等，以确定其是否受到腰椎间盘突出症的影响。

1. 基本日常生活活动能力 包括穿衣、进食、洗澡、上厕所等活动。可以使用巴氏指数进行评定。该指数从 $0 \sim 100$ 分，分数越高表示日常生活活动能力越好。

2. 工具性日常生活活动能力 包括购物、做饭、使用交通工具等活动。可以采用功能活动问卷等进行评定。例如，问卷中会询问患者是否能够独立去超市购物、是否能够独立使用炉灶做饭等问题，根据回答来评定患者在工具性日常生活活动方面的能力。

（四）心理状态评定

椎间盘突出症患者以青壮年多见，病情常反复发作，患者可对治疗信心不足、担心失去劳动能力而产生焦虑抑郁，可采用焦虑自评量表（SAS）、抑郁自评量表（SDS）等进行评定。

四、康复治疗

（一）急性期的康复治疗

1. 休息和采取功能性姿势 腰椎间盘的压力，以弓背坐位时最高，站位居中，卧位最低。急性期卧床休息，可减轻疼痛，卧床休息时间不宜超过 $2 \sim 3$ 天，且卧床期间应适度活动。腰椎间盘因突出的方向、位置与神经根的关系不同，使某种姿势可减轻对神经根、局部组织的压迫，从而缓解疼痛，这种姿势称为功能性姿势，可随病程而变化。腰椎间盘突出症患者常见的功能性姿势如下。

（1）伸直倾向：患者在脊柱伸直姿势下症状减轻。具有这种倾向的患者宜采取伸膝平卧、自然俯卧；坐位时，可增加脊柱后倾角度，腰部增加靠垫支撑；自然站立位。

（2）屈曲倾向：患者在脊柱屈曲姿势下症状减轻，而在伸直的情况下加剧。这类患者常伴有椎管狭窄，可采取屈膝仰卧位、腹部垫枕俯卧位；坐位时，可适当垫高足部，增加屈髋屈膝角度；站位时，患侧足踩在小凳上。

（3）非承重倾向：患者在非承重姿势下，可缓解症状，一般采取减轻脊柱负荷姿势均可减轻症状，如卧位或牵引，必要日常活动时可使用腰围、助行器减少脊柱负荷。

2. 物理因子治疗 可采用无热量超短波，低、中频电疗。

3. 腰椎牵引 在急性期，可根据患者对牵引的反应，决定是否采取牵引治疗。一般首次剂量应小，采取功能性体位，牵引时间要短，间歇牵引 15 分钟或持续牵引 10 分钟。牵引的目的同样是增加腰椎间隙，减轻椎间盘对神经根的压迫，但要避免过度牵引导致腰部肌肉或神经根损伤。

4. 悬吊和水中运动 可以通过简易的悬吊训练或水中运动，减少卧床带来的副作用。

5. 药物治疗　常用的有非甾体抗炎药、肌松类、皮质类固醇及神经营养类药物。

6. 基础脊柱核心稳定训练　在患者可以承受的情况下，尽早进行基本的脊柱核心肌群训练。其意义在于，学会核心肌群的前馈控制，保持脊柱中立位姿势，将这一理念贯穿日常生活活动中，以减轻急性期症状。

（1）缩腹运动：可采用屈膝仰卧位，双足踩在治疗床床面上，先吸气，呼气时和缓地将肚脐向内、向脊柱缩入使腹部凹陷，避免代偿动作，如骨盆、肋骨运动，足部压力增大等。目的是激活腹横肌和腰多裂肌。也可以采取仰卧位，腰腹放置压力仪，做生物反馈训练。

（2）骨盆倾斜运动：屈膝仰卧位，背部垫枕，腰平放于床垫上，治疗师帮助患者逐渐前倾或后倾骨盆。

7. 功能性活动指导

（1）翻身：保持脊柱即肩部与骨盆在同一直线上，缩腹，整体翻滚。

（2）仰卧到坐：翻身同上，同时屈髋屈膝，用位于上方的手抵住床板，同时用下方的肘关节将半屈的上身支起，用双上肢臂力使身体离床。由坐到卧：则先降低躯干，双上肢同法支撑，侧卧，再保持躯干呈同一条直线，翻身至仰卧或俯卧。

（3）坐到站：保持脊柱正中姿势，缩腹，依靠伸髋、伸膝肌群及双手支撑站起。

（4）上下轿车：靠近敞开的车门，背向座椅，收腹、屈髋屈膝坐下；坐下后，以屈曲的膝关节和髋关节为轴，整个躯干为单位，维持脊柱稳定，转至车内。下车时，双膝并拢，双下肢与躯干为整体向外转动，双足落地后，以伸髋伸膝的方式站起。

（5）行走：收腹，维持脊柱正中姿势，必要时佩戴腰围。佩戴腰围时间不宜过长。同时，应根据自身的体重、体形选择适当型号的腰围。症状减轻后，应注意腰背肌的锻炼，以防止肌肉的失用性萎缩。

8. 手法治疗　主要包括传统中医手法、正脊手法、Mckenzie 脊柱力学治疗法和 Maitland 脊柱关节松动术。如对于有伸直倾向的患者，采用伸直姿势可使症状向心化，可采取 Mckenzie 脊柱力学治疗法中的脊柱伸直动作技巧，进行姿势治疗。

9. 软组织贴扎　常采用米字形贴在腰椎病变部位进行空间贴扎，并运用 I 型贴布沿着坐骨神经走行贴扎，改善感觉输入，减轻疼痛。也可根据患者的情况结合筋膜引导贴扎等。

（二）术后康复治疗

手术作为治疗腰椎间盘突出症的一种有效手段，虽然能够缓解患者的疼痛症状，但术后的康复治疗同样至关重要。科学的术后康复不仅能够促进患者身体的恢复，还能有效预防术后并发症，提高患者的生活质量。

1. 术后 0 ~ 2 周

（1）术后 1 ~ 3 天

1）踝泵练习：利用小腿肌的挤压，促进血液回流，预防下肢深静脉血栓。

2）股四头肌等长练习：在不增加疼痛的情况下进行，10 ~ 15 次 / 组，20 ~ 30 组 / 日。

3）腘绳肌等长练习：在不增加疼痛的情况下进行，10 ~ 15 次 / 组，20 ~ 30 组 / 日。

（2）术后 4 ~ 7 天

1）被动直腿抬高练习：在无痛或患者耐受的情况下进行，可预防术后神经根粘连，5 ~ 10 次 / 组，2 ~ 3 组 / 日。

2）主动直腿抬高练习：在无痛或患者耐受的情况下进行，5 ~ 10 次 / 组，2 ~ 3 组 / 日。

（3）术后 8 ~ 14 天　术后 1 周影像学复查无异常，在佩戴腰围保护下，开始离床康复训练。

1）坐位练习：床边坐位，双足放在地面，保持屈髋、屈膝90°，腰背伸直，1 ~ 2 次 / 日，15 ~ 20 分 / 次。

2）站立负重练习：腰围保护下床站立，双足与肩同宽，双足负重，2 ~ 3 次 / 日，5 ~ 10 分 / 次。

3）平衡练习：在站立负重练习基础上，左右移动身体重心，达到左右重心转移平衡；变换体位，双足前后分立，前后移动身体重心，达到前后重心转移平衡，2～3次/日，5～10分/次。

2. 术后2～4周

（1）腰背肌等长练习。

（2）腹肌等长练习。

（3）臀桥练习：仰卧床上，双腿屈曲，以双足、双肘、头后部5点支撑，用力将臀部抬起，每次保持30～60秒，10～15次/组，2～3组/日。

3. 术后5～8周

（1）静蹲练习：背靠墙直立，双足与肩同宽，足尖正前方向，重心在两腿之间，缓慢下蹲，屈膝在90°内。

（2）跨步练习：重心动态转移练习，包括左右前后方向的跨步移动，为下一步的步行做准备。

4. 术后8周以上　逐步解除腰围保护，恢复正常站立、坐位时间。

（1）坐位转体练习。

（2）抗阻侧屈练习。

（三）恢复期和慢性期的康复治疗

1. 合理的活动和正确的姿势　鼓励患者参加日常活动及运动，如散步、游泳等，但需强调安全。

2. 运动疗法　进行腰椎稳定训练和脊柱的牵伸练习等，提高腰背肌和腹肌肌力，增强韧带弹性、改变和纠正异常力线、维持脊柱稳定，提高身体的控制力和平衡性，常用的运动疗法如下。腰椎稳定性训练进阶：主要包括徒手练习、单一练习和综合器械练习，如瑞士球、平衡球、平衡板、悬吊绳等。下面简单介绍几种基本的练习方法。

（1）腰背肌稳定性训练

1）跪位练习：四点跪位，肩、髋保持在同一直线。

2）伸展上肢运动：呼气，伸展一侧上肢与躯干平行，维持5～10秒，吸气恢复原位，两侧交替各5次为1组，重复2～3组。

3）伸展下肢运动：呼气伸展一侧下肢与躯干平行，维持5～10秒，吸气恢复原位，两侧交替各5次为1组，重复2～3组。

4）伸展上下肢运动：呼气，伸展一侧上肢和对侧下肢与躯干平行，吸气恢复原位，两侧交替各5次为1组，重复2～3组。

5）俯卧抬腿运动：俯卧位，膝关节伸直，抬起双下肢（如不能完成，可抬起一侧下肢），维持5～10秒，放下，重复10次。

6）俯卧抬上身运动：俯卧位，抬起上身，维持5～10秒，放下，重复10次。

7）燕式运动：俯卧位，双上肢后伸，上身和下肢同时抬起并后伸，维持5～10秒，放下，重复10次。

（2）腰方肌稳定性训练　侧卧位，呼气单肘支撑，抬起上身及髋部，肩、膝、髋呈一直线，维持5～10秒，吸气恢复原位，10～15次为1组，重复2～3组。对侧同法训练。可通过肘关节伸直增加难度。

五、社 区 护 理

对腰椎间盘突出症高发职业，应分析工作环境及工作方式对脊柱的影响，尽可能改善工作环境，制订优化操作方式，提高机械化、自动化程度，降低劳动强度。这些预防原则也适用于日常生活。

1. 搬运作业工人　掌握搬运重物的正确姿势：先将身体向重物尽量靠近，然后屈膝屈髋，再用双手持物，伸膝伸髋，主要依靠臀大肌和股四头肌的收缩力量提拿重物，减少腰背肌的负荷，减少损伤的机会。搬移重物时，要注意使双膝处于半屈曲状态，使物体尽量接近身体，减少腰背肌的负担；转方向时，应将身体整体转身，避免上身扭转。

2.办公室工作人员　进行人体工程学评定，改善座椅与工作台的设计，显示屏高度与视线平行，椅背后倾120°，并加靠垫支撑腰背部，避免伸颌、弓背坐姿，降低腰椎间盘压力，组织进行工间体操，放松肌肉。合理地使用空调，室温太低，可使腰背肌肉及椎间盘周围组织的血运障碍，增加发生腰痛的机会。温度调节在26℃左右较适宜，避免空调的风口对着腰部及后背。

3.汽车司机　应把座位适当地移向方向盘，使方向盘在不影响转向的情况下，尽量靠近胸前，同时，靠背后倾角度以100°为宜，并调整座位与方向盘之间的高度。尽量避免连续开车超过1小时。需要长时间开车时，宜中途停车休息5～10分钟，走出驾驶室，做一些腰部的活动保健操。

4.家务劳动者　应避免腰部长时间过度屈曲，如洗衣、择菜、切菜，应将物品置于齐腰的高度，或调节座椅至合适高度；扫地、拖地时，应将扫帚或拖把加长，清扫较大或多个房间时，应合理安排中途休息。

考点与重点　腰椎间盘突出症的临床特点；腰椎间盘突出症的康复治疗

第三节　肩关节疾患

案例

患者女性，55岁，喜欢跳广场舞，但最近肩部疼痛，尤其是在做抬手、外展动作时疼痛加剧，严重影响了她的日常活动，社区医生诊断为肩周炎。

问题：1.社区康复中心应为患者提供哪些康复训练方法，以提高肩关节的活动度和力量？

　　　2.患者在日常生活中可以采取哪些措施来减轻肩关节疼痛？

一、概　　述

肩关节疾患主要包括肩袖损伤、肩周炎、肩峰撞击综合征、肩峰下滑囊炎以及肩关节脱位等。这些疾病可能由运动损伤、慢性劳损、长期过度活动、不良姿势、骨性结构异常、软组织结构改变或创伤等多种因素引起。

肩周炎又称肩关节周围炎，是社区最常见的肩关节疾患，是指以肩痛和肩关节运动功能障碍为主要临床表现的综合征。肩周炎好发于40～70岁的中老年人，发病率为2%～5%，女性较男性多见。

二、临　床　特　点

（一）临床分期

1.急性期　该期主要的临床表现为肩关节周围的疼痛，疼痛多局限于肩关节的前外侧，可延伸至三角肌的抵止点。疼痛剧烈，夜间加重，因此而影响睡眠，持续时间为10～36周。

2.冻结期　该期患者疼痛症状减轻，但压痛范围仍较为广泛。因疼痛所致的肌肉保护性痉挛造成的关节功能受限，使肩关节周围软组织广泛粘连、挛缩，呈"冻结"状态，该期的持续时间为4～12个月。

3.缓解期　该期不仅疼痛逐渐消减，而且随着日常生活、劳动及各种治疗措施的进行，肩关节的活动范围逐渐增加，肩关节周围关节囊等软组织的挛缩、粘连逐渐消除，大多数患者的肩关节功能恢复到正常或接近正常，持续时间为 5 ～ 26 个月。

（二）临床症状

1. 疼痛 这是肩周炎最主要的症状。疼痛通常在夜间加重，初期可能只是肩部的轻微酸痛，随着病情发展，疼痛会逐渐加剧，可放射至颈部、肘部等部位。例如，很多患者在夜间睡觉时会因为疼痛而难以入睡，翻身时疼痛更加明显。

2. 活动受限 肩关节的活动范围会受到很大限制。表现为外展、上举、内外旋等动作困难。像抬手去拿高处的东西、向后背伸手等动作都难以完成。病情严重时，甚至连基本的日常生活活动，如梳头、穿衣等都会受到影响。

三、康 复 评 定

（一）疼痛评定

可采用口述分级评定法、视觉模拟评分法、数字评分法、麦吉尔疼痛问卷对治疗前、中及后期进行疼痛定量评定。

（二）关节活动度和肌力测定

用测角器测量肩关节活动度，患者的患侧肩关节外展、前屈、后伸及内外旋等活动度范围均小于正常范围。应与健侧进行对照性测量。肌力测定主要是针对与肩关节活动有关的肌肉，利用徒手肌力测试方法进行测定。

（三）日常生活活动能力评定

患者需进行日常生活活动能力评定，如果有穿脱上衣困难，应了解其受限程度；询问如厕、个人卫生及洗漱（梳头、刷牙、洗澡等）受限的程度；了解从事家务劳动如洗衣、切菜、做饭等受限情况。

（四）Constant-Murley 法

这是一个全面、科学而又简便的方法。总分为 100 分，分四项：疼痛 15 分；日常生活活动 20 分；关节活动度 40 分；肌力 25 分。其中 35 分（前两项）来自患者自诉的主观感觉；65 分（后两项）来自医生的客观检查。

（五）心理评定

肩周炎对患者心理状态的影响包括忧虑、抑郁等，其心理功能的评定可采用焦虑自评量表（SAS）和抑郁自评量表（SDS）。

四、康 复 治 疗

（一）各阶段治疗计划

1. 急性期 康复治疗应着重减轻疼痛，缓解肌肉痉挛，加速炎症的吸收，可选用非甾体抗炎药，结合物理治疗和传统康复治疗手段，疼痛严重者，可采取措施使局部暂时制动。

2. 冻结期 应强调解除粘连，改善肩关节活动功能。同时，患者在接受被动治疗的同时，应积极地配合主动运动训练，才能取得满意效果。

3. 缓解期 虽然肩关节疼痛逐渐消减、粘连逐渐消除，但仍可能会遗留一些症状。此时，主要应加强肩关节的自我功能锻炼，继续改善肩关节的运动功能。

（二）治疗方法

肩周炎的治疗原则是针对肩周炎的不同时期，或是其不同症状的严重程度，采取相应的治疗措施，利用社区现有的医疗资源，以保守治疗为主，对肩周炎患者存在的问题进行康复治疗和指导。

1. 物理因子治疗　肩周炎的急性期可用超短波、微波等电疗，以促进肩部血液循环，消除炎症和解除肌肉痉挛。缓解期可加用低、中频电疗，以松解粘连，锻炼肌肉，促进功能恢复。

2. 局部封闭　对疼痛明显并有固定压痛点者可使用。该方法能止痛、松弛肌肉和减轻炎症水肿。常用醋酸泼尼松龙 0.5 ~ 1.0mL，加 1% 普鲁卡因 2 ~ 5mL，作痛点注射，每周 1 次，2 ~ 3 次为一个疗程。

3. 运动疗法　运动疗法是治疗肩周炎的最主要方式。通过功能锻炼，可促进血液循环和局部营养代谢，松解粘连，增大关节活动度，增强肌力、耐力，防治肌肉萎缩。在轻度疼痛范围内，应积极进行肩关节功能的运动锻炼。急性期以被动运动为主；冻结期要主、被动运动相结合；缓解期更加强调主动运动功能训练。主动运动时，可使用轻器械或在器械上操作，也可做徒手体操。

（1）肩关节运动训练原则

1）锻炼时保持脊柱正直：需直立或端坐练习，以免腰部动作代偿。

2）全范围运动：肩关节屈、伸、内收、外展、内旋、外旋三个轴向的活动均要做到。

3）最大限度活动：在每次锻炼时，应在不引起肩部明显疼痛的情况下，做最大限度的活动。

4）长期坚持：要有足够的锻炼次数和锻炼时间，循序渐进至完全康复。

（2）肩周炎徒手操训练

1）手指爬墙：患者面对墙壁站立，距离墙壁约 70cm，患肢前屈上举，整个手掌与手指贴于墙面上，随手指向上爬行而逐渐伸直手臂，当手不能再往上爬时，用手掌扶住墙面，两腿弯曲向墙做正面压肩动作，然后转体变侧立于墙，做侧压肩动作。

2）背后助拉：患者站立或坐位，将双手在身体背后相握，掌心向外，用健侧的手牵拉患肢后放松，并逐渐提高位置，以尽量触到肩胛骨下角为度。

3）原地云手：站立，原地做太极拳云手的动作，幅度由小到大，连续 10 次，可重复 2 ~ 3 遍。

4）耸肩环绕：站立，双手搭于肩部，向前再向后连续环绕 10 圈，还原休息，再做向后再向前连续环绕 10 圈，环绕动作要慢，幅度由小到大。

5）双手托天：站立，两臂弯曲至胸前，掌心向上，双手十字交叉，上抬至额前，以腕关节为轴，两手外翻，掌心向上，两手尽量上托，然后两臂依势由两侧下落还原成开始姿势。重复上述动作 8 ~ 10 次。

6）托肘内收：取站位或坐位，用健侧手托起肘部，做向内收位拖拉运动，使肩周肌肉牵张、松解，重复 8 ~ 10 次，恢复肩内收活动功能。

7）摆动练习：躯体前屈，上肢下垂，尽量放松肩关节周围的肌肉和韧带，然后做前后摆动练习，幅度可逐渐加大，做 30 ~ 50 次。

8）后伸下蹲：患者背向站于桌前，双手后扶于桌边，反复做下蹲动作，连续 10 次，可重复 2 ~ 3 遍，以加强肩关节的后伸活动。

五、社 区 护 理

肩关节周围炎的社区护理阐述

1. 病情评定与监测　在社区康复中，对肩关节周围炎患者的首要任务是进行全面的病情评定。这包括了解患者的疼痛程度、肩关节活动受限情况，以及是否存在肌肉萎缩或全身不适症状。通过定期的病情监测，可以及时调整康复计划，确保治疗效果。

2. 日常生活指导

（1）坚持体育锻炼，增强体质，提高抗病能力。

（2）工作中注意遵守安全操作规程，避免损伤肩部。

（3）受凉常是肩周炎的诱发因素，因此，为了预防肩周炎，应重视保暖防寒，勿使肩部受凉。

（4）对易引起继发性肩周炎的患者（如糖尿病、颈椎病、肩部和上肢损伤、胸部外科手术以及神经系统疾病），应尽早进行肩关节的主、被动运动，以防止肩关节挛缩。

（5）对于经常伏案、双肩经常处于外展位工作的人，应避免长期的不良姿势造成肩部慢性损伤。

（6）坚持合理的肩部运动，以增强肩关节周围肌肉和肌腱的力量。

（7）老年人要加强营养，补充钙质，防止骨质疏松脱钙，增强肩关节的稳定性。

（8）研究表明，有 40% 的肩周炎患者患病 5 ~ 7 年后，对侧也会发生肩周炎。因此，对已发生肩周炎的患者，除积极治疗患侧外，还应对健侧进行预防。

考点与重点　肩关节周围炎的病因、临床特点；肩关节周围炎的康复评定与康复治疗

第四节　骨性关节炎

📋 案例

患者女性，76 岁，患有膝关节骨性关节炎多年，上下楼梯和长时间行走都很困难。

问题：作为社区护理人员，你会从哪些方面为患者提供帮助，包括饮食、运动和生活辅助器具的选择等。

一、概　　述

骨性关节炎（osteoarthritis，OA）又被称作退行性关节炎、增生性关节炎、肥大性关节炎等，是一种以关节软骨的变性、破坏及骨质增生为特征的慢性关节病。骨性关节炎是最常见的关节疾病，可发生于任何年龄，但发病率随年龄增长而增加，60 岁以上的人群中，症状性骨性关节炎的患病率超过 50%，75 岁以上的人群中，患病率高达 80%。骨性关节炎好发于脊柱、髋、膝及指间关节等负重和多动关节，主要表现为缓慢发展的关节痛、僵硬、关节肿胀伴活动受限等，是老年人疼痛和致残的主要原因之一。

原发性骨关节炎主要与年龄、肥胖、遗传、激素水平相关。年龄是骨性关节炎最重要的危险因素，随着年龄的增长，关节软骨的水分减少，弹性降低，软骨细胞的代谢功能减退，导致关节软骨的磨损和破坏增加。肥胖会增加关节的负重，尤其是膝关节和髋关节，加速关节软骨的退变。创伤如关节骨折、脱位、韧带损伤等，可导致关节软骨的直接损伤，引起创伤后骨性关节炎。此外，遗传因素在骨性关节炎的发病中也起着重要作用，某些基因的突变或多态性与骨性关节炎的易感性增加有关。继发性骨关节炎由创伤、感染、代谢性疾病（如痛风）或先天性关节畸形等引起。

二、临　床　特　点

（一）症状

1. 疼痛　疼痛是骨性关节炎最主要的症状，也是导致患者就诊的主要原因。疼痛通常在活动后加重，休息后缓解，随着病情的进展，疼痛可逐渐加重，甚至在休息时也会出现。疼痛的性质多为钝痛、

胀痛或酸痛，部分患者可伴有刺痛或放射性疼痛。

2. 肿胀　关节肿胀也是骨性关节炎常见的症状之一，多由关节积液、滑膜增生或软组织炎症引起。肿胀程度轻重不一，轻者仅表现为关节周围轻度肿胀，重者可出现关节明显膨隆，皮肤紧张发亮。

3. 僵硬　患者在早晨起床或长时间休息后，会感到关节僵硬，活动受限，一般持续数分钟至半小时，活动后症状可逐渐缓解，称为"晨僵"。与类风湿关节炎的晨僵不同，骨性关节炎的晨僵时间较短，一般不超过 1 小时。

4. 活动受限　由于疼痛、肿胀和关节结构的破坏，患者的关节活动度会逐渐减小，出现活动受限。严重时，患者可能无法进行正常的日常生活活动，如行走、上下楼梯、穿衣、洗漱等。

（二）体征

1. 关节压痛　在病变关节的边缘或关节间隙处，可出现压痛，压痛程度与病情轻重有关。

2. 关节摩擦音　在关节活动时，可听到或感觉到关节摩擦音，这是由于关节软骨磨损、关节面不平整或骨赘形成等原因引起的。

3. 关节畸形　晚期骨性关节炎患者可出现关节畸形，如膝关节内翻或外翻畸形、手指关节的赫伯登结节和布夏尔结节等。关节畸形不仅会影响关节的外观，还会进一步加重关节的功能障碍。

（三）常见受累关节表现

1. 膝关节　膝关节是骨性关节炎最常受累的关节之一，患者常感到膝关节疼痛、肿胀，上下楼梯、下蹲、起立等动作时疼痛加重。部分患者可出现膝关节绞锁现象，即膝关节在活动过程中突然被卡住，不能屈伸，需轻微活动或休息后才能缓解。

2. 髋关节　髋关节骨性关节炎患者主要表现为腹股沟区疼痛，可放射至臀部、大腿外侧或膝关节，活动后疼痛加重，尤其是在长时间行走、上下楼梯、爬山等情况下。患者还可能出现髋关节活动受限，如内旋、外旋、屈曲等功能障碍。

3. 手关节　手关节骨性关节炎多发生于中老年女性，主要累及远端指间关节和近端指间关节。在远端指间关节出现的骨性增生结节，称为赫伯登结节；在近端指间关节出现的骨性增生结节，称为布夏尔结节。患者可感到手指关节疼痛、肿胀、僵硬，活动不灵活，严重时可影响手部的精细动作。

（四）影像学表现

1. X 线特征　关节间隙不对称狭窄、软骨下骨硬化、骨赘形成、关节面囊性变等。

2. 分级标准（Kellgren-Lawrence 分级）　从 0 级（正常）到 4 级（严重畸形）。

三、康 复 评 定

（一）疼痛评定

1. 视觉模拟评分法（VAS）　在一条长 10cm 的直线上，两端分别标有 0 和 10，0 表示无痛，10 表示最剧烈的疼痛。让患者根据自己的疼痛感受，在直线上相应的位置做标记，测量起点至标记点的距离，即为疼痛评分。

2. 数字评分法（NRS）　用 0～10 这 11 个数字表示疼痛程度，0 表示无痛，1～3 表示轻度疼痛，4～6 表示中度疼痛，7～10 表示重度疼痛。让患者直接用数字描述自己的疼痛程度。

（二）关节功能评定

1. 关节活动度　使用通用量角器测量关节的活动范围。

2. 肌力测试　①徒手肌力检查（MMT）：检查者通过手法施加阻力，让患者做相应的肌肉收缩动作，根据肌肉对抗阻力的能力，将肌力分为 0 ～ 5 级。②等速肌力测试：使用等速肌力测试仪器，在特定的角速度下，测量肌肉在整个关节活动度内的最大肌力、爆发力、耐力等指标。

（三）日常生活能力评定

1. 改良 Barthel 指数（MBI）　包括进食、洗澡、修饰、穿衣、控制大便、控制小便、如厕、床椅转移、平地行走、上下楼梯 10 个项目，每个项目根据患者的自理程度分为 0 ～ 15 分，总分为 100 分。

2. 功能独立性评定（FIM）　是一种更为全面的日常生活活动能力评定方法，除了包括基本的日常生活活动内容，还涉及认知、交流等方面的功能。每个项目根据功能障碍的程度分为 1 ～ 7 分，总分为 126 分。

四、康 复 治 疗

（一）治疗目标

1. 短期目标　缓解疼痛，改善关节活动度。

2. 长期目标　延缓疾病进展，提高生活自理能力。

（二）物理因子治疗

1. 热疗　热疗是骨性关节炎物理治疗中最常用的方法之一，包括热敷、蜡疗、红外线照射等。热敷可使用热水袋、热毛巾等，温度一般控制在 40 ～ 50℃，每次 15 ～ 20 分钟，每天 2 ～ 3 次。

2. 冷疗　冷疗适用于骨性关节炎急性发作期，可减轻关节肿胀和疼痛。冷疗的方法包括冷敷、冰按摩等，温度一般控制在 0 ～ 10℃，每次 15 ～ 20 分钟，每天 3 ～ 4 次。

3. 电疗　电疗包括低频电疗法、中频电疗法和高频电疗法等。低频电疗法，如经皮神经电刺激（TENS），通过皮肤电极将低频脉冲电流输入人体，刺激神经末梢，产生镇痛作用。中频电疗法，如干扰电疗法、调制中频电疗法等，能促进局部血液循环，缓解肌肉痉挛，减轻疼痛。高频电疗法，如短波、超短波、微波等，具有深部透热作用，可改善关节组织的营养代谢，促进炎症吸收。

4. 超声波治疗　超声波治疗是利用超声波的机械效应、温热效应和理化效应，作用于关节局部，促进关节软骨的修复和再生，减轻疼痛和肿胀。治疗时，根据病情选择合适的治疗剂量和时间，一般每次 10 ～ 15 分钟，每周 3 ～ 5 次。

（三）运动治疗

1. 关节活动度训练　关节活动度训练的目的是维持和改善关节的活动范围，防止关节僵硬和粘连。训练方法包括主动运动、被动运动和助力运动。关节活动度训练应在无痛或微痛的范围内进行，每个关节的活动应达到最大范围，每次训练 10 ～ 15 分钟，每天 2 ～ 3 次。

2. 肌力训练　肌力训练对于增强关节周围肌肉的力量，稳定关节，减轻关节负荷，缓解疼痛具有重要作用。肌力训练应根据患者的病情和身体状况，选择合适的训练方法和强度。对于轻度骨性关节炎患者，可采用等长收缩训练，如股四头肌的等长收缩训练，患者取仰卧位，下肢伸直，将大腿肌肉绷紧，保持 5 ～ 10 秒，然后放松，重复进行。对于中、重度骨性关节炎患者，可在等长收缩训练的基础上，逐渐增加等张收缩训练和等速收缩训练。肌力训练应遵循循序渐进的原则，逐渐增加训练的强度和时间，避免过度疲劳和损伤。

3. 有氧运动　有氧运动能提高心肺功能，增强身体的耐力和代谢能力，有助于减轻体重，缓解关节疼痛。适合骨性关节炎患者的有氧运动包括散步、游泳、骑自行车等。散步时，速度不宜过快，每次 30 ～ 60 分钟，每周 3 ～ 5 次；游泳是一种非常理想的有氧运动，对关节的损伤较小，患者可选择蛙泳、仰泳等姿势，每次 30 ～ 60 分钟，每周 3 ～ 4 次；骑自行车时，应调整好车座的高度，避免膝关节过度屈曲，每次骑行 30 ～ 60 分钟，每周 3 ～ 5 次。

（四）作业治疗

1. 日常生活活动训练　帮助患者改善日常生活活动能力，提高生活自理水平。训练内容包括进食、穿衣、洗漱、洗澡、如厕等基本日常生活活动，以及购物、烹饪、家务劳动等工具性日常生活活动。治疗师根据患者的具体情况，制订个性化的训练计划，指导患者进行训练，并提供必要的辅助器具，如拐杖、助行器、关节保护支具等，帮助患者完成日常生活活动。

2. 职业康复训练　对于因骨性关节炎而影响工作的患者，职业康复训练可帮助他们恢复工作能力，重返工作岗位。治疗师通过对患者的工作环境、工作任务和身体功能进行评定，制订合理的职业康复计划，包括工作姿势调整、工作任务分配、辅助器具使用等方面的训练，以减轻患者的工作负担，提高工作效率，预防骨性关节炎的进一步发展。

五、社 区 护 理

向患者及家属介绍骨性关节炎的病因、发病机制、临床表现、治疗方法和预后等知识，使他们对该疾病有一个全面的了解，增强患者对治疗的信心，提高治疗的依从性。指导患者及家属进行体重管理：BMI 控制在 24 以下（每减重 1kg，膝关节负荷减少 4kg）。提醒患者注意关节保护技巧：避免爬坡、提重物，使用坐便器。饮食指导：补充钙、维生素 D 及 ω–3 脂肪酸（深海鱼）。

考点与重点　骨性关节炎的定义及康复治疗

第五节　骨质疏松症

📋 **案例**

患者女性，65 岁，近一年来出现腰背疼痛，经医院诊断为骨质疏松症。

问题： 1. 社区康复中心应为患者提供哪些康复训练方法，以提高骨密度并预防骨折？

2. 患者在康复过程中需要注意哪些饮食和生活习惯，以促进骨骼健康？

一、概　　述

骨质疏松症是一种以骨量低下、骨微结构破坏，导致骨脆性增加，易发生骨折为特征的全身性骨病。分为原发性和继发性两大类。原发性骨质疏松症又可分为绝经后骨质疏松症（Ⅰ型）、老年性骨质疏松症（Ⅱ型）和特发性骨质疏松症（包括青少年型）三种。绝经后骨质疏松症一般发生在女性绝经后 5 ～ 10 年；老年性骨质疏松症一般指 70 岁后发生的骨质疏松；而特发性骨质疏松主要发生在青少年，病因尚不明确。

骨质疏松症是一种具有高患病率、高致残率和高致死率的疾病，严重影响患者的生活质量。据统计，全球约有 2 亿人患有骨质疏松症，其发病率已跃居世界各种常见病的第七位。在我国，50 岁以上人群骨质疏松症患病率为 19.2%，65 岁以上人群患病率更是高达 32.0%，其中女性患病率显著高于男性。随着人口老龄化的加剧，骨质疏松症的发病率呈上升趋势，给社会和家庭带来了沉重的负担。

骨质疏松症的病因包括：①内分泌因素：雌激素缺乏是绝经后骨质疏松症的主要病因。此外，甲状旁腺激素（PTH）、降钙素（CT）、维生素 D 等内分泌激素的异常也与骨质疏松症的发生密切相关。

②营养因素：钙、磷、维生素 D 等营养物质是维持骨骼正常代谢所必需的。如果长期摄入不足或吸收不良，会导致骨量减少，增加骨质疏松症的发病风险。③生活方式：缺乏运动、长期吸烟、过量饮酒、高盐饮食、咖啡及碳酸饮料摄入过多等不良生活方式，都可能影响骨代谢，导致骨质疏松症的发生。④遗传因素：在骨质疏松症的发病中起着重要作用，70%～80% 的骨密度差异由遗传因素决定。一些基因的突变或多态性与骨质疏松症的易感性增加有关，如维生素 D 受体基因、雌激素受体基因等。⑤其他因素：某些疾病（如甲状腺功能亢进、糖尿病、类风湿关节炎等）和药物（如糖皮质激素、抗癫痫药、肝素等）也可导致继发性骨质疏松症。这些疾病或药物通过影响内分泌、营养代谢、骨细胞功能等，破坏骨代谢的平衡，导致骨量减少和骨质疏松。

二、临床特点

（一）症状

1. 疼痛　疼痛是骨质疏松症最常见的症状，以腰背痛多见，占疼痛患者的 70%～80%。疼痛沿脊柱向两侧扩散，仰卧或坐位时疼痛减轻，直立时后伸或久立、久坐时疼痛加剧，日间疼痛轻，夜间和清晨醒来时加重，弯腰、肌肉运动、咳嗽、大便用力时加重。疼痛的原因主要是骨吸收增加，骨小梁破坏、断裂，刺激周围神经。

2. 身长缩短、驼背　多在疼痛后出现。脊椎椎体前部几乎多为松质骨组成，而且此部位是身体的支柱，负重量大，尤其第 11、第 12 胸椎及第 3 腰椎，负荷量更大，容易压缩变形，使脊椎前倾，形成驼背。随着年龄增长，骨质疏松加重，驼背曲度加大，致使膝关节挛缩显著。

3. 骨折　骨折是骨质疏松症最严重的后果，也是患者致残和致死的主要原因。骨质疏松症患者的骨骼脆性增加，轻微的外力（如跌倒、咳嗽、打喷嚏等）即可导致骨折。常见的骨折部位包括椎体、髋部、腕部、肱骨近端等。椎体骨折可引起急性腰背痛，严重时可导致脊柱畸形和功能障碍；髋部骨折是骨质疏松症骨折中最严重的类型，患者长期卧床，容易引发肺部感染、深静脉血栓、压疮等并发症，死亡率较高；腕部骨折多发生在桡骨远端，可导致手腕疼痛、肿胀、活动受限。

4. 呼吸功能下降　胸、腰椎压缩性骨折，脊椎后凸，胸廓畸形，可使肺活量和最大换气量显著减少，患者往往可出现胸闷、气短、呼吸困难等症状。

（二）体征

1. 脊柱变形　患者可出现脊柱后凸、侧弯等畸形，严重时可影响身体的平衡和姿势。通过体格检查，可发现患者的脊柱棘突压痛、叩击痛，脊柱活动度受限。

2. 局部压痛　在骨折部位或病变椎体周围，可出现明显的压痛和叩击痛。例如，椎体压缩性骨折时，相应棘突处有压痛和叩击痛；髋部骨折时，腹股沟区或大转子处有压痛。

三、康复评定

（一）骨密度测定

1. 双能 X 线吸收法（DXA）　是目前临床上最常用的骨密度测定方法，具有准确性高、重复性好、辐射剂量低等优点。它可以测量全身或局部（如腰椎、髋部、前臂等）的骨密度，通过与同性别、同种族的正常年轻人的骨密度值进行比较，得出 T 值和 Z 值。T 值是诊断骨质疏松症的主要依据，Z 值主要用于评定儿童和青少年的骨密度情况。

2. 定量 CT（QCT）　可以分别测量松质骨和皮质骨的骨密度，对早期骨质疏松症的诊断具有较高的敏感性。但 QCT 的辐射剂量相对较高，设备昂贵，操作复杂，在临床上的应用不如 DXA 广泛。

（二）疼痛评定

1. 视觉模拟评分法（VAS）　在一条长 10cm 的直线上，两端分别标有 0 和 10 的字样，0 表示无痛，10 表示最剧烈的疼痛。患者根据自己的疼痛感受在直线上标记，测量起点至标记点的距离即为疼痛评分，用于评定骨质疏松症患者的疼痛程度。

2. 数字评分法（NRS）　同样采用 0～10 这 11 个数字表示疼痛程度，患者直接用数字描述疼痛程度，便于社区康复人员快速了解患者的疼痛情况，及时调整康复治疗方案。

（三）骨折风险评定

1. FRAX 工具　是世界卫生组织推荐的骨折风险评定工具，它可以根据患者的年龄、性别、体重、身高、既往骨折史、父母髋部骨折史、糖皮质激素使用情况、类风湿关节炎等因素，计算出患者未来 10 年发生髋部骨折及主要骨质疏松性骨折（髋部、椎体、腕部、肱骨近端骨折）的概率。FRAX 工具可以帮助医生判断患者的骨折风险，制定合理的治疗策略。

2. 亚洲人骨质疏松自我筛查工具（OSTA）　是一种简单的骨质疏松症筛查工具，主要基于患者的年龄和体重计算 OSTA 指数。根据 OSTA 指数，将骨质疏松症风险分为低、中、高三个等级。OSTA 工具操作简便，适用于社区大规模筛查骨质疏松症高危人群。

（四）日常生活活动能力评定

1. 改良 Barthel 指数（MBI）　用于评定患者的日常生活活动能力，包括进食、洗澡、修饰、穿衣、控制大便、控制小便、如厕、床椅转移、平地行走、上下楼梯 10 个项目，每个项目根据患者的自理程度分为 0～15 分不等，总分为 100 分。骨质疏松症患者由于疼痛、骨折等原因，可能会影响日常生活活动能力，通过 MBI 评分可以了解患者的功能状态，为康复治疗提供依据。

2. 功能独立性评定（FIM）　共有 18 个项目，分为运动功能和认知功能两部分，每个项目根据功能障碍的程度分为 1～7 分，总分为 126 分。FIM 能更准确地反映患者的整体功能状态，有助于制订个性化的康复计划，提高患者的生活质量。

四、康复治疗

（一）物理治疗

1. 紫外线照射　紫外线可以促进皮肤合成维生素 D，维生素 D 可以促进肠道对钙的吸收和利用，从而增加骨量。常用的紫外线照射方法有全身照射和局部照射。全身照射时，患者暴露皮肤，距离紫外线灯一定距离，按照一定的时间和剂量进行照射；局部照射主要用于治疗骨折部位或疼痛部位，可促进骨折愈合，缓解疼痛。照射时要注意保护眼睛和皮肤，避免灼伤。

2. 脉冲电磁场治疗　通过特定的脉冲电磁场作用于人体，可促进成骨细胞的活性，抑制破骨细胞的功能，增加骨密度，改善骨质量。治疗时，将电极放置在患者的病变部位或相关穴位上，根据患者的病情和耐受程度调整治疗参数，每次治疗 20～30 分钟，每周 3～5 次。

3. 温热疗法　如热敷、蜡疗、红外线照射等，可促进局部血液循环，缓解肌肉痉挛，减轻疼痛。红外线照射，是利用红外线治疗仪，距离皮肤 30～50cm 进行照射。温热疗法要注意防止烫伤皮肤，尤其是感觉减退的患者。

（二）运动治疗

1. 有氧运动　有氧运动可以提高心肺功能，增强肌肉力量，促进骨代谢，增加骨密度。适合骨质疏松症患者的有氧运动包括散步、慢跑、游泳、打太极拳等。太极拳动作缓慢、柔和，可调节呼吸，增强身体的平衡能力和肌肉力量，适合老年人和骨质疏松症患者练习，每天练习 1 ~ 2 次，每次 30 ~ 60 分钟。

2. 力量训练 力量训练可以增强肌肉力量，提高骨骼的支撑能力，降低骨折的风险。常见的力量训练包括抗阻训练和自重训练。抗阻训练可使用哑铃、弹力带等器材，进行上肢、下肢和躯干的力量训练，如哑铃弯举、深蹲、仰卧起坐、平板支撑等，每个动作进行 2 ~ 3 组，每组 8 ~ 12 次，每周训练 2 ~ 3 次；自重训练如俯卧撑、引体向上、爬楼梯等，根据患者的身体状况和能力进行适当的练习。力量训练要遵循循序渐进的原则，逐渐增加训练的强度和时间，避免过度训练和受伤。

3. 平衡训练 平衡训练可以提高患者的平衡能力，降低跌倒的风险。平衡训练的方法包括单脚站立、闭目站立、走平衡木、瑜伽等。单脚站立时，患者先从睁眼单脚站立开始，逐渐过渡到闭目单脚站立，每次站立 30 ~ 60 秒，每天练习 3 ~ 4 组；闭目站立时，要注意安全，避免摔倒；走平衡木时，可在平衡木上缓慢行走，每次练习 10 ~ 15 分钟，每周 3 ~ 4 次；瑜伽中的一些平衡姿势，如树式、三角式等，也有助于提高平衡能力，患者可根据自己的身体状况选择适合的瑜伽动作进行练习，每周练习 2 ~ 3 次。

（三）营养治疗

1. 补充钙剂 钙是维持骨骼健康的重要营养素，骨质疏松症患者应保证充足的钙摄入。成人每日钙摄入量推荐值为 800mg（元素钙），50 岁及以上人群每日钙摄入量推荐值为 1000 ~ 1200mg。

2. 补充维生素 D 维生素 D 可以促进肠道对钙的吸收和利用，调节骨代谢。骨质疏松症患者应保证充足的维生素 D 摄入，成人每日维生素 D 摄入量推荐值为 400 ~ 800IU（10 ~ 20μg），65 岁及以上老年人因缺乏日照、摄入不足和吸收障碍常有维生素 D 缺乏，推荐摄入量为 600 ~ 800IU（15 ~ 20μg）。维生素 D 的来源主要包括阳光照射、食物摄入和补充剂。阳光照射是人体获取维生素 D 的主要途径，建议患者每天在户外活动 1 ~ 2 小时，让皮肤充分暴露在阳光下，但要注意避免晒伤。食物中富含维生素 D 的有鱼肝油、蛋黄、奶制品等。如果通过阳光照射和食物摄入无法满足维生素 D 的需求，可补充维生素 D 制剂。

3. 其他营养素 除了钙和维生素 D，骨质疏松症患者还应注意摄入其他营养素，如蛋白质、磷、镁、锌、氟等。

五、社 区 护 理

（一）防跌倒护理

帮助社区居民检查居家环境，清除地面障碍物，保持地面干燥；在浴室、楼梯等地方安装扶手，降低跌倒导致骨折的风险。

（二）健康宣教

1. 定期讲座 在社区举办骨质疏松症相关知识讲座，讲解疾病的危害、预防和治疗方法。

2. 发放宣传资料 制作图文并茂的宣传手册，普及骨质疏松症的症状、诊断及康复要点。

社区康复对于骨质疏松症患者的治疗和预防至关重要。通过有效的护理措施和健康宣教，能提高患者生活质量，减少骨折等并发症的发生，让患者在社区环境中也能得到良好的康复支持。

考点与重点 骨质疏松的定义

第六节　骨折术后的康复

案例

患者男性，55 岁，因车祸导致右胫骨骨折，已接受手术治疗。他在社区康复中心寻求康复治疗，希望尽快恢复行走能力。

问题：1. 社区康复中心应为患者制订哪些康复训练计划，以促进骨折愈合和功能恢复？
　　　2. 社区护理人员如何指导患者进行家庭康复训练，以提高行走能力？

一、概　　述

骨折（fracture）是由于外力作用，骨的完整性或连续性遭到破坏的现象。骨折术后是指因骨折接受了相应手术治疗之后的阶段，比如进行了切开复位内固定术、髓内钉固定术、钢板固定术等手术操作后，开始进入术后的恢复时期，这个阶段要关注伤口愈合、骨折部位修复以及身体功能逐步康复等情况。

骨折术后康复问题主要有：①疼痛：术后初期伤口疼痛较常见，在康复锻炼过程中，由于肌肉牵拉、关节活动等也可能引发疼痛，影响康复积极性和进度。②关节僵硬：长时间固定制动，关节周围的软组织会出现粘连，导致关节活动受限、僵硬，像膝关节、肘关节等部位尤易出现。③肌肉萎缩：骨折后肢体活动减少，相应部位的肌肉缺少锻炼，会逐渐萎缩，力量减弱，进而影响肢体正常功能的恢复。④肢体肿胀：手术创伤以及局部血液循环不畅等原因，会使肢体在术后较长时间存在肿胀情况，阻碍康复训练开展。⑤骨折愈合不佳：可能因个体体质、营养状况、术后固定不妥等因素，出现骨折延迟愈合甚至不愈合的现象，影响整体康复效果。⑥心理障碍：担心康复不佳、害怕疼痛等，容易让患者产生焦虑、恐惧等不良心理，对坚持康复训练造成负面影响。

二、临床特点

（一）阶段性明显

通常分为早期、中期和晚期。早期着重于伤口护理、消肿止痛以及预防肌肉萎缩等，多以被动活动为主；中期可逐渐增加主动活动，促进骨折愈合与关节活动度改善；晚期则聚焦于强化肌肉力量、恢复肢体正常功能及提高生活自理能力。

（二）个体差异大

不同年龄、体质、骨折部位及损伤程度的患者，康复进程与效果差异显著。比如老年人骨折术后恢复往往比年轻人慢，复杂骨折的康复难度也更高。

（三）需多学科协作

常涉及骨科、康复医学科、营养科等多学科。骨科确保手术效果及固定稳定性，康复医学科指导功能锻炼，营养科保障合理营养摄入，助力骨折愈合。

（四）康复训练依从性影响大

患者能否按医嘱坚持进行康复训练，对最终康复效果起关键作用。若依从性差，易出现关节僵硬、肌肉萎缩等并发症，延缓康复进程。

（五）疼痛管理贯穿始终

术后疼痛是常见问题，从早期伤口疼痛到康复训练中引发的疼痛，都需要合理评估与有效管理，否则会影响患者配合训练的积极性。

（六）重视功能恢复评定

不仅关注骨折部位愈合情况，更注重肢体功能恢复程度，像关节活动度、肌肉力量、肢体协调性等方面的评定，以此不断调整康复方案。

三、康复评定

（一）骨折愈合情况评定

通过 X 线、CT 等影像学检查，观察骨折断端骨痂生长情况，判断是正常愈合、延迟愈合还是不愈合，以此确定能否进一步增加康复训练强度等。

（二）关节活动度评定

运用量角器等工具测量骨折部位邻近关节的活动范围，比如膝关节、肩关节等的屈伸、旋转角度，了解关节活动受限程度，评定康复训练对改善关节功能的效果。

（三）肌肉力量评定

可采用徒手肌力检查法或借助器械检测骨折肢体相关肌肉的力量，对比健侧肢体，查看有无肌肉萎缩、力量减弱情况，明确肌肉力量恢复进度。

（四）肢体长度与周径评定

测量双侧肢体长度是否一致，以及骨折肢体的周径变化，评定有无肢体短缩、肿胀或肌肉萎缩等问题，利于及时调整康复方案。

（五）疼痛评定

需要评定疼痛的部位、时间（持续性或间歇性）、程度（VAS 评分法、压力测痛法）、疼痛类型、加重和缓解方式，由于疼痛与生物、社会、心理多种因素相关，全面的疼痛评定可采用麦吉尔疼痛问卷。

（六）日常生活活动能力评定

评估患者穿衣、洗漱、进食、如厕、上下楼梯等基本生活自理能力，判断骨折及康复训练对其生活的影响程度，确定康复目标是否达成。

1. 评定标准

（1）基本日常生活活动能力（BADL）：像穿衣、进食、洗漱、如厕、转移（如从床到椅子）、行走等，完全能独立完成各项活动为正常；部分需他人少量协助，如偶尔帮忙递下东西等，为轻度依赖；较多依赖他人帮忙，像穿衣需他人帮忙穿部分等，是中度依赖；基本要他人完成则为重度依赖。

（2）工具性日常生活活动能力（IADL）：涵盖使用电话、购物、做饭、做家务、洗衣、服药、理财等，独立完成无困难是正常；完成部分有困难，偶尔需他人提醒或协助属轻度障碍；大部分需他人协助，自己只能做简单部分为中度障碍；基本无法独立开展这些活动是重度障碍。

2. 评定方法

（1）直接观察法：评定者在自然环境（如家里、病房等）中直接观察被评定者进行各项日常生活活动的实际表现，记录其独立完成程度、耗时等情况。

（2）间接评定法：通过询问被评定者本人、家属、照顾者等，了解其在日常生活中各项活动的完成情况，比如询问家属患者平时能否自己独立做饭等。常用的评定量表有巴氏指数评定量表（用于 BADL 评定，含 10 项内容如进食、修饰等，按完成情况计分）、功能活动问卷（用于 IADL 评定，涉及 8 项日常生活活动，根据能否独立完成及有无困难等评分）等。

（七）平衡与协调能力评定

通过闭目站立试验、走直线等方式检测患者平衡及协调能力，尤其是下肢骨折术后，这关系到患者能否安全行走及恢复正常运动，也是评定康复效果的重要内容。

1. 评定标准

（1）静态平衡能力：①正常：能在睁眼、闭眼状态下，双脚平稳站立规定时间（如睁眼 30 秒、闭眼 10 秒等），身体无晃动、摇晃幅度极小；②轻度异常：闭眼站立时身体有轻微晃动，可维持一定时间但稍短于正常标准，或者单脚站立时平衡维持时间较短；③中度异常：站立时明显晃动，较难保持稳定，维持时间明显缩短，可能需要借助外力辅助才能避免摔倒；④重度异常：基本无法独立站稳，即便睁眼双脚站立也很快失去平衡。

（2）动态平衡能力：①正常：在行走、转身、上下楼梯等动态动作中，步伐平稳、节奏正常，身体姿态能很好保持，无失衡表现；②轻度异常：行走时偶尔步伐不协调，转身稍显迟缓或不稳，上下楼梯需略作停顿找平衡，但基本能完成动作；③中度异常：行走易出现摇晃，转身困难有摔倒风险，上下楼梯需旁人协助或借助扶手才能完成，动作连贯性差；④重度异常：几乎无法独立进行动态活动，稍一动就会摔倒。

（3）协调能力：①正常：能快速、准确地完成如指鼻试验（用示指指鼻尖，动作流畅准确）、跟－膝－胫试验（仰卧位，足跟沿对侧下肢胫骨前缘下滑，过程平稳）等协调性测试动作，双侧肢体动作对称、协调；②轻度异常：上述测试动作稍显迟缓、不够精准，偶尔出现失误，但基本能完成；③中度异常：动作准确性差，多次出现失误，双侧肢体协调性不佳，动作完成困难；④重度异常：完全无法正确完成协调性测试动作。

2. 评定方法

（1）观察法：在日常活动环境或特定测试场地，直接观察被评定者站立、行走、坐起、拿取物品等各种动作，关注其平衡与协调情况，例如观察行走时有无步伐紊乱、身体摇晃等表现。

（2）功能性测试：①闭目直立试验：让被评定者双脚并拢、闭目站立，记录其能维持平衡的时间，一般正常为 30 秒左右，用于检测静态平衡能力。②单脚站立试验：单脚着地，另一只脚抬起，看能维持平衡的时长，对比双侧及与正常参考值差异，评定静态平衡及下肢支撑能力。③走直线试验：要求被评定者沿着直线行走，脚跟接着脚尖，观察行走过程中身体的稳定性、步伐准确性等，评判动态平衡与协调能力。④指鼻试验：被评定者先睁眼，然后闭眼，用示指快速、准确地触碰自己鼻尖，重复多次，观察动作完成的流畅度、准确性，评定上肢协调能力。⑤跟－膝－胫试验：被评定者仰卧位，一侧下肢伸直，另一侧足跟沿对侧下肢胫骨前缘，从膝盖缓慢下滑至踝关节，再返回，观察动作连贯性、准确性，测试下肢协调能力。

（3）借助专业设备评定：比如使用平衡测试仪，能精确测量人体重心位置、晃动轨迹、晃动幅度等数据，通过分析这些数据来评定平衡能力；还有动作捕捉系统，可记录肢体运动轨迹、关节角度变化等，分析协调能力情况。

（八）心理状态评定

借助心理量表或与患者交流沟通，了解其是否存在焦虑、恐惧、抑郁等不良心理情绪，因为心理状态会影响康复训练的依从性及整体康复进程。

四、康复治疗

（一）早期康复（术后1~2周）

1. 伤口护理　保持伤口清洁、干燥，按医嘱定期换药，观察有无渗血、渗液及感染迹象，以利于伤口顺利愈合。

2. 消肿止痛　可通过抬高患肢，促进静脉回流来减轻肿胀；必要时遵医嘱使用冰敷、药物等方式缓解疼痛，提高患者舒适度。

3. 体位摆放　依据骨折部位不同合理摆放体位，比如上肢骨折要将患肢悬吊，下肢骨折保持膝关节微屈等，避免压迫损伤部位，同时预防关节挛缩。

4. 康复锻炼　早期多进行被动活动，像在医护人员辅助下活动邻近关节，做简单的屈伸动作，还有进行肌肉的等长收缩训练，如握拳、踝泵运动等，防止肌肉萎缩、促进血液循环、预防血栓形成。

（二）中期康复（术后2周~2个月）

1. 继续功能锻炼　逐渐增加主动活动，从简单的关节屈伸拓展到旋转等多方向活动，提高关节活动度；同时强化肌肉力量训练，可借助弹力带等辅助工具，由小强度开始慢慢增加，促进肢体功能恢复。

2. 物理治疗　采用热敷、超声波、红外线等物理疗法，改善局部血液循环，促进骨折愈合，缓解肌肉紧张，减轻疼痛等不适症状。

3. 支具辅助　根据骨折愈合情况，部分患者可能需要佩戴合适的支具，在保护骨折部位的同时，进一步增加活动量，帮助恢复正常肢体功能。

（三）晚期康复（术后2个月以上）

1. 力量训练强化　着重进行肌肉力量的强化训练，通过抗阻训练等方式，如使用哑铃、沙袋等增加负荷，使肌肉力量恢复到接近正常水平，以更好地支撑肢体活动和负重。

2. 关节活动度优化　继续通过主动锻炼、关节松动术等，进一步改善关节活动度，尽量达到正常的关节屈伸、旋转角度，确保肢体灵活自如。

3. 日常生活能力训练　训练患者穿衣、洗漱、上下楼梯等日常生活自理能力，提高生活质量，使其能更好地回归正常生活和工作。

整个康复治疗过程中，需定期复查，根据骨折愈合及功能恢复情况，不断调整康复方案，同时要关注患者心理状态，鼓励其积极配合康复训练。

（四）常见骨折愈合康复时间表

1. 上肢骨折

（1）锁骨骨折：一般4~6周可达到临床愈合，3个月左右基本恢复正常功能。

（2）肱骨外科颈骨折：4~6周初步愈合，2~3个月可恢复较好功能。

（3）肱骨干骨折：通常6~8周有骨痂形成，达到临床愈合，3~4个月能恢复正常活动。

（4）尺桡骨干双骨折：愈合时间大概8~10周，完全恢复功能常需3~6个月。

（5）桡骨远端骨折：4~6周可初步愈合，2~3个月功能恢复较好。

2.下肢骨折

（1）股骨颈骨折：老年人愈合较慢，一般需3～6个月甚至更久，年轻人可能3～4个月愈合较好。

（2）股骨转子间骨折：8～12周愈合，4～6个月能较好恢复功能。

（3）股骨干骨折：通常8～12周愈合，6个月左右可恢复正常活动。

（4）胫腓骨干双骨折：8～10周愈合，恢复正常功能大概需3～6个月。

（5）踝关节骨折：6～8周可初步愈合，2～3个月能恢复正常行走等功能。

具体时间会因个体年龄、健康状况、骨折严重程度及治疗方式等因素而有所不同。

五、社 区 护 理

（一）伤口及引流管护理

定期查看伤口情况，保持伤口清洁、干燥，若发现伤口有渗血、渗液、红肿、疼痛加剧等异常表现，及时告知患者联系医生处理。对于带有引流管的患者，要协助查看引流管是否通畅，记录引流液的量、颜色和性状，并按要求做好固定和更换等工作。

（二）康复指导

向患者及家属讲解康复训练的重要性，根据骨折部位和恢复阶段，指导正确的康复锻炼方法，比如上肢骨折可指导握拳、屈伸肘关节等简单动作，下肢骨折指导踝泵运动、膝关节屈伸等，提醒循序渐进增加训练强度，避免过度劳累和损伤。

督促患者按计划进行康复训练，定期了解训练进展和效果，解答患者在训练中遇到的疑问。

（三）生活护理

针对行动不便的患者，协助其做好日常生活起居，如协助穿衣、洗漱、如厕等，满足其生活基本需求。同时提醒患者注意休息，合理安排活动与休息时间，避免长时间站立或久坐等影响骨折恢复的行为。

指导患者正确摆放体位，如下肢骨折患者休息时可适当抬高下肢，促进静脉回流，减轻肿胀；长期卧床者要定时翻身，预防压疮。

（四）饮食护理

建议患者均衡饮食，增加富含蛋白质、钙、维生素等营养物质的食物摄入，如牛奶、鸡蛋、豆制品、新鲜果蔬等，以促进骨折愈合和身体恢复，同时提醒患者避免食用辛辣、油腻等刺激性食物，戒烟限酒。

（五）心理关怀

关注患者心理状态，很多患者因骨折术后恢复慢、担心功能受影响等会产生焦虑、抑郁等不良情绪，社区护理人员要多与患者沟通交流，耐心倾听其烦恼，给予鼓励和安慰，帮助树立康复信心。

（六）并发症预防

指导患者及家属识别常见并发症的早期症状，如深静脉血栓形成的下肢肿胀、疼痛，肺部感染的咳嗽、发热等，督促患者多喝水、适当活动下肢等以预防血栓形成，鼓励患者深呼吸、咳痰，预防肺部感染等。

（七）定期随访

制订随访计划，定期上门或通过电话等方式了解患者骨折愈合、康复训练及生活情况，根据实际情况及时调整护理建议，若发现问题严重的，协助联系医院进一步诊治。

考点与重点 *骨折术后的康复治疗*

第七节 髋关节置换术后的康复

📋 **案例**

患者女性，75岁，因股骨头坏死接受了髋关节置换手术。她在社区康复中心寻求康复治疗，希望恢复髋关节功能并提高生活质量。

问题：1. 社区康复中心应为患者制订哪些康复训练计划，以恢复髋关节功能？
2. 社区护理人员如何指导患者进行日常活动，以避免髋关节置换术后的并发症？

一、概　述

人工关节置换术（artificial joint replacement）是用生物相容性与机械性能良好的金属或非金属材料制成的假体置换被疾病或损伤所破坏的关节，达到切除病灶、消除疼痛、恢复活动与功能的一种关节成形术。临床常用的有人工髋关节置换术及人工膝关节置换术等。髋关节置换术后是指因髋关节疾病（如股骨头坏死、严重髋关节炎、髋关节骨折等），通过手术将病变的髋关节部分或全部用人工髋关节假体进行替换后进入的恢复阶段。这一阶段重点关注伤口恢复、假体的稳定性、肢体功能锻炼以及预防各类并发症等，以帮助患者逐步恢复正常生活与活动能力。

髋关节置换术后康复主要问题有：①疼痛：手术切口以及假体周围组织在术后恢复阶段易产生疼痛，康复锻炼时活动髋关节也可能引发疼痛，影响患者配合度。②关节活动受限：术后早期因切口疼痛、周围组织修复等，髋关节屈伸、外展等活动范围会受限，若不及时有效锻炼，后期易出现关节僵硬的情况。③下肢深静脉血栓形成：手术创伤、长时间卧床等因素，使得下肢血流缓慢，容易引发血栓，一旦血栓脱落还可能导致肺栓塞等严重后果。④假体脱位：髋关节活动不当，比如过度内收、内旋等动作，可能造成假体脱出其正常位置，影响手术效果，需要二次手术处理。⑤肌肉力量减弱：术后肢体活动量减少，髋关节周围的臀肌、股四头肌等肌肉得不到充分锻炼，会出现力量下降，影响正常行走及肢体功能。⑥心理负担：担心假体使用情况、害怕康复训练出现意外等，容易让患者产生焦虑、恐惧情绪，不利于康复训练持续开展。

二、临床特点

（一）早期康复任务重

术后早期既要关注伤口愈合情况，预防感染，又要尽快开始进行简单的床上康复锻炼，如踝泵运动等，以促进下肢血液循环，预防下肢深静脉血栓形成，为后续康复打基础。

（二）循序渐进性强

康复训练需遵循循序渐进原则，从初期的床上被动活动，逐步过渡到主动活动，再到床边坐立、站立、行走等，每个阶段都有相应的训练要求和目标，操之过急易引发假体脱位等问题。

（三）对关节活动度把控严格

髋关节的屈伸、外展、内收等活动范围要严格把控在安全范围内，避免过度活动导致假体脱位，尤其是术后早期，医生会反复强调正确的活动姿势和角度限制。

（四）功能恢复要求高

要着重恢复髋关节正常的负重、行走以及日常活动功能，所以在康复过程中会通过多种训练强化髋关节周围肌肉力量、改善关节活动度，提高患者生活自理能力。

（五）预防并发症至关重要

除了要预防深静脉血栓形成，还得警惕假体脱位、感染等并发症，这需要医护人员密切指导康复训练，患者严格遵守医嘱，任何疏忽都可能对手术效果造成严重影响。

（六）心理干预需求大

不少患者对置换的假体存在担忧心理，害怕活动不当影响假体使用，在康复训练时容易有恐惧、焦虑情绪，所以需要适时进行心理干预，提高患者康复的积极性和依从性。

（七）康复周期相对较长

一般需要较长时间持续进行康复训练，从术后短期的床上锻炼到数月甚至更长时间逐步恢复正常生活活动能力，整个过程需要耐心和毅力。

三、康 复 评 定

（一）疼痛评定

需要评定疼痛的部位、时间（持续性或间歇性）、程度（VAS 评分法、压力测痛法）、疼痛类型、加重和缓解方式，由于疼痛与生物、社会、心理等多种因素相关，全面的疼痛评定可采用麦吉尔疼痛问卷。

（二）关节活动度评定

使用专业量角器测量髋关节的屈伸、外展、内收、内旋及外旋等活动角度，对比正常范围以及术后不同阶段的变化，判断关节活动功能恢复情况，评定康复训练效果。

（三）肌肉力量评定

运用徒手肌力检查法或借助器械，检测髋关节周围的臀肌、股四头肌等肌肉力量，与健侧对比，查看有无肌肉萎缩、力量减弱情况，明确肌肉恢复进度，利于后续进一步针对性训练。

（四）肢体长度评定

测量双侧下肢长度，确保置换后髋关节两侧肢体等长，避免出现长短腿现象，若有差异需分析原因并考虑是否需进一步干预。

（五）步态分析

观察患者行走时的步态，包括步幅、步速、行走稳定性、有无跛行等情况，评定髋关节功能对正常行走的影响，判断康复训练是否使患者步态更趋近正常。

（六）日常生活活动能力评定

评估患者穿衣、洗漱、如厕、上下楼梯等日常活动的自理能力，了解髋关节置换术后对生活的影响程度，确定康复目标达成情况以及是否需要继续优化康复计划。

1. 评定标准

（1）基本日常生活活动能力（BADL）：像穿衣、进食、洗漱、如厕、转移（如从床到椅子）、行走等，完全能独立完成各项活动为正常；部分需他人少量协助，如偶尔帮忙递下东西等，为轻度依赖；较多依赖他人帮忙，像穿衣需他人帮忙穿部分等，是中度依赖；基本要他人完成则为重度依赖。

（2）工具性日常生活活动能力（IADL）：涵盖使用电话、购物、做饭、做家务、洗衣、服药、理财等，独立完成无困难是正常；完成部分有困难，偶尔需他人提醒或协助属轻度障碍；大部分需他人协助，自己只能做简单部分为中度障碍；基本无法独立开展这些活动是重度障碍。

2. 评定方法

（1）直接观察法：评定者在自然环境（如家里、病房等）中直接观察被评定者进行各项日常生活活动的实际表现，记录其独立完成程度、耗时等情况。

（2）间接评定法：通过询问被评定者本人、家属、照顾者等，了解其在日常生活中各项活动的完成情况，比如询问家属患者平时能否自己独立做饭等。常用的评定量表有巴氏指数评定量表（用于BADL评定，含10项内容如进食、修饰等，按完成情况计分）、功能活动问卷（用于IADL评定，涉及8项日常生活活动，根据能否独立完成及有无困难等评分）等。

（七）假体稳定性评定

通过影像学检查（如X线等）查看假体位置是否正常、有无松动迹象，评估假体在体内能否持续发挥良好功能，为后续康复及活动范围调整提供依据。

（八）心理状态评定

借助心理量表或与患者沟通交流，了解患者是否存在焦虑、恐惧等不良心理情绪，因为心理状态会影响康复训练的依从性及康复进程，必要时需进行心理干预。

四、康复治疗

（一）早期康复（术后1～2周）

1. 伤口护理与观察 保持手术切口清洁、干燥，按医嘱按时换药，密切留意有无渗血、渗液、红肿等感染迹象，确保伤口顺利愈合。

2. 体位管理 术后多采用仰卧位，保持患肢外展中立位（可借助外展枕等辅助工具），避免髋关节内收、内旋，防止假体脱位，同时要定时翻身，预防压疮。

3. 康复锻炼

（1）踝泵运动：主动屈伸踝关节，促进下肢血液循环，预防下肢深静脉血栓形成，每次做10～15分钟，每天多次。

（2）股四头肌等长收缩训练：膝关节伸直时，在膝下放置一个小毛巾，绷紧大腿前方肌肉下压毛巾，保持几秒后放松，重复进行，增强股四头肌力量，为后续行走打基础。

（3）臀肌收缩训练：有意识地收缩臀部肌肉，保持片刻后放松，提高臀部肌肉力量，每天可进行多组训练。

（二）中期康复（术后2周至3个月）

1. 增加活动度训练 在医生指导下，逐渐增加髋关节的主动屈伸活动，从床边垂腿练习开始，慢慢加大活动范围，但要严格把控活动角度，避免过度屈伸、外展内收、内旋外旋，防止假体脱位。

2. 转移训练 练习从床上转移到轮椅、从轮椅转移到马桶等，掌握正确的转移姿势和技巧，提高生活自理能力。开始时需有人辅助，逐渐过渡到独立完成。

3. 站立训练 在助行器或拐杖辅助下，尝试短时间站立，感受髋关节的负重情况，初始站立时间不宜过长，循序渐进增加时长与次数。

4. 物理治疗 可配合热敷、超短波等物理疗法，改善局部血液循环，减轻疼痛与肿胀，促进髋关节功能恢复。

（三）晚期康复（术后3个月以上）

1. 行走训练优化 逐渐摆脱助行器或减少拐杖的使用，增加行走距离、速度，改善步态，着重训练髋关节在行走过程中的正常屈伸和负重能力，提高行走稳定性。

2. 肌肉力量强化 通过抗阻训练，如使用弹力带增加阻力进行髋关节外展、屈伸等动作练习，进一步增强髋关节周围的臀肌、股四头肌等肌肉力量，使髋关节功能更稳固。

3. 日常生活能力全面恢复 训练患者独立完成穿衣、洗漱、上下楼梯等各类日常生活活动，使其能完全回归正常生活，同时可适当参与一些低强度的社交活动等。

康复治疗全程要定期复查，根据髋关节恢复情况和功能状态及时调整康复方案。另外，也要关注患者心理状态，增强其康复的信心和依从性。

五、社区护理

（一）伤口护理

定期查看手术切口，叮嘱患者保持切口清洁、干燥，若发现有渗血、渗液、红肿、发热或疼痛加剧等情况，及时告知其联系医生处理，避免切口感染影响假体稳定性及康复进程。

（二）康复指导

向患者及家属强调康复训练的重要性，依据恢复阶段详细讲解正确的训练方法，比如早期的踝泵运动、股四头肌等长收缩训练，中期的床边坐立、站立及简单行走训练等，提醒要循序渐进开展，严格把控髋关节活动度，防止假体脱位。

督促患者按计划训练，定期询问训练进展，纠正不当训练动作，鼓励坚持训练以更好地恢复髋关节功能及提高生活自理能力。

（三）体位管理

指导患者正确的体位摆放，术后初期多保持仰卧位，患肢外展中立位（可借助外展枕等辅助工具），避免髋关节内收、内旋，日常休息、睡觉时都要严格注意，防止假体脱位，同时提醒定时翻身，预防压疮。

（四）生活护理

协助行动不便的患者进行日常生活活动，像穿衣、洗漱、如厕等，保障其基本生活需求，提醒避免长时间站立、久坐及过度弯腰、下蹲等增加髋关节负担的动作，合理安排活动与休息时间。

指导患者使用辅助器具，如助行器、拐杖等，确保正确的使用方法，提高行走安全性，方便其日常活动。

（五）饮食护理

建议患者均衡饮食，多摄入富含蛋白质、钙、维生素等营养物质的食物，如瘦肉、鱼类、牛奶、新鲜果蔬等，促进身体恢复及假体周围骨质愈合，告知患者避免食用辛辣、油腻、刺激性食物，以防影响伤口愈合。

（六）心理关怀

关注患者心理状态，髋关节置换术后患者可能因担心假体使用情况、害怕康复不佳等产生焦虑、恐惧等情绪，护理人员要多与其沟通交流，耐心倾听诉求，给予心理支持和鼓励，帮助树立康复信心。

（七）并发症预防

教导患者及家属识别下肢深静脉血栓形成的症状，如下肢肿胀、疼痛、皮肤温度升高等，督促患者多活动下肢、按医嘱穿着弹力袜等预防血栓，同时提醒注意预防肺部感染，鼓励深呼吸、有效咳痰等。

（八）定期随访

制订随访计划，通过上门、电话等方式定期了解患者髋关节恢复情况、康复训练效果以及生活状况，根据实际情况调整护理建议，若出现严重问题，及时协助联系医院进一步诊治。

考点与重点 髋关节置换术后的康复治疗

第八节   运动损伤的康复

📋 案例

患者男性，25岁，是一名业余篮球爱好者，一周前在比赛中不慎扭伤右踝关节，经医院诊断为右踝关节扭伤。他在社区康复中心寻求康复治疗，希望尽快恢复运动能力。

问题：1.社区康复中心应为患者提供哪些康复训练方法，以促进踝关节扭伤的康复？
　　　2.社区护理人员如何指导患者进行日常护理，以减少踝关节扭伤的复发风险？

一、概　　述

运动损伤康复（rehabilitation of sports injury）是针对运动损伤（骨关节、肌肉和韧带）导致的功能障碍采取的综合性措施。以改善和提高功能，使患者能够重返社会。主要措施包括：物理治疗（运动疗法、理疗）、作业治疗、矫形器和辅助具应用、中国传统康复治疗等。

运动损伤康复主要问题有几种。①疼痛问题：损伤部位往往伴随疼痛，在康复训练过程中，随着肌肉拉伸、关节活动等，疼痛可能加剧，这会降低患者继续康复训练的积极性，也影响康复进程。②肌肉萎缩：受伤后肢体活动受限，相应部位的肌肉长时间缺乏有效锻炼，就容易出现萎缩，导致力量减弱，进而影响后续运动功能的恢复。③关节功能受限：比如关节扭伤、骨折等损伤后，长时间固定或炎症影响，关节周围组织易粘连，使得关节活动度变小、灵活性变差，像膝关节、肩关节等部位常出现此类情况。④本体感觉减退：受伤及后续制动，会让身体对肢体位置、运动状态等的感知能力下降，影响平衡感和协调能力，增加再次受伤的风险。⑤心理障碍：担心损伤复发、害怕康复效果不佳等心理因素，容易使患者产生焦虑、恐惧情绪，阻碍康复训练按计划进行。⑥康复周期不确定：不同类型、程度的运动损伤，个体身体恢复能力也有差异，很难精准预估康复周期，这可能让患者在漫长康复过程中产生懈怠心理。⑦运动习惯纠正难：部分运动损伤是由不良运动习惯导致的，在康复期间要纠正这些习惯较难，若不改正，还可能导致损伤反复出现。

二、临床特点

（一）损伤类型多样决定康复差异

运动损伤涵盖肌肉拉伤、肌腱损伤、韧带撕裂、关节脱位、骨折等多种类型，不同类型损伤的康复重点、方法和周期截然不同，比如肌肉拉伤主要着重于缓解疼痛、恢复肌肉弹性，而骨折康复则更关注骨愈合与功能重建。

（二）个体化差异明显

因个体年龄、身体素质、运动习惯以及损伤程度等因素不同，康复进程和效果差异较大。年轻人身体恢复能力强，可能康复较快，而老年人或本身存在基础疾病的人康复往往更慢、更复杂。

（三）功能恢复优先

重点不仅在于伤痛缓解，更强调恢复肢体的运动功能，如关节活动度、肌肉力量、平衡协调能力等，确保患者能重返运动赛场或正常生活，像膝关节损伤康复后要让膝关节屈伸灵活、能正常负重行走等。

（四）康复训练贯穿全程

依据损伤恢复阶段，分阶段开展针对性训练，早期多是减轻肿胀、疼痛的被动训练，之后逐渐增加主动训练以强化肌肉、改善关节功能等，训练的规范性和持续性对康复效果影响重大。

（五）心理因素影响大

受伤后患者常因担心运动能力受影响、害怕再次受伤等产生焦虑、恐惧等心理，这些不良情绪会降低康复训练的依从性，进而影响康复进程，所以心理干预不可或缺。

（六）多学科协作

常涉及运动医学科、康复医学科、骨科、理疗科等多学科参与，各学科从不同角度保障康复顺利进行，比如运动医学科判断损伤情况，康复医学科制定训练方案，骨科评定骨骼恢复等。

（七）预防复发是关键

在康复过程中要纠正导致损伤的不良运动习惯，同时强化相关部位的保护能力，提高身体素质，降低再次受伤的风险，确保康复的长效性。

三、康复评定

（一）损伤情况评定

依据病史、受伤机制以及体格检查、影像学检查（如 X 线、CT、MRI 等）结果，明确损伤类型（比如是肌肉拉伤、韧带撕裂还是骨折等）、部位和严重程度，这是制订康复方案的基础。

（二）疼痛评定

需要评定疼痛的部位、时间（持续性或间歇性）、程度（VAS评分法、压力测痛法）、疼痛类型、加重和缓解方式，由于疼痛与生物、社会、心理等多种因素相关，全面的疼痛评定可采用麦吉尔疼痛问卷。

（三）关节活动度评定

借助量角器等工具测量损伤部位邻近关节的活动范围，对比正常关节活动度，评估关节活动受限情况，衡量康复训练对改善关节功能的效果。

（四）肌肉力量评定

通过徒手肌力检查法或借助专业器械，检测损伤肢体相关肌肉力量，对比健侧或正常参考值，判断有无肌肉萎缩、力量减弱现象，掌握肌肉恢复进度。

（五）肢体长度与周径评定

测量双侧肢体长度、损伤肢体的周径，查看有无肢体短缩、肿胀、肌肉萎缩等问题，比如下肢损伤需留意长短腿情况，为调整康复策略提供依据。

（六）平衡与协调能力评定

采用闭目站立试验、走直线、闭目单脚站立等方法，评定患者平衡及协调能力，尤其对于从事高难度运动或下肢损伤者，这关系到能否安全恢复运动及预防再次受伤。

（七）功能恢复评定

考查患者特定运动项目相关的功能恢复情况，比如运动员能否完成专项动作，或者能否正常进行日常生活活动，像穿衣、洗漱、上下楼梯等，以此判断康复效果及能否回归运动。

（八）心理状态评定

运用心理量表或与患者深入交流，了解有无焦虑、恐惧、抑郁等不良心理情绪，因为心理状态影响康复训练依从性，对整体康复进程起着重要作用。

四、康复治疗

（一）急性期（损伤后1～3天）

1. 休息制动　立即停止运动，让受伤部位充分休息，避免进一步损伤，必要时可借助支具、绷带等进行固定制动，比如踝关节扭伤可使用护踝固定。

2. 冰敷　在损伤后的48小时内，每隔1～2小时冰敷15～20分钟，减轻局部炎症反应、肿胀与疼痛，可用毛巾包裹冰袋后敷于患处。

3. 加压包扎　使用弹性绷带适度包扎受伤部位，通过施加一定压力减少出血、肿胀，但注意包扎不宜过紧，以免影响血液循环。

4. 抬高患肢　将受伤的肢体抬高，略高于心脏水平，利于静脉回流，减轻肿胀，像下肢损伤可垫高下肢。

（二）亚急性期（损伤后3天至2周）

1. 康复锻炼启动　逐渐开始进行一些轻柔的活动，如肌肉的主动收缩舒张练习，以改善局部血液循环、防止肌肉萎缩，例如膝关节损伤可做股四头肌的等长收缩。

2. 物理治疗介入　采用热敷、红外线、超声波等物理疗法，促进局部血液循环，加速炎症吸收，缓解疼痛，可根据损伤情况选择合适的治疗方式及频次。

3. 药物辅助　按医嘱使用消肿、止痛、活血化瘀的药物，外用或口服均可，帮助减轻症状，利于损伤恢复。

（三）慢性期（损伤2周以后）

1. 功能锻炼强化　逐步增加锻炼强度和复杂程度，比如从简单的关节屈伸拓展到旋转、抗阻等多方向多类型的活动，着重恢复关节的活动度、肌肉力量以及肢体的平衡协调能力，像肩部损伤后进行肩关节的外展、内旋外旋等抗阻训练。

2. 本体感觉训练　通过平衡板、闭目单脚站立等训练方式，提高身体对受伤部位的本体感觉，增强肢体的控制能力，降低再次受伤的风险。

3. 心理干预　很多患者因担心损伤反复、影响运动能力等存在焦虑、恐惧心理，此时需心理医生或教练等通过沟通、心理疏导等方式，帮助其树立康复信心，积极配合康复治疗。

整个康复治疗过程中，要依据损伤类型、程度以及个体恢复情况不断调整方案，并且定期复查，确保康复治疗的有效性。

五、社 区 护 理

（一）损伤情况监测

定期查看损伤部位的状态，包括观察伤口愈合情况（若有伤口的话），有无红肿、渗血、渗液等，以及肢体的肿胀程度、疼痛变化等，准确记录相关情况，若出现异常及时告知患者联系医生进一步诊治。

（二）康复训练指导

向患者及家属说明康复训练对于恢复运动功能的重要性，依据损伤类型、恢复阶段，传授合适的训练方法，比如肌肉拉伤后的肌肉拉伸、收缩练习，关节损伤后的关节活动度训练等，强调要循序渐进开展训练，不可急于求成。

督促患者按计划进行训练，定期回访了解训练进展，纠正不正确的训练姿势和动作，保障训练效果，帮助逐步恢复肢体功能和运动能力。

（三）生活护理

协助行动不便的患者做好日常生活起居，像穿衣、洗漱、如厕等，确保其基本生活能正常进行，提醒合理安排休息与活动时间，避免过度劳累影响损伤恢复。

针对损伤部位给出相应的生活注意事项，例如肩部损伤要避免长时间提重物，下肢损伤尽量减少长时间站立或行走等，以减轻损伤部位的负担。

（四）心理支持

关注患者心理状况，很多患者因担心运动能力不能恢复、害怕再次受伤等会产生焦虑、恐惧等情绪，社区护理人员要主动与他们沟通交流，耐心倾听烦恼，给予安慰和鼓励，增强其康复的信心。

（五）并发症预防

教导患者及家属识别运动损伤可能引发的并发症的早期症状，比如长期制动可能导致的肌肉萎缩、关节僵硬等，督促患者适当活动、做好康复训练，降低并发症发生的风险。

对于有伤口的运动损伤，提醒注意预防感染，保持伤口清洁，按医嘱换药等。

（六）健康宣教

向患者普及运动损伤相关知识，包括常见原因、预防方法等，帮助其树立正确的运动观念，告知患者康复期间的饮食搭配要点，如多补充富含蛋白质、维生素等营养的食物，助力身体恢复。

（七）定期随访

制订随访计划，通过上门、电话等方式定期了解患者损伤康复情况、生活状态等，根据实际情况调整护理建议，确保康复过程顺利进行。

考点与重点　运动损伤的康复治疗

❓ 思 考 题

1. 颈椎病患者在社区康复中如何进行颈部姿势的纠正和日常保健？
2. 社区康复工作人员如何协助髋关节置换术后的患者进行日常生活能力的恢复？
3. 腰椎间盘突出症患者应如何调整坐姿、站姿及睡眠姿势以促进康复并预防复发？

本章数字资源

第九章 儿科常见疾病的社区康复治疗及社区护理

在社区环境中，针对儿科常见疾病开展有效的康复治疗与护理，对于促进患儿的身心发育、提高其生活质量以及减轻家庭和社会负担具有极为关键的意义。本章将聚焦于小儿脑瘫、孤独症、儿童精神发育迟缓、儿童多动症、先天性心脏病儿童术后、儿童肥胖症以及脊柱侧弯这七种常见疾病，详细阐述其社区康复治疗方法与社区护理要点，以增强社区医护人员在实际工作中的操作性与实用性，为患儿提供更优质、全面的康复服务。

第一节 小儿脑瘫

案例

患者男性，4岁，在1岁时被父母发现不会爬行和站立，总是四肢僵硬，行动困难。经过医院详细检查，他被诊断为小儿脑瘫。

问题： 假如你是社区康复护理人员，针对患者的情况，你会为他制订怎样的康复训练计划和日常护理建议？

一、概　述

小儿脑性瘫痪（简称"小儿脑瘫"）是指出生前到生后1个月内由多种原因引起的非进行性脑损伤综合征，主要表现为中枢性运动障碍及姿势异常，同时常伴有智力低下、癫痫、感知觉障碍、语言障碍等。

二、康复评定

（一）运动功能评定

1. 粗大运动功能评定量表（gross motor function measure，GMFM） 评定患儿的粗大运动功能，包括卧位与翻身、坐位、爬与跪、站立位和行走与跑跳五个能区。

2. 精细运动功能评定量表（fine motor function measure，FMFM） 评定患儿的精细运动功能，如手抓握、手操作物体等能力。

（二）肌张力评定

通过改良 Ashworth 量表评定患儿的肌张力，了解肌肉的紧张度，判断是否存在肌张力增高或降低。

（三）关节活动度评定

测量患儿各个关节的活动范围，如髋关节、膝关节、踝关节等，了解关节是否存在挛缩或活动受限。

（四）平衡与协调功能评定

1. Berg 平衡量表　评定患儿的平衡能力，包括静态平衡和动态平衡。

2. 协调功能测试　通过上肢和下肢的协调动作，评定患儿的协调能力。

（五）日常生活活动能力评定

采用 Barthel 指数评定患儿的日常生活活动能力，包括进食、穿衣、洗漱、如厕等基本生活技能。

三、社区康复治疗

（一）物理治疗

1. 运动疗法　根据患儿的年龄、功能障碍程度制订个性化的运动训练方案。例如，对于婴幼儿期的脑瘫患儿，可采用 Bobath 法，通过抑制异常的姿势反射和肌张力，促进正常的运动模式和姿势控制。如利用玩具诱导患儿做抬头、翻身、独坐等动作，每个动作重复 5 ～ 10 次，每天进行 2 ～ 3 组，逐渐增加难度和时间。对于年长儿，可运用本体感觉神经肌肉促进法（proprioceptive neuromuscular facilitation，PNF），增强肌肉力量和关节活动度。如进行蹲起训练，让患儿背靠墙壁站立，双脚与肩同宽，缓慢下蹲至大腿与地面平行，然后站起，每次 10 ～ 15 个，每天 3 组。

2. 理疗　包括电疗（如低频电刺激、中频电疗等）、磁疗、热疗等。低频电刺激可用于刺激肌肉收缩，预防肌肉萎缩，改善肌肉功能。一般选择频率在 1 ～ 100Hz 的电流，强度以患儿能耐受且肌肉产生明显收缩为宜，每次治疗 20 ～ 30 分钟，每周 3 ～ 5 次。磁疗则有助于促进局部血液循环，减轻肌肉痉挛，将磁片贴于患儿痉挛的肌肉部位，每次贴敷 4 ～ 6 小时，每天 1 ～ 2 次。

（二）作业治疗

1. 日常生活能力训练　从穿衣、进食、洗漱等基础生活技能入手，逐步提高患儿的自理能力。例如，在穿衣训练时，先教导患儿认识衣服的各个部分，然后按照步骤示范如何穿上衣服，如先将手臂伸入袖口，再扣纽扣或拉拉链等。开始时可给予较多辅助，随着患儿能力的提升逐渐减少帮助，每天进行 2 ～ 3 次训练，每次 30 ～ 45 分钟。

2. 手功能训练　利用各种玩具、积木、拼图等工具，锻炼患儿的手部精细动作和手眼协调能力。如让患儿进行搭积木游戏，从简单的搭建几块积木开始，逐渐增加数量和难度，每次训练 20 ～ 30 分钟，每天 2 ～ 3 次。

（三）言语治疗

1. 语言训练　对于存在语言障碍的脑瘫患儿，进行一对一的语言训练课程。从发音训练开始，采用模仿法，让患儿模仿治疗师的口型和发音，如 "a" "o" "e" 等元音的练习，每个音节重复 10 ～ 15 次，每天进行 20 ～ 30 分钟。随着患儿发音能力的改善，逐渐过渡到词汇、短语和句子的训练，可通过讲故事、唱儿歌等方式增加患儿的语言输入和表达能力。

2. 口腔肌肉训练　使用口腔按摩器、吸管等工具，对患儿的口腔肌肉进行按摩和强化训练。如用口腔按摩器轻轻按摩患儿的唇部、舌部和颊部肌肉，每次 5 ～ 10 分钟，每天 2 ～ 3 次，以提高口腔肌肉的控制能力和灵活性，为清晰发音创造条件。

四、社 区 护 理

（一）日常生活护理

1. 饮食护理　保证患儿营养均衡，摄入足够的蛋白质、碳水化合物、脂肪、维生素和矿物质。对于吞咽困难的患儿，可选择半流质或软食，如米糊、肉泥、蔬菜泥等，喂食时注意调整体位，防止呛咳和误吸。可采用半卧位或坐位，头部稍向前倾，喂食速度宜慢，每次喂食量不宜过多，少量多餐。

2. 皮肤护理　由于脑瘫患儿活动受限，长期卧床容易出现皮肤压疮。应定期为患儿翻身拍背，每2～3小时一次，更换体位时动作要轻柔。保持床铺清洁干燥、平整无皱褶，使用气垫床或海绵垫等减压设备，减轻局部压力。若发现皮肤发红或有破损迹象，应及时进行处理，可用碘伏消毒局部皮肤，并涂抹适量的烫伤膏或抗生素软膏，覆盖无菌纱布。

3. 预防感染　加强患儿的个人卫生护理，保持会阴部清洁干燥，每日用温水清洗会阴部1～2次。注意口腔卫生，饭后及时漱口或刷牙，早晚各一次。定期开窗通风，保持室内空气清新，避免带患儿到人群密集的场所，预防呼吸道感染。若患儿出现发热、咳嗽、流涕等症状，应及时就医诊治，遵医嘱给予相应的药物治疗和护理措施。

（二）心理护理

1. 建立信任关系　社区医护人员要主动与患儿及其家长沟通交流，了解他们的心理需求和情绪变化。以亲切、温和的态度对待患儿，耐心倾听他们的表达，通过微笑、抚摸、拥抱等方式给予情感支持，逐渐建立起信任关系。

2. 家长心理支持　脑瘫患儿的康复是一个长期而艰难的过程，家长往往承受着巨大的心理压力。社区医护人员应定期组织家长座谈会或心理咨询活动，为家长提供心理疏导和支持。向家长讲解脑瘫的相关知识、康复治疗方法和预后情况，帮助家长树立正确的康复观念和信心，鼓励家长积极参与患儿的康复训练过程，共同促进患儿的康复。

> **考点与重点**　小儿脑瘫的康复治疗原则和方法

第二节　孤　独　症

📋 **案例**

患者男性，6岁。患儿在2岁时被父母发现不太与他人互动，对父母的呼唤常常没有反应，喜欢重复排列玩具而不关注周围环境。经过专业评定，他被确诊为孤独症谱系障碍。

问题：假如你是社区康复护理人员，针对患者的情况，你会为他制订怎样的康复训练计划和日常护理建议？

一、概　　述

孤独症谱系障碍（autism spectrum disorder，ASD）是一种广泛性发育障碍，通常起病于婴幼儿期，以社会交往障碍、交流障碍、局限的兴趣和刻板重复的行为方式为主要临床表现。

二、康 复 评 定

（一）社交能力评定

采用儿童孤独症评定量表（childhood autism rating scale，CARS）中的社交部分，评定患儿的社交互动能力，如眼神交流、表情回应、肢体语言等。

（二）语言能力评定

通过孤独症诊断观察量表（autism diagnostic observation schedule，ADOS）中的语言评定部分，评定患儿的语言表达和理解能力，包括词汇量、句子结构、对话能力等。

（三）行为问题评定

采用孤独症行为量表（autism behavior checklist，ABC）评定患儿的行为问题，如刻板行为、重复行为、情绪问题等。

（四）感知觉评定

评定患儿的感知觉能力，如视觉、听觉、触觉等感觉系统的敏感性和反应性，了解是否存在感知觉异常。

（五）注意力评定

通过注意力评定量表，如持续性操作测验（continuous performance test，CPT），评定患儿的注意力集中程度和持续时间。

三、社区康复治疗

（一）应用行为分析疗法（applied behavior analysis，ABA）

1. 目标行为分解　将复杂的行为目标分解为多个小的、可操作的单元。例如，对于一个有社交互动困难的孤独症儿童，目标是学会与他人打招呼。首先将其分解为眼神接触、微笑、打招呼用语（如"你好"）等几个小步骤。

2. 强化训练　当患儿出现正确的行为反应时，立即给予正性强化物，如表扬、奖励贴纸、喜欢的零食或玩具等。强化要及时、具体且一致，让患儿明确知道自己的哪种行为得到了认可。例如，当患儿在看到熟人时主动微笑并说出"你好"，马上给予表扬："你做得真棒！看，你会和别人打招呼了。"并给予一个贴纸作为奖励。每次训练时间根据患儿的注意力集中情况而定，一般为 15 ～ 30 分钟，每天进行 2 ～ 3 次。

3. 泛化训练　在患儿掌握了特定情境下的目标行为后，逐渐引导他们将该行为泛化到其他类似的情境中。如从在家中与家人打招呼泛化到在学校与老师和同学打招呼，在不同的地点、面对不同的人都能自如地运用所学的社交技能。

（二）社交技能训练

1. 集体活动参与　组织孤独症儿童参加社区内的集体活动，如亲子游戏小组、手工制作活动等。在活动中，引导患儿与其他儿童互动合作，学习分享玩具、轮流参与游戏等社交规则。例如，在亲子游戏小组中安排小组竞赛游戏，让患儿与同伴组成团队共同完成任务，培养他们的团队协作意识和沟通能力。每次活动时间为 1 ～ 2 小时，每周 1 ～ 2 次。

2. 角色扮演　通过模拟日常生活中的各种场景，如购物、看病、乘车等，让患儿扮演不同的角色，学习相应的社交对话和行为规范。比如在购物场景中，让患儿扮演顾客和收银员，练习询问价格、付款、找零以及礼貌用语等。每个场景重复演练 3 ～ 5 次，每周进行 2 ～ 3 种角色扮演活动。

（三）语言训练

1. 口语表达训练　从简单的词语、短语开始训练患儿的口语表达能力。利用图片、实物等直观教具，帮助患儿理解词语的含义并进行模仿发音。例如，拿着苹果的图片教患儿说"苹果"，让患儿看着治疗师的口型模仿发音，每个词语重复练习 10 ～ 15 次，每天进行 20 ～ 30 分钟。随着患儿口语能力的提升，逐渐引导他们用完整的句子表达自己的想法和需求。

2. 语言理解训练　通过指令游戏、故事讲述等方式提高患儿的语言理解能力。如玩"听指令做动作"的游戏，治疗师发出简单的指令，如"站起来""坐下""拿书"等，让患儿按照指令行动，每个指令重复 3 ～ 5 次，每天进行 15 ～ 20 分钟。在故事讲述过程中，提问一些简单的问题，引导患儿回答，帮助他们理解故事情节和语言信息。

四、社区护理

（一）日常生活护理

1. 规律作息　为孤独症儿童制订规律的生活作息时间表，包括起床、吃饭、睡觉、学习、活动等时间安排。固定的作息有助于患儿建立稳定的生活秩序和安全感，减少焦虑和不安情绪。例如，每天早上 7 点起床，洗漱后吃早餐，8 点半参加康复训练活动，中午 12 点午餐并午休，下午继续进行学习和娱乐活动等。

2. 生活环境布置　营造一个安静、整洁、舒适的生活环境，减少不必要的干扰因素。房间的色彩搭配宜柔和温馨，避免过于鲜艳或刺眼的颜色刺激患儿的情绪。可在房间内设置专门的学习角和休闲区，摆放患儿喜欢的玩具、书籍等物品，让他们能够自由地探索和玩耍。

（二）心理护理

1. 情绪调节　孤独症儿童常常会出现情绪问题，如发脾气、哭闹、焦虑等。社区医护人员和家长要学会观察患儿的情绪变化，及时发现情绪爆发的迹象并采取相应的措施进行调节。当患儿情绪激动时，不要强行制止或批评指责，而是尝试用温和的语言安抚他们，如"我知道你现在很生气，但是我们可以一起冷静一下吗？"同时，可以给患儿一个安静的空间让他们独自待一会儿，或者提供一些他们喜欢的安抚物品，如毛毯、抱枕等。

2. 兴趣引导　关注孤独症儿童的特殊兴趣爱好，如绘画、音乐、拼图等，并通过这些兴趣点来引导他们的情绪和行为。例如，如果患儿喜欢画画，可以为他们提供丰富的绘画工具和材料，鼓励他们自由创作，并在适当的时候展示他们的作品，增强他们的自信心和成就感。同时，利用绘画等活动帮助患儿表达内心的情感和想法，促进情绪的宣泄和调节。

考点与重点　孤独症的治疗原则和方法，如行为疗法、教育训练等

第三节　儿童精神发育迟滞

📋 案例

患者女性，8岁，从小在认知和语言发展方面明显落后于同龄儿童，3岁时被诊断为精神发育迟滞。

问题： 假如你是社区康复护理人员，针对患者的情况，你会为他制订怎样的康复训练计划和日常护理建议？

一、概　　述

儿童精神发育迟滞是指一组起病于儿童时期的精神发育障碍性疾病，主要表现为智力低下和社会适应能力缺陷。其病因复杂多样，包括遗传因素、孕期感染、产伤、中毒等。

二、康　复　评　定

（一）智力水平评定

采用韦氏智力量表（Wechsler intelligence scale for children，WISC）评定患儿的智力水平，包括言语智商、操作智商和总智商。

（二）适应行为评定

通过 Vineland 适应行为量表评定患儿的适应行为，包括独立生活能力、社交技能、学习能力等方面。

（三）语言能力评定

评定患儿的语言表达和理解能力，包括词汇量、句子结构、对话能力等，采用标准化的语言测试工具。

（四）运动功能评定

采用 GMFM 和 FMFM 评定患儿的运动功能，了解粗大运动和精细运动的发展水平。

（五）情绪行为评定

通过儿童行为量表（child behavior checklist，CBCL）评定患儿的情绪和行为问题，如焦虑、抑郁、攻击性行为等。

三、社区康复治疗

（一）认知训练

1.感知训练　利用各种感官刺激工具，如触觉板、听觉训练仪、视觉追踪仪等，对患儿进行感知训练。例如，通过触觉板让患儿触摸不同质地的材料，辨别粗糙、光滑、柔软等感觉；使用听觉训练仪播放不同频率和音量的声音，让患儿分辨声音的高低、强弱和方向；借助视觉追踪仪进行视觉追踪练习，提高患儿的视觉注意力和追踪能力。每次感知训练时间为 20 ～ 30 分钟，每天进行 1 ～ 2 次。

2. 记忆训练　采用图片记忆、故事记忆等方式训练患儿的记忆能力。如展示一组图片让患儿观察几分钟后闭上眼睛回忆图片的内容；讲述一个简单的故事后提问患儿故事中的关键情节和人物。通过不断重复练习和逐渐增加记忆内容的难度，提高患儿的记忆力。每次记忆训练时间为 15 ～ 20 分钟，每周进行 3 ～ 4 次。

3. 思维训练　通过分类游戏、拼图游戏、逻辑推理题等形式培养患儿的思维能力。例如，将不同颜色、形状的积木让患儿分类摆放；玩拼图游戏锻炼患儿的空间感知和逻辑思维能力；出一些简单的逻辑推理题让患儿思考并解答。每次思维训练时间为 20 ～ 30 分钟，每周进行 2 ～ 3 次。

（二）语言训练

1. 发音训练　针对患儿的发音问题进行有针对性的训练。如对于发音不清的患儿，通过口型模仿、吹泡泡、吹蜡烛等口腔运动练习来改善发音清晰度。治疗师先示范正确的发音口型，让患儿对着镜子模仿练习，每个发音动作重复练习 10 ～ 15 次，每天进行 20 ～ 30 分钟。

2. 语言表达训练　从简单的词语、短句开始训练患儿的语言表达能力。结合日常生活中的场景和事物进行教学，如在吃饭时教患儿说"吃饭""好吃"等词语；在玩耍时教他们说"玩玩具""一起玩"等短句。鼓励患儿用语言表达自己的需求和想法，及时给予回应和纠正。每次语言表达训练时间为 20 ～ 30 分钟，每周进行 3 ～ 4 次。

3. 语言理解训练　通过指令执行、故事理解等方式提高患儿的语言理解能力。如发出简单的指令让患儿完成相应动作，如"站起来""走过来""把球拿过来"等；讲述简短的故事后提问患儿相关问题，如故事中的人物做了什么、在哪里发生的等。每个指令或问题重复练习 3 ～ 5 次，每天进行 15 ～ 20 分钟。

（三）生活技能训练

1. 自理能力训练　教导患儿学会穿衣、洗漱、进食等基本生活自理技能。将每个技能分解成若干个小步骤进行示范教学，如穿衣时先教患儿分辨前后、上下，然后逐步练习套头、伸胳膊、扣扣子等动作；洗漱时教患儿如何使用牙刷、牙膏、毛巾等物品进行刷牙、洗脸；进食时教患儿正确使用餐具、咀嚼食物等。每个技能反复练习多次，直到患儿熟练掌握。每次自理能力训练时间为 30 ～ 40 分钟，每天进行 1 ～ 2 次。

2. 家务劳动训练　根据患儿的年龄和能力安排适当的家务劳动任务，如扫地、擦桌子、整理玩具等。通过家务劳动训练培养患儿的责任感和独立性，同时也有助于提高他们的手眼协调能力和身体运动能力。每次家务劳动训练时间为 20 ～ 30 分钟，每周进行 2 ～ 3 次。

四、社区护理

（一）日常生活护理

1. 饮食护理　为患儿提供营养均衡的饮食，保证摄入足够的蛋白质、碳水化合物、脂肪、维生素和矿物质等营养物质。注意饮食的多样性和易消化性，避免食用过于油腻、辛辣、刺激性食物。根据患儿的年龄和消化能力合理安排餐次和食量，培养良好的饮食习惯。

2. 睡眠护理　保证患儿充足的睡眠时间，年龄越小睡眠时间越长。为患儿创造安静、舒适、温暖的睡眠环境，保持卧室的光线暗淡、温度适宜、床铺柔软舒适。建立规律的睡眠作息制度，每天晚上按时上床睡觉，早上按时起床。睡前避免过度兴奋的活动，可进行一些放松的活动如听轻柔的音乐、讲故事等帮助患儿入睡。

3. 安全防护　由于患儿智力低下可能存在安全意识薄弱的问题，社区和家人要加强对患儿的安全防护措施。在家中安装防护栏、安全锁等防护设施，防止患儿攀爬窗户、阳台等高处发生坠落事故；将危险物品如刀具、药品、电源插座等放置在患儿触及不到的地方；外出时要牵好患儿的手或使用安全绳等工具确保其安全行走。

（二）心理护理

1. 心理支持　给予患儿充分的心理支持和关爱，尊重患儿的人格尊严和个体差异。不能歧视或嘲笑患儿的智力缺陷，应以耐心、温和的态度对待他们。鼓励患儿积极参与各种活动和社交互动，及时给予肯定和表扬，增强他们的自信心和自尊心。

2. 情绪管理　关注患儿的情绪变化，帮助他们学会正确表达和管理情绪。当患儿出现情绪问题时，如发脾气、哭闹等，要及时安抚并了解原因，采取适当的方法进行疏导。可以通过转移注意力、深呼吸放松等方法帮助患儿缓解情绪紧张和焦虑状态。同时，也要教育家长正确对待患儿的情绪问题，避免溺爱或严厉惩罚。

考点与重点　儿童精神发育迟缓的康复治疗方法，包括药物治疗、康复训练等

第四节　儿童多动症

📋 **案例**

患者男性，9岁。小强在小学二年级时被老师发现注意力不集中，经常在课堂上做小动作和打扰其他同学。经过专业评定，他被确诊为儿童多动症。

问题：假如你是社区康复护理人员，针对患者的情况，你会为他制订怎样的康复训练计划和日常护理建议？

一、概　　述

儿童多动症，医学上称为注意缺陷多动障碍（attention deficit hyperactivity disorder，ADHD），是一种常见的儿童神经发育障碍性疾病。主要表现为与年龄和发育水平不相称的注意力不集中、注意持续时间短暂、活动过多和情绪冲动，常伴有学习困难、品行障碍和适应不良。该疾病的发生可能与遗传、神经递质失衡、环境因素等多种因素有关。

二、康　复　评　定

（一）注意力评定

采用 Conners 量表［包括父母症状问卷（parent symptom questionnaire，PSQ）和教师用量表（teacher rating scale，TRS）］中的注意力评定部分，评定患儿的注意力集中程度和持续时间。

（二）多动冲动行为评定

通过 Conners 量表中的多动冲动行为评定部分，了解患儿的多动和冲动行为表现。

（三）学习困难评定

用学习障碍儿童筛查量表评定患儿的学习困难程度，包括阅读、书写、计算等方面。

（四）情绪问题评定

通过儿童抑郁量表（child depression inventory，CDI）和儿童焦虑量表（revised children's manifest anxiety scale，RCMAS）评定患儿的情绪状态，了解其是否存在抑郁和焦虑情绪。

（五）社交技能评定

采用社交技能评定量表评定患儿的社交技能发展水平，包括同伴关系、社交礼仪等方面。

三、社区康复治疗

（一）行为疗法

行为疗法是儿童多动症社区康复治疗的核心方法之一。通过正面强化、负面强化、惩罚、消退等行为技术，对儿童的多动行为进行矫正。

1. 正面强化　当儿童表现出符合期望的良好行为时，如在规定时间内完成作业、遵守课堂纪律等，及时给予表扬、奖励或特权，以增强该行为的出现频率。例如，采用代币法，当儿童完成一定任务后获得代币，积累一定数量的代币可兑换喜欢的奖品。

2. 负面强化　对于儿童的多动行为，通过移除不愉快的刺激来减少其发生。比如，当儿童在课堂上因多动被老师批评后，若能在短时间内保持安静，老师可减少对其的批评次数或给予一定的鼓励。

3. 惩罚　当儿童出现不良行为时，采取适当的惩罚措施，如剥夺特权、增加任务量等，但要注意惩罚的力度和方式，避免过度伤害儿童的自尊心。例如，若儿童在家中乱扔玩具，可让其负责整理玩具并打扫房间。

4. 消退　对于儿童的一些无意注意的行为，如频繁眨眼、耸肩等，采用忽视的方法，使其因得不到关注而逐渐减少。

（二）认知训练

1. 注意力训练　运用拼图、积木、舒尔特方格训练等方法，提高儿童的视觉注意力、听觉注意力和记忆能力。例如，让孩子在规定时间内完成一幅简单的拼图，每天逐渐增加难度；或进行数字听写游戏，提高其听觉注意力。

2. 自我控制训练　通过角色扮演、情境模拟等方式，让儿童学会在不同情境下控制自己的情绪和行为。比如，设定一些常见的引发多动的场景，如在超市购物时，让孩子扮演顾客，练习在等待结账时保持安静和耐心。

（三）家庭治疗

1. 家长教育　向家长讲解儿童多动症的相关知识，包括疾病的表现、原因、治疗方法等，让家长正确认识孩子的病情，避免因孩子的行为问题产生过度焦虑、责备等负面情绪。指导家长掌握正确的教育方式，如建立规律的生活作息、设置明确的行为规则、给予孩子足够的关注和鼓励等。

2. 家庭关系调整　协助家长改善家庭氛围，营造和谐、温馨的家庭环境。鼓励家庭成员之间加强沟通与交流，减少家庭冲突和压力，为孩子提供一个稳定的情感支持系统。例如，定期组织家庭会议，让每个家庭成员都有机会表达自己的想法和感受。

（四）学校干预

1. 教师培训　对教师进行儿童多动症知识培训，使其了解该疾病的特点和应对方法。教师在课堂上要关注多动症儿童的表现，合理安排座位，避免其受到过多的干扰。例如，将多动症儿童安排在靠近讲台、干扰较少的位置。

2. 学习支持　根据多动症儿童的学习特点和困难，制订个性化的学习计划。可采用分层教学、个别辅导、提供辅助学习工具等方式，帮助他们提高学习成绩。例如，为阅读困难的多动症儿童提供音频书籍、有声读物等辅助学习材料。

四、社区护理

（一）健康监测

1. 症状观察　社区护士定期对多动症儿童进行家访或电话随访，观察其症状变化情况。了解儿童在学习、生活中的行为表现，如注意力是否集中、多动行为是否减轻、情绪是否稳定等。同时，关注儿童的身体健康状况，如睡眠质量、饮食情况等。

2. 心理评定　使用专业的心理评定量表，如 Conners 父母症状问卷、SNAP-Ⅳ量表等，定期对儿童进行心理评定，了解其心理状态和治疗效果。根据评定结果，及时调整治疗方案和护理措施。

（二）用药护理

1. 药物指导　对于需要药物治疗的多动症儿童，社区护士要向家长详细介绍药物的名称、用法、用量、副作用及注意事项。指导家长正确给孩子服药，确保药物的疗效和安全性。例如，告知家长某些药物可能会影响孩子的饮食和睡眠，要注意观察并及时调整。

2. 不良反应监测　密切观察药物的不良反应，如食欲不振、失眠、头痛、恶心等。若出现严重不良反应，应及时通知医生并协助处理。同时，提醒家长不要随意增减药物剂量或停药，以免影响治疗效果。

（三）生活方式调整

1. 饮食护理　指导家长为孩子提供营养均衡的饮食，避免食用含有人工色素、防腐剂、添加剂的食物，这些物质可能会加重多动症状。增加富含蛋白质、维生素、矿物质等营养物质的食物摄入，如瘦肉、鱼类、新鲜蔬菜和水果等。

2. 睡眠管理　帮助家长培养孩子良好的睡眠习惯，创造安静、舒适的睡眠环境。限制孩子晚上使用电子设备的时间，避免其过度兴奋影响入睡。若孩子存在睡眠问题，可采取放松疗法、温牛奶助眠等方法帮助其改善睡眠。

3. 运动锻炼　鼓励家长带孩子进行适量的运动锻炼，如跑步、游泳、骑自行车等有氧运动。运动有助于消耗孩子过剩的精力，提高其注意力和自我控制能力。同时，运动还能促进孩子的身体健康和心理健康。

（四）心理支持

1. 个体心理辅导　社区心理医生或心理咨询师定期与多动症儿童进行一对一的心理辅导，了解其内心想法和感受，帮助其解决在学习和生活中遇到的困扰和问题。通过认知行为疗法、游戏治疗等方式，提高儿童的自我认知和心理调适能力。

2. 小组心理支持　组织多动症儿童参加小组心理支持活动，让他们有机会与同龄人分享自己的经历和感受。在小组活动中，孩子们可以互相学习、互相鼓励，增强自信心和社交能力。同时，小组心理支持也有助于家长之间的交流与合作，共同探讨教育孩子的经验和方法。

考点与重点　儿童多动症的康复治疗方法，包括行为疗法、认知训练等

第五节　儿童先天性心脏病术后

案例

患者女性，2岁。1岁时被诊断为先天性心脏病，需要进行手术治疗。手术后，小芳在医院接受了一段时间的康复治疗，包括呼吸训练、运动训练和营养指导。经过2个月的康复治疗，患者的恢复情况良好，能够正常进食和活动，体重也逐渐恢复到正常水平。医生建议患者继续进行定期复查，并回到社区继续进行适当的运动训练，以促进心脏功能的完全恢复。

问题：假如你是社区康复护理人员，针对患者的情况，你会为他制订怎样的康复训练计划和日常护理建议？

一、概　述

儿童先天性心脏病是胎儿时期心血管发育异常所致的先天畸形疾病，手术治疗是其主要的治疗方法之一。术后患儿需要长期的康复护理以促进心脏功能的恢复和身体的健康成长。

二、康复评定

（一）心功能评定

通过超声心动图评定患儿的心功能，包括心脏结构、心室收缩和舒张功能等。

（二）运动耐力评定

采用六分钟步行试验评定患儿的运动耐力，了解患儿在运动过程中的心肺功能反应。

（三）呼吸功能评定

通过肺功能测试评定患儿的呼吸功能，包括肺活量、通气功能等。

（四）生长发育评定

评定患儿的生长发育情况，包括身高、体重、营养状况等，了解术后恢复情况。

（五）心理评定

通过儿童焦虑量表（RCMAS）和儿童抑郁量表（CDI）评定患儿的心理状态，了解是否存在焦虑和抑郁情绪。

三、社区康复治疗

（一）运动康复训练

1. 有氧运动训练　根据患儿的身体状况和手术恢复情况制订个性化的有氧运动方案。一般在术后早期以低强度的有氧运动为主，如散步、慢跑、骑自行车等。运动时间和强度应循序渐进地增加，开始时每次运动 10 ~ 15 分钟，每天进行 1 ~ 2 次，随着身体适应能力的增强逐渐延长运动时间和提高运动强度。运动过程中要注意观察患儿的心率、呼吸、面色等情况，如有不适及时停止运动并休息。

2. 力量训练　在患儿身体状况允许的情况下进行适度的力量训练，如肢体伸展运动、简单的器械训练（如哑铃、弹力带等）。力量训练可以帮助增强患儿的肌肉力量和身体耐力，但要避免过度劳累和剧烈运动导致心脏负担过重。每次力量训练时间为 20 ~ 30 分钟，每周进行 2 ~ 3 次。在进行力量训练前应咨询医生的意见并根据专业指导进行操作。

3. 运动平衡与协调训练　通过一些平衡与协调练习来提高患儿的身体控制能力和运动稳定性。例如单脚站立、走平衡木、抛接球等练习。这些训练有助于改善患儿的身体姿态和运动协调性，预防因心脏手术导致的平衡功能下降等问题。每次训练时间为 15 ~ 20 分钟，每周进行 2 ~ 3 次。

（二）呼吸功能训练

1. 缩唇呼吸法　让患儿用鼻子吸气使腹部隆起，然后用嘴唇呈吹笛状缓慢呼气，呼气时间要比吸气时间长一倍左右。这种呼吸方法可以增加气道内的压力，防止小气道过早塌陷闭合，有助于排出肺部残余气体和改善通气功能。每次练习时间为 5 ~ 10 分钟，每天进行 3 ~ 4 次。

2. 腹式呼吸法　指导患儿平卧位或半卧位休息状态下将双手放在腹部两侧感受腹部的起伏运动。吸气时腹部向外隆起，呼气时腹部慢慢下沉。腹式呼吸可以增加膈肌的活动范围和肺活量，提高呼吸效率。每次练习时间为 8 ~ 10 分钟，每天进行 3 ~ 4 次。

3. 吹气球训练　准备一些大小适中的气球让患儿进行吹气球练习。吹气球可以锻炼患儿的呼吸肌力量和肺活量，同时也增加了呼吸的趣味性。每次吹气球时间为 5 ~ 8 分钟，每天进行 2 ~ 3 次。根据患儿的年龄和体力情况选择合适的气球大小和吹气难度。

（三）营养支持治疗

1. 营养评定与指导　由专业的营养师对患儿进行全面的营养评定，根据其年龄、体重、生长发育状况以及手术后的特殊需求制订个性化的营养计划。营养计划应包括足够的热量、蛋白质、维生素、矿物质等营养素的摄入标准和比例要求。同时向家长详细介绍营养知识并指导合理搭配饮食结构。

2. 饮食调整与补充　术后初期患儿可能会出现食欲不振等情况，应根据其口味喜好调整食物的种类和烹饪方式以增进食欲。保证食物易于消化吸收且富含优质蛋白质（如瘦肉、鱼类、蛋类、豆类等）、维生素（新鲜蔬菜和水果）和矿物质（钙、铁、锌等）。对于一些营养不良或有特殊营养需求的患儿，可能需要额外补充营养素制剂，如多种维生素片、蛋白粉等。

四、社区护理

（一）日常生活护理

1. 休息与活动管理　术后早期要保证患儿充足的休息时间以利于身体恢复。但随着身体逐渐康复，应鼓励其适当增加活动量，遵循循序渐进的原则。合理安排患儿的日常作息时间，保证充足的睡眠（一般每天睡眠时间不少于 9 ~ 10 小时）。避免过度劳累和剧烈运动，以免加重心脏负担影响恢复效果。

2. 伤口护理　密切观察手术切口愈合情况，保持伤口清洁干燥，避免感染。按照医生的嘱咐定期到医院换药并检查伤口有无红肿、渗液等异常现象。如果发现伤口出现任何异常情况，应及时联系医生处理。洗澡时可采用擦浴的方式避免伤口沾水，待伤口完全愈合后再恢复正常洗澡方式。

3. 预防感染　注意个人卫生，勤洗手，尤其是在饭前便后和外出归来，要用肥皂或洗手液彻底清洗双手，以减少细菌、病毒的传播机会。保持居住环境的清洁卫生，定期开窗通风换气，保持空气新鲜流通。尽量避免前往人员密集的公共场所，如商场、超市、学校等，以防交叉感染影响康复进程。

（二）病情监测与随访

1. 症状监测　教导家长密切观察患儿有无呼吸困难、胸闷、胸痛、心悸、水肿等症状。若出现异常症状，应及时联系医生并协助处理。

2. 定期复查　按照医生嘱咐定期带患儿到医院复查，一般术后 1 个月内每周复查 1 次，之后根据恢复情况逐渐延长复查间隔时间。复查项目包括心电图、心脏超声、X 线检查等，以便及时了解心脏功能恢复情况与手术效果，调整治疗方案与康复计划。

> **考点与重点**　先天性心脏病儿童术后的康复治疗原则和方法，包括运动疗法、呼吸训练等

第六节　儿童肥胖症

📋 **案例**

患者男性，10 岁。患者从小体形较胖，到了 10 岁时体重已经超过了同龄儿童的平均水平。经过医生评定，他被诊断为儿童肥胖症。

问题： 假如你是社区康复护理人员，针对患者的情况，你会为他制订怎样的康复训练计划和日常护理建议？

一、概　　述

儿童肥胖症是由于长期能量摄入超过消耗，导致体内脂肪过度积聚、体重超常的慢性营养性疾病。其发病与遗传因素、生活方式等多种因素相关，可引发多种并发症，如心血管疾病、糖尿病、高血压等，严重影响儿童身心健康与生活质量。

二、康　复　评　定

（一）体重指数评定

计算患儿的 BMI，了解肥胖程度，并与同年龄、同性别的正常儿童进行比较。

（二）体脂率评定

通过生物电阻抗法或其他方法测量患儿的体脂率，了解体内脂肪含量。

（三）饮食习惯评定

通过饮食日记或问卷调查了解患儿的饮食习惯，包括食物种类、摄入量、进食频率等。

（四）运动习惯评定

了解患儿的运动习惯，包括运动类型、运动强度、运动频率等，评定运动量是否不足。

（五）心理评定

通过儿童自尊量表（children's self-esteem scale，CSES）和儿童社交焦虑量表（social anxiety scale for children，SASC）评定患儿的自尊心和社交焦虑程度。

三、社区康复治疗

（一）饮食调整

1. 控制总热量摄入　根据患儿年龄、性别、身高、体重、活动水平等因素计算每日所需总热量，一般建议控制在正常需要量的 60% ～ 70%，以逐渐减轻体重。例如，一个 10 岁轻度肥胖儿童，正常每日所需热量约为 1800kcal，可控制在 1080 ～ 1260kcal。

2. 均衡饮食结构　增加蔬菜、水果、全谷物等富含膳食纤维食物的摄入，减少高热量、高脂肪、高糖食物的摄入。蔬菜摄入量每天不少于 500g，水果 200 ～ 300g，全谷物占主食的 1/3 以上。同时，保证优质蛋白质摄入，如瘦肉、鱼类、豆类等，占总热量的 15% ～ 20%。

3. 规律进餐　培养患儿良好的饮食习惯，定时定量进餐，避免暴饮暴食。早餐要吃好，提供足够的能量与营养；午餐适量，晚餐适量少吃，睡前不宜加餐。

（二）运动干预

1. 有氧运动　选择适合儿童且易于坚持的有氧运动，如跑步、跳绳、游泳、骑自行车等。运动强度应根据患儿身体状况循序渐进增加。初始阶段可从低强度开始，如慢跑每次 10 ～ 15 分钟，每天 1 次；跳绳每组 50 ～ 100 次，每天 3 ～ 4 组；游泳每次 20 ～ 30 分钟，每周 2 ～ 3 次。随着体能提升逐渐增加运动强度与时间。

2. 力量训练　在患儿具备一定运动基础后，适当开展力量训练，如简单的俯卧撑（膝盖着地）、仰卧起坐、深蹲等。每个动作每组 8 ～ 10 次，每次进行 2 ～ 3 组，每周 2 ～ 3 次。力量训练有助于增加肌肉量，提高基础代谢率。

3. 行为干预　鼓励患儿减少久坐时间，增加日常活动量。如步行上下学、课间休息时活动身体、减少看电视与玩电子设备的时间等。可通过设置奖励机制激励患儿积极参与运动与保持良好的生活习惯。

（三）心理支持

1. 认知教育　向患儿及家长讲解肥胖的危害、形成原因与防治方法，使其正确认识肥胖问题，增强减肥的信心与决心。可通过举办健康讲座、发放宣传资料等方式进行宣传教育。

2. 心理疏导　关注患儿在减肥过程中的心理状态，避免因体形问题产生自卑、焦虑等不良情绪。鼓励患儿积极面对困难，树立正确的审美观念，认识到健康才是最重要的。对于出现心理问题的患儿及时给予心理疏导或转介专业心理咨询机构。

四、社区护理

（一）家庭护理

1. 饮食管理　家长应监督患儿的饮食，控制食物的种类与摄入量，避免给患儿提供高热量零食与饮料。同时，以身作则，与患儿共同养成健康的饮食习惯。

2. 运动监督　陪伴患儿进行运动锻炼，确保运动安全与有效性。可根据患儿兴趣选择运动项目，提高其参与度与依从性。鼓励患儿坚持运动，达到减肥目标。

3. 营造良好家庭氛围　家庭环境对患儿减肥至关重要，家长应给予患儿足够的关爱与支持，避免因减肥问题对患儿造成过度压力或歧视。营造温馨和谐的家庭氛围，有助于患儿保持积极乐观的心态面对减肥挑战。

（二）社区健康监测与指导

1. 定期体检　社区医护人员定期为肥胖儿童进行体检，测量身高、体重、血压、血糖等指标，评定身体健康状况与减肥效果。一般每 3 ～ 6 个月进行一次全面体检，根据体检结果调整康复治疗方案。

2. 健康指导　为患儿及家长提供个性化的健康指导，包括饮食搭配、运动计划制订、心理调适等方面。解答他们在减肥过程中遇到的问题与困惑，提供必要的技术支持与咨询服务。

考点与重点　儿童肥胖症的康复治疗原则，包括饮食控制、运动疗法等

第七节　脊柱侧弯

📋 案例

患儿，女性，12 岁。患儿在体检时被发现脊柱侧弯现象。经过专业医生的详细检查，她被确诊为脊柱侧弯。

问题：假如你是社区康复护理人员，针对患者的情况，你会为她制订怎样的康复训练计划和日常护理建议？

一、概　　述

脊柱侧弯是一种脊柱三维平面上的弯曲畸形，可分为先天性、特发性和功能性脊柱侧弯。先天性脊柱侧弯是由于胚胎发育异常导致脊柱结构缺陷；特发性脊柱侧弯病因尚不明确，可能与遗传、生长发育异常等因素有关；功能性脊柱侧弯多由姿势不良、神经肌肉疾病等原因引起。脊柱侧弯不仅影响体态美观，还可能压迫脊髓神经，导致瘫痪等严重后果。

二、康　复　评　定

（一）Cobb 角评定

通过 X 线片测量脊柱侧弯的 Cobb 角，了解侧弯的程度和角度。

（二）脊柱平衡评定

评定脊柱的平衡状态，包括冠状面和矢状面的平衡情况。

（三）脊柱柔韧性评定

通过脊柱弯曲试验和牵引试验评定脊柱的柔韧性。

（四）肺功能评定

通过肺功能测试评定脊柱侧弯对肺功能的影响，包括肺活量、通气功能等。

（五）心理评定

通过儿童自尊量表（CSES）和焦虑自评量表（SAS）评定患儿的自尊水平和焦虑程度。

三、社区康复治疗

（一）运动康复

1. 拉伸运动 重点拉伸脊柱两侧肌肉，缓解肌肉紧张与挛缩。如转体拉伸运动，患儿站立位，双脚与肩同宽，双手向上伸直合掌，向一侧弯曲身体至最大程度，感受对侧肌肉拉伸，保持 30 ~ 60 秒后换另一侧，每次进行 3 ~ 5 组；还有侧屈拉伸运动，站立位，一手放在同侧腰部，另一只手臂向上伸直，向一侧弯曲身体，感受对侧肌肉拉伸，同样保持 30 ~ 60 秒后换边，每次进行 3 ~ 5 组。这些拉伸运动可有效改善脊柱柔韧性与肌肉平衡状态。

2. 强化背部肌肉训练 增强背部肌肉力量有助于稳定脊柱。推荐小燕飞练习，患儿俯卧位，双臂放于身体两侧，双腿伸直并拢，同时将头部、上肢和下肢用力向上抬起，离开床面，形似飞燕，保持 3 ~ 5 秒后放松落下，重复进行 10 ~ 15 次为一组，每天进行 3 ~ 5 组；还可进行游泳（尤其是蛙泳）等运动锻炼背部肌肉力量。

3. 对称性运动训练 选择对称性的运动项目，如广播体操、太极拳等，有助于保持身体肌肉平衡与协调性，纠正脊柱两侧肌肉力量不平衡的状况。每天进行广播体操 1 ~ 2 次或太极拳练习 20 ~ 30 分钟。

（二）姿势矫正训练

1. 坐姿矫正 教育患儿保持正确坐姿，坐在高度合适且有靠背的椅子上，臀部坐满整个椅面，腰背部挺直靠向椅背，双脚平放在地面，避免弯腰驼背或跷二郎腿。看书写字时，眼睛与书本保持 30 ~ 35cm 距离，桌面倾斜 15° ~ 20°，减少脊柱压力。

2. 站姿矫正 站立时要求患儿挺胸抬头收腹，双肩自然下垂且向后微收，双脚微微分开与肩同宽，使身体重心均匀分布在双脚上。可借助墙面站立训练，枕部、肩胛骨、臀部、小腿肚和足跟紧贴墙壁，保持正确姿势站立数分钟至数十分钟不等，每天进行多次练习。

3. 行走姿势矫正 行走时抬头挺胸收腹，双眼平视前方，手臂自然摆动，脚步迈得均匀稳健，避免内外八字脚或踮脚尖走路。可通过直线行走训练来纠正行走姿势，在地上设置一条直线或贴纸作为参照物，让患儿沿着直线行走，注意保持身体正直与步伐协调。

（三）支具治疗配合

1. 支具佩戴指导 对于需要佩戴支具的脊柱侧弯患儿，社区医护人员要详细指导其正确佩戴支具的方法。支具应贴合患儿身体，松紧度适中，一般以能插入一至两根手指为宜。告知患儿及家长每天佩戴支具的时间要求（如每天佩戴 16 ~ 20 小时），以及佩戴支具期间的注意事项，如避免支具过紧压迫皮肤导致压疮等。

2. 支具清洁与保养 教导患儿及家长如何正确清洁与保养支具。使用温和的清洁剂擦拭支具表面，去除污垢与汗渍，定期检查支具的部件是否完好无损，如有问题及时维修或更换。确保支具处于良好状态，以保证治疗效果。

四、社 区 护 理

（一）家庭护理

1. 姿势监督　家长在日常生活中要时刻监督患儿的姿势，及时发现并纠正不良姿势。无论是在学习、玩耍还是休息时，都要提醒患儿保持正确的坐姿、站姿和行走姿势。可采用提醒卡片或设置闹钟等方式帮助患儿养成良好的姿势习惯。

2. 生活照顾　为患儿提供舒适合理的生活环境与用品。如选择合适的床垫与枕头，床垫硬度适中，枕头高度适宜（一般为颈椎生理曲线高度）；桌椅高度根据患儿身高调整合适，方便其保持正确坐姿；衣物尽量选择宽松舒适、不影响脊柱活动的款式。

3. 心理关怀　脊柱侧弯可能对患儿心理产生影响，家长要给予足够的关心与支持。多鼓励患儿积极参与康复治疗与姿势矫正训练，增强其自信心与战胜疾病的勇气。关注患儿情绪变化，如有焦虑、抑郁等不良情绪，及时进行心理疏导或寻求专业帮助。

（二）社区健康监测与随访

1. 定期检查　社区医护人员定期对脊柱侧弯患儿进行随访检查，测量脊柱侧弯角度、身高、体重等指标，评估病情进展情况与康复治疗效果。一般每 3 ～ 6 个月进行一次详细的体格检查与影像学检查（如 X 线），根据检查结果调整康复治疗方案与支具佩戴参数（如有需要）。

2. 健康宣教　开展脊柱侧弯防治知识宣传活动，向社区居民普及脊柱侧弯的相关知识，包括病因、危害、早期症状、预防方法等。提高家长与公众对脊柱侧弯的认知水平与重视程度，促使其及时发现问题并采取相应措施进行干预或治疗。

考点与重点　脊柱侧弯的康复治疗方法，包括运动疗法、支具治疗等

❓ 思 考 题

1. 简述小儿脑瘫的主要康复治疗措施。
2. 孤独症谱系障碍儿童的社区康复护理中有哪些关键点？
3. 如何制订先天性心脏病儿童术后的社区康复护理计划？

本章数字资源

第十章　妇科常见疾病的社区康复与护理

第一节　产　后　康　复

📋 案例

患者女性，28岁，于两个月前顺利分娩。然而，产后她遇到了多种身体和心理上的挑战。在身体方面，她经历了分娩后的疼痛、疲劳和体形变化；在心理方面，她逐渐感到情绪低落，经常表现出焦虑和沮丧。家人也注意到，患者在家的时间变得沉默寡言，对日常活动失去兴趣，与家人之间的交流也大幅减少。

问题： 面对患者产后出现的状况，应如何制订产后干预计划，促进其产后全面康复。

一、概　　述

产后康复是指在先进的健康理念指导下，利用现代科技手段和方法，针对女性产后心理和生理的一系列变化，进行主动、系统、个性化的康复指导和训练。这一过程涵盖了多个方面，比如产后子宫、阴道、盆底、乳房、形体、内分泌、营养等内容的咨询、指导和调整。其目标是帮助产妇在分娩后一年内，身体和精神状况快速、全面恢复。

二、产后生理变化

产后，女性的身体经历了一系列显著的变化，这些变化不仅影响身体健康，也对心理状态产生深远影响。

（一）生殖系统变化

1. 子宫复旧　分娩后，子宫开始逐渐缩小，大约需要6周时间恢复到孕前大小。这个过程伴随着恶露的排出，恶露的颜色和质地会随时间发生变化，从最初的鲜红色逐渐变为淡黄色或白色。

2. 阴道和外阴变化　分娩过程中，阴道和外阴部可能会受到撕裂或侧切，需要一段时间来愈合。同时，阴道壁也会因为分娩而松弛，影响性生活质量。

（二）内分泌变化

1. 激素水平波动　产后，雌激素、孕激素和催乳素等激素水平会急剧下降，导致情绪波动、乳汁分泌变化等症状。

2. 甲状腺功能异常　部分产妇在产后可能出现甲状腺功能减退或亢进，表现为疲劳、体重增加或减少、情绪波动等。

（三）身体形态变化

1. 腹部松弛　由于孕期子宫增大，腹部肌肉和皮肤会变得松弛，形成妊娠纹。

2. 骨盆变化　分娩过程中，骨盆韧带和关节会经历扩张和松弛，以便胎儿顺利通过。产后，骨盆需要一段时间来恢复其稳定性和形态。

（四）其他系统变化

1. 循环系统　孕期血容量增加，产后需要一段时间来恢复正常。

2. 消化系统　孕期胃肠道受到压迫，产后可能出现便秘、消化不良等问题。

3. 泌尿系统　孕期膀胱受到压迫，产后可能出现尿频、尿急等症状。

三、产后康复方法

针对产后女性所经历的一系列生理变化，采取一系列科学、系统的康复措施，能全方位促进产妇的身体健康恢复。

（一）生殖系统康复

1. 子宫按摩　采用专业的中医推拿手法对子宫进行轻柔按摩，以促进子宫收缩，加速恶露的排出。这一过程有助于减少产后出血，促进子宫快速恢复到孕前状态。

2. 盆底肌锻炼　进行凯格尔运动，即有意识地收缩和放松盆底肌肉群。这种锻炼能显著增强盆底肌肉的力量和弹性，有效改善阴道松弛、尿失禁等盆底功能障碍问题。此外，电刺激治疗作为一种新兴疗法，通过向盆底肌肉施加微弱电流，刺激肌肉收缩，加速肌肉功能的恢复。例如，使用生物反馈电刺激仪进行定期治疗。

（二）内分泌调节

1. 饮食调整　鼓励产妇遵循均衡饮食原则，保证富含蛋白质（如鸡胸肉、鱼类）、维生素（如新鲜蔬果）和矿物质（如牛奶、坚果）的食物摄入。这些食物有助于调节内分泌系统，促进激素水平的稳定。

2. 适量运动　产后可进行散步、瑜伽等低强度的有氧运动，不仅有助于调节激素水平，还能缓解产后情绪波动，提升心情。

3. 药物治疗　对于出现甲状腺功能减退或亢进的产妇，应在内分泌科医生的指导下进行药物治疗。

（三）身体形态恢复

1. 腹部塑形　可使用医用束腹带来固定腹部肌肉，减少腹壁松弛。同时，进行专业的腹部按摩，促进血液循环，加速腹部肌肤和肌肉的恢复。

2. 骨盆修复　通过专业的骨盆修复手法或器械（如骨盆带）进行矫正治疗，有助于恢复骨盆的稳定性和正常形态，减少产后腰痛等问题的发生。

3. 产后瑜伽　结合呼吸控制和体位法，进行产后瑜伽练习。这种练习不仅能促进全身肌肉的放松和恢复，还能增强核心肌群的力量，特别是腹部和骨盆区域的肌肉。

考点与重点　产后康复方法

链接

产后康复新选择——八段锦

八段锦是历史悠久的中医健身功法，包含八个简单易懂的动作，通过柔和连贯的动作与呼吸的配合，调理脏腑、疏通经络、增强体质。它不受场地限制，适合各年龄段人群。在产后康复中，八段锦可促进血液循环，缓解肌肉紧张疼痛，加速恢复；还能调节情绪，缓解焦虑和抑郁，提升心理健康。坚持练习还能增强产妇体质和免疫力，预防疾病。因此，八段锦是产后康复的安全、有效、易行的辅助手段，值得产妇尝试坚持。

第二节 痛 经

案例

患者女性，25 岁，痛经 9 年，每次月经前下腹痛伴恶心呕吐，难以忍受。查体及妇科检查未见明显异常，诊断为原发性痛经。给予药物治疗及生活调整后，症状明显减轻，3 个月后痛经消失。

问题：除了药物治疗，还有哪些方法可以治疗痛经？

一、概 述

痛经是最常见的妇科症状之一，指经期前后或月经期出现下腹痉挛性疼痛、坠胀，伴腰酸或其他全身不适，严重者影响日常生活和工作。痛经分为原发性痛经和继发性痛经，前者指生殖器官无器质性病变的痛经，占痛经的 90% 以上；后者指生殖器官有明显病变的痛经，如子宫内膜异位症、子宫腺肌病、盆腔炎、妇科肿瘤等。

二、病 因

痛经的发病机制复杂，主要涉及内分泌因素（如前列腺素增高、雌孕激素水平变化）、精神神经因素（如紧张、焦虑等负面情绪）、遗传因素、子宫因素（如子宫发育不良、子宫过度倾屈、子宫颈管狭窄）以及器质性病变（如子宫内膜异位症、子宫腺肌病、盆腔感染、子宫肌瘤等）。这些因素可单独或共同作用，导致子宫缺血、缺氧或异常收缩，从而引发痛经。在治疗痛经时，需综合考虑患者的具体情况，制订个性化的治疗方案。

三、临 床 表 现

痛经的主要临床表现为下腹部疼痛，疼痛通常出现在月经来潮时，最早可出现在经前 12 小时，以行经第 1 天最为剧烈，持续 2 ～ 3 天后逐渐缓解。疼痛部位多位于下腹正中，也可呈痉挛性疼痛，放射至腰骶部和大腿内侧。伴随症状包括恶心、呕吐、腹泻、头晕、乏力等，严重时可能出现面色苍白、出冷汗，甚至晕厥及虚脱。这些症状不仅影响患者的日常生活和工作，还可能造成心理压力和焦虑。

四、处 理 原 则

痛经的处理原则是根据疼痛的程度和病因进行针对性治疗。对于轻度疼痛患者，主要通过一般治疗和心理护理来缓解疼痛，包括注重经期保健、避免精神过度紧张及寒冷刺激、忌食生冷辛辣食物、不参加剧烈运动等。同时，平日注意生活规律，劳逸结合，适当营养及充足睡眠，多参加适宜的体育运动，以增强身体抵抗力。

对于中重度疼痛患者，需采用药物治疗或手术治疗。药物治疗包括非甾体抗炎药、口服避孕药等，这些药物可通过抑制前列腺素合成、减少子宫收缩等机制来缓解疼痛。对于由器质性病变引起的继发性痛经，如子宫内膜异位症、子宫腺肌病等，必要时需进行手术治疗，以消除病因，缓解疼痛。

在治疗过程中，还需关注患者的心理变化，给予必要的心理支持和疏导，帮助患者树立战胜疾病的信心，积极配合治疗。同时，定期进行妇科检查，及时发现并处理潜在的妇科疾病，以预防痛经的发生和复发。

五、处 理 措 施

痛经的处理措施主要包括药物治疗、物理治疗、手术治疗以及健康教育等方面药物治疗。

（一）药物治疗

药物治疗是缓解痛经的常用方法之一。常用的药物包括非甾体抗炎药，如布洛芬、双氯芬酸钠等，它们通过抑制前列腺素的合成来减轻子宫收缩和疼痛感。此外，口服避孕药也是有效的治疗药物，它们可通过抑制排卵、减少月经量和前列腺素分泌来缓解痛经。在使用药物治疗时，需遵循医嘱，注意药物的副作用和禁忌证。

（二）物理治疗

物理治疗包括热敷、按摩等康复方法，有助于促进血液循环，缓解子宫痉挛和疼痛感。

1.热敷 可使用热水袋或暖贴对下腹部进行热敷，促进局部血液循环，减轻子宫收缩和疼痛感。热敷的温度应控制在适宜范围内，避免烫伤皮肤。

2.按摩 在医生的指导下对腹部进行轻柔的按摩，有助于缓解子宫痉挛，促进子宫舒张。按摩时需注意力度适中，避免用力过猛加重痛经。

（三）手术治疗

对于由器质性病变引起的继发性痛经，如子宫内膜异位症、子宫腺肌病等，若药物治疗效果不佳或病情严重，可考虑手术治疗。手术方法包括病灶切除术、子宫切除术等，需根据患者的具体情况和生育需求选择合适的手术方式。

（四）健康教育

健康教育是痛经康复的重要一环。通过健康教育，患者可了解痛经的病因、临床表现和治疗方法，增强自我保健意识，提高生活质量。

1.生活方式调整 保持规律的作息时间，避免熬夜和过度劳累；注意腹部保暖，避免受凉；适当进行运动，如瑜伽、散步等，促进血液循环。

2.饮食调理 均衡饮食，多摄入富含蛋白质、维生素和矿物质的食物，如瘦肉、鱼、蛋、蔬菜、水果等；避免摄入生冷、辛辣、油腻等刺激性食物；适量摄入温性食物，如红枣、桂圆、生姜等，有助于缓解痛经。

3.心理支持 关注患者的心理变化，给予必要的心理支持和疏导。通过听音乐、看电影等方式放松心情，保持良好的心态，有助于缓解痛经症状。

考点与重点 痛经的处理方法

链接

以母爱之名，攻克痛经难题

肖瑞平教授因女儿痛经困扰，决心投入相关研究，带领团队研发出单克隆抗体药物。该药物止痛效果显著，副作用小，不影响激素水平。它特异性作用于痛经关键靶点，精准阻断疼痛信号传导。二期临床试验表现出色，已获我国药监局突破性疗法认证。肖教授透露，该药物有望在2027—2028年上市，为痛经患者提供根本性解决方案，提高生活质量。

第三节　盆腔炎性疾病

案例

患者女性，48岁，小腹隐痛10年。月经量少，周期28天，经期3天。现少腹刺痛，眠差便溏。体检见外阴白斑，宫颈光滑，摇摆痛，双侧附件轻压痛，舌暗红苔白脉弦。辅助检查CA125正常，彩超无异常。西医诊为盆腔炎、异常子宫出血；中医诊为盆腔炎、月经过少，属寒湿瘀结证。经治疗后，腹痛消失，大便成形，睡眠好转。

问题： 实际临床工作中如何更好地融合中西医治疗方法，以提高治疗效果和患者满意度。

一、病　　因

PID的病原体有外源性和内源性两种，每种病原体可单独存在，但通常为混合感染。

内源性病原体　来自原寄居于阴道内的菌群，包括需氧菌及厌氧菌，可以仅为需氧菌、仅为厌氧菌感染，但以需氧菌及厌氧菌混合感染为多见。常见的需氧菌及兼性厌氧菌有金黄色葡萄球菌、溶血性链球菌、大肠埃希菌等；厌氧菌有脆弱类杆菌、消化球菌、消化链球菌等。厌氧菌感染的特点是容易形成盆腔脓肿、感染性血栓静脉炎，脓液有粪臭并有气泡。

外源性病原体　主要为性传播疾病的病原体，如衣原体、淋病奈瑟球菌及支原体，其他有绿脓杆菌、结核分枝杆菌等。性传播疾病常同时伴有需氧菌及厌氧菌感染，可能是衣原体及淋病奈瑟球菌感染造成输卵管损伤后，容易继发需氧菌及厌氧菌感染。

二、临　床　表　现

PID的临床表现因炎症轻重及范围大小而有所不同。轻者无症状或症状轻微。常见症状为下腹痛、阴道分泌物增多。腹痛为持续性，活动或性交后加重。若病情严重，可出现发热甚至高热、寒战、头痛、食欲缺乏等全身症状。月经期发病可出现经量增多、经期延长。若有腹膜炎，则出现消化系统症状如恶心、呕吐、腹胀、腹泻等。伴有泌尿系统感染，可有尿急、尿频、尿痛症状。若有脓肿形成，可有下腹包块及局部压迫刺激症状；包块位于前方可出现膀胱刺激症状，如排尿困难、尿频，若引起膀胱肌炎还可有尿痛等；包块位于后方可有直肠刺激症状，若在腹膜外可致腹泻、里急后重和排便困难。

三、处理原则

PID 的处理原则主要为及时、彻底治疗，避免后遗症的发生。治疗以抗生素为主，必要时手术治疗。中医在治疗 PID 方面也有独特的优势，可根据患者体质和病情进行辨证论治。

四、处理措施

（一）一般治疗

患者需卧床休息，取半卧位，有利于脓液积聚于直肠子宫陷凹而使炎症局限。给予高热量、高蛋白、高维生素流食或半流食，补充液体，注意纠正电解质紊乱及酸碱失衡。高热时可采用物理降温。

（二）临床治疗

1. 西医治疗　主要为抗生素治疗，以经验性、广谱、及时和个体化为原则。常用的抗生素有头孢曲松钠、头孢西丁钠、米诺环素、甲硝唑、左氧氟沙星、阿奇霉素、多西环素等。

2. 中医治疗　根据患者体质和病情进行辨证施治，如寒湿瘀结证可采用温经活血、理气止痛的方药进行治疗。此外，中医特色疗法如中药灌肠、针灸、拔罐、艾灸等也可用于辅助治疗，以改善局部血液循环，促进炎症吸收。

3. 手术治疗　主要用于抗生素控制不满意的输卵管卵巢脓肿或盆腔脓肿。手术可根据情况选择经腹手术或腹腔镜手术，也可行超声或 CT 引导下的穿刺引流术。

4. 物理治疗　可采用短波、超短波、离子导入等物理疗法，促进盆腔局部血液循环，改善组织营养状态，提高新陈代谢，以利炎症吸收和消退。

（三）健康教育

1. 性健康教育　向患者普及性健康知识，强调性生活卫生的重要性，避免不洁性行为。

2. 生活习惯调整　建议患者保持规律作息，避免熬夜，适当进行体育锻炼，增强体质。

3. 饮食指导　建议患者饮食清淡，避免辛辣、油腻、刺激性食物，多食用新鲜蔬菜和水果，保持营养均衡。

4. 心理支持　给予患者足够的心理支持，帮助其树立战胜疾病的信心，缓解焦虑、抑郁等情绪问题。

5. 随访与复查　告知患者定期随访和复查的重要性，以便及时发现和处理病情变化。

❓ 思 考 题

1. 简述产后进行盆底肌锻炼的重要性，并列举至少两种盆底肌锻炼的方法。

2. 论述在实践中，如何针对不同痛经患者制订个性化的康复方案？

3. 分析盆腔炎性疾病的预防措施，并讨论如何在社区层面推广这些预防措施，以降低盆腔炎性疾病预防措施。

本章数字资源

参考书目

［1］彭力，尚经轩，罗萍.常见疾病康复［M］.武汉：华中科技大学出版社，2024.

［2］马金，王小兵，黄先平.运动疗法技术［M］.武汉：华中科技大学出版社，2023.

［3］徐智，邵岑，阮志燕.临床医学概要［M］.上海：同济大学出版社，2022.

［4］顾晓超，刘国宝，吴国栋.运动治疗技术［M］.天津：天津科学技术出版社，2021.

［5］王玉龙，周菊芝.康复评定技术［M］.3版.北京：人民卫生出版社，2023.

［6］章荣，张慧.社区康复［M］.3版.北京：人民卫生出版社，2021.

［7］刘道中.康复护理技术［M］.3版.北京：人民卫生出版社，2023.

［8］王诗忠，黄国志.社区康复养老适宜技术［M］.北京：科学出版社，2024.

［9］彭志坚.社区康复适宜技术［M］.北京：科学出版社，2020.

［10］刘惠林，周斌.社区居家养老机构康复实用技术［M］.济南：山东科学技术出版社，2021.

［11］吴毅，谢欲晓.社区康复适宜技术［M］.北京：人民卫生出版社，2019.

［12］陈丽娟.社区康复适宜技术［M］.北京：中国中医药出版社，2018.

［13］金荣疆.物理治疗学［M］.北京：中国中医药出版社，2020.

［14］陶静，刘晓丹.作业治疗学［M］.北京：人民卫生出版社，2023.

［15］万萍.言语治疗学［M］.北京：人民卫生出版社，2023.

［16］李丽，章文春.中国传统康复技能［M］.北京：人民卫生出版社，2024.